カラー図解

# 筋肉の
## しくみ・はたらき事典

東京大学大学院教授
**石井直方** 監修

**左 明・山口典孝** 共著

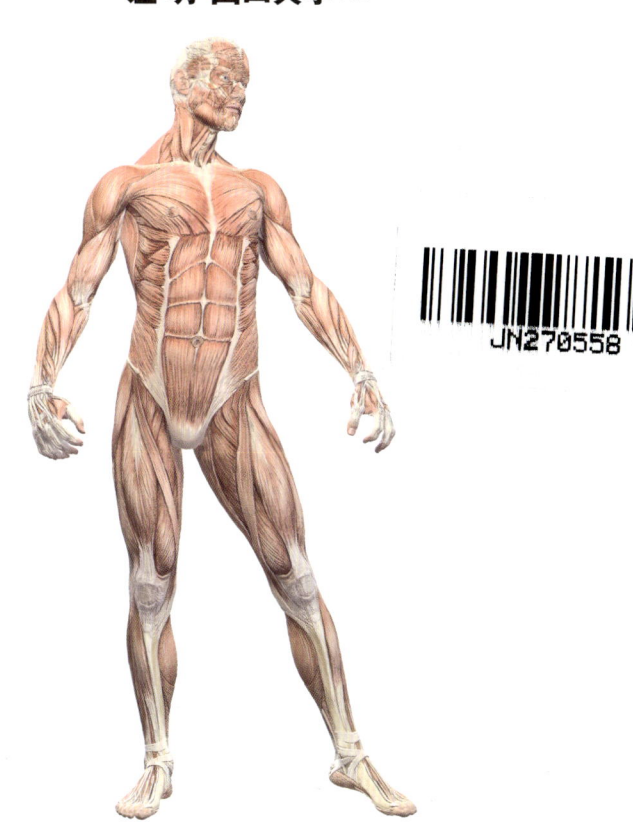

西東社

## 監修のことば

　周知の通り、わが国は世界屈指の長寿国である。平均寿命だけを見ると、女性は約86歳、男性は約79歳になった。しかし、平均寿命から要介護期間を差し引いた「健康寿命」を見ると、女性で約78歳、男性で約72歳になってしまう。つまり、一生のうちの約1割にあたる期間は、自立した生活ができないことになる。高齢社会となった現在、健康寿命を延伸することは、個人の幸福のみならず、社会の持続性にもかかわる大きな課題となってきている。

　こうした課題を解決する第一歩として、習慣的に運動を行い、日常生活における活動度を維持増進することがあげられる。そのためには、筋の機能の維持向上が不可欠である。筋は、あらゆる身体運動の基盤となる力やパワーを発揮する。したがって、筋機能の低下は、運動機能の低下に直結し、日常的な活動度の低下、ひいては転倒などの事故にもつながるといえる。

　一方、筋が活動するときには、糖質や脂質をエネルギー源として消費する。したがって、体内に十分な筋量があり、それらがしっかりと機能することが、全身の代謝恒常性にもつながると考えられる。筋機能の維持向上は、メタボリックシンドロームの予防

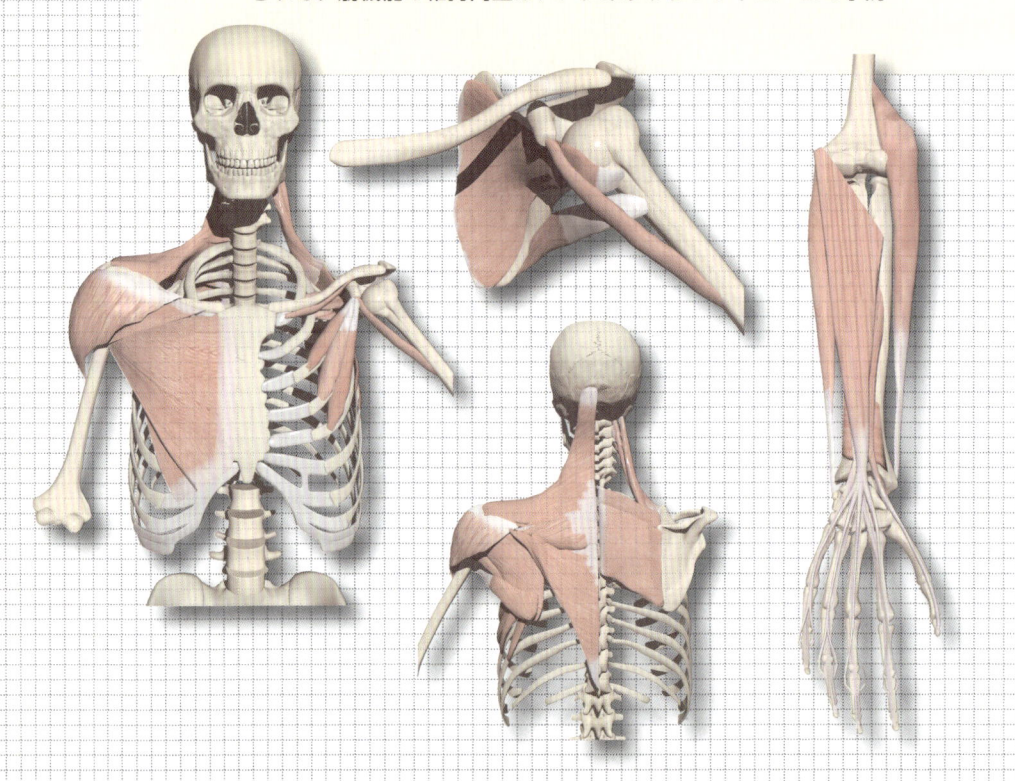

という観点でも重要である。

　こうした背景から、整形外科やリハビリテーションの分野にとどまらず、さまざまな分野で、筋についての知識が必要となってきている。本書は、身体内の400を超える骨格筋のうち、特に日常生活の活性化に重要な約150の筋に焦点を絞り、それらの解剖学的な特徴と機能をわかりやすく解説したものである。

　この本の著者のひとりである山口典孝氏とは旧知の間柄であることから監修の大役をお引き受けしたが、共著者である解剖学の専門家、左明女史と共に制作したCGと文章がわかりやすく、要を得ている点は秀逸で、感銘を受けたほどである。これは、両氏の長年にわたる現場指導と教育経験のたまものであると思われる。

　運動指導に関連した職や理学療法士、作業療法士をめざす方だけでなく、筋に関心をもつすべての方に、手引き書として利用していただければ幸いである。

東京大学大学院総合文化研究科・生命環境科学系教授<br>
東京大学大学院新領域創成科学研究科教授（兼任）<br>
**石井直方**

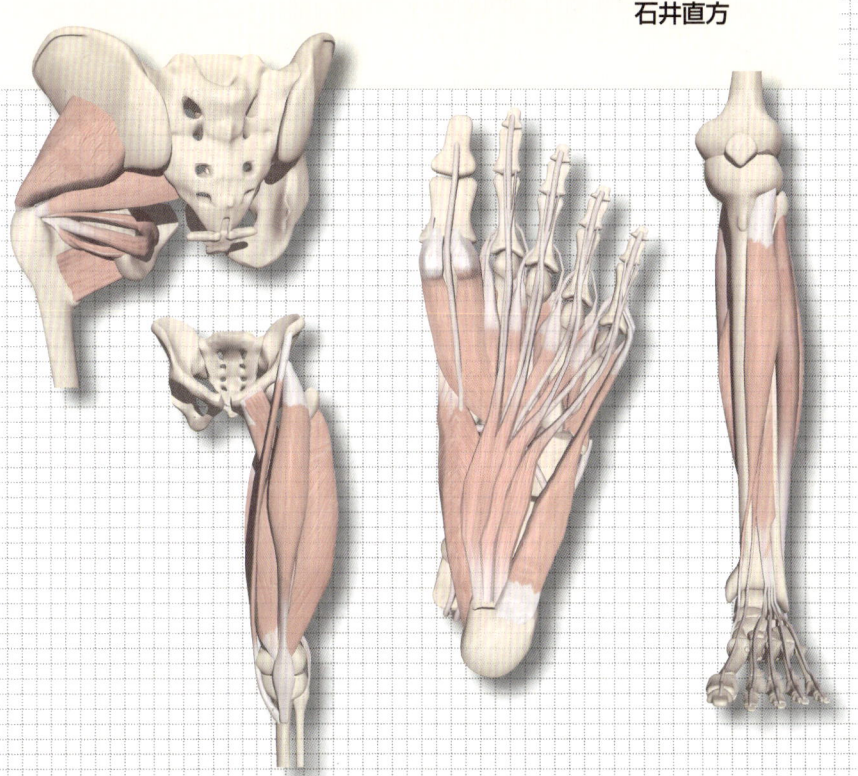

# この本の使い方

### 本書の特徴と対象

　本書は、解剖学の中でも特に骨格筋の筋肉名と起始・停止（→P14）、支配神経、主な働きに着目し、筋肉図をオールCGで制作したことで、筋肉の形状や付着する骨の部分などが手に取るように観察できることが特徴になっています。

　対象としては、医師、看護師、鍼灸師、柔道整復師、マッサージ師、理学療法士、作業療法士、視能訓練士、診療放射線技師、臨床工学技師、救急救命士などを目指す者、またはそれらの現場に従事する者です。

　解剖学の中でも骨格筋の学習は、量も多くかなりの時間と忍耐を要するものだけに、本書は、必要な度合いの高いものから優先的に学べる作りを目指したものになっています。

### 筋肉名と英単語

　ふりがな付きの筋肉名には英単語も書かれていますので、別の辞書片手に学ぶ必要がなく、暗記のツボとして、英語の語源や由来も学ぶことができるのが強みです。付録の「略語集」（→P180）や「英和・和英INDEX」（→P186）などと合わせて活用してください。

### 赤シートを使う

　本書に付録された赤シートを利用すれば、筋肉名や起始・停止の場所、支配神経、主な働きなどの文字が隠せる作りになっていますので、テストや臨床実習現場、国家試験対策のための暗記ツールとして有効に利用できます。

　また、個々の骨格筋を学ぶだけでなく、序章の「筋学基礎知識」（→P11）や、第10章「関節可動域運動の和英表現と使用筋」（→P159）、さらに付録の「筋の起始・停止・支配神経一覧表」（→P168）と合わせて学ぶことで、より体系的に学ぶことが可能になります。

### 本書の利用にあたっての注意

　筋の起始・停止に関しては、文献によって差異があるのが現状で、変異などの個人差も多く見られますが、本書では、ごく一般的な解釈をもとに構成しています。

　また、骨格筋に関する働きの表現方法や用語の扱いについても、可能な限り多くの解説と表現を用いていますが、これもまた文献によって解釈の違いがある部分もあります。英語表記に関しては、学術用語や本文で「〜筋」は、「〜muscle（s）」または省略形として「M.〜」「〜m.」などが構造筋の前後につけられている場合が多いのですが、本書は「〜muscle（s）」または上記の省略形は省いています。そうした点を踏まえ、本書をもとに筋学の知識の向上を図ってください。

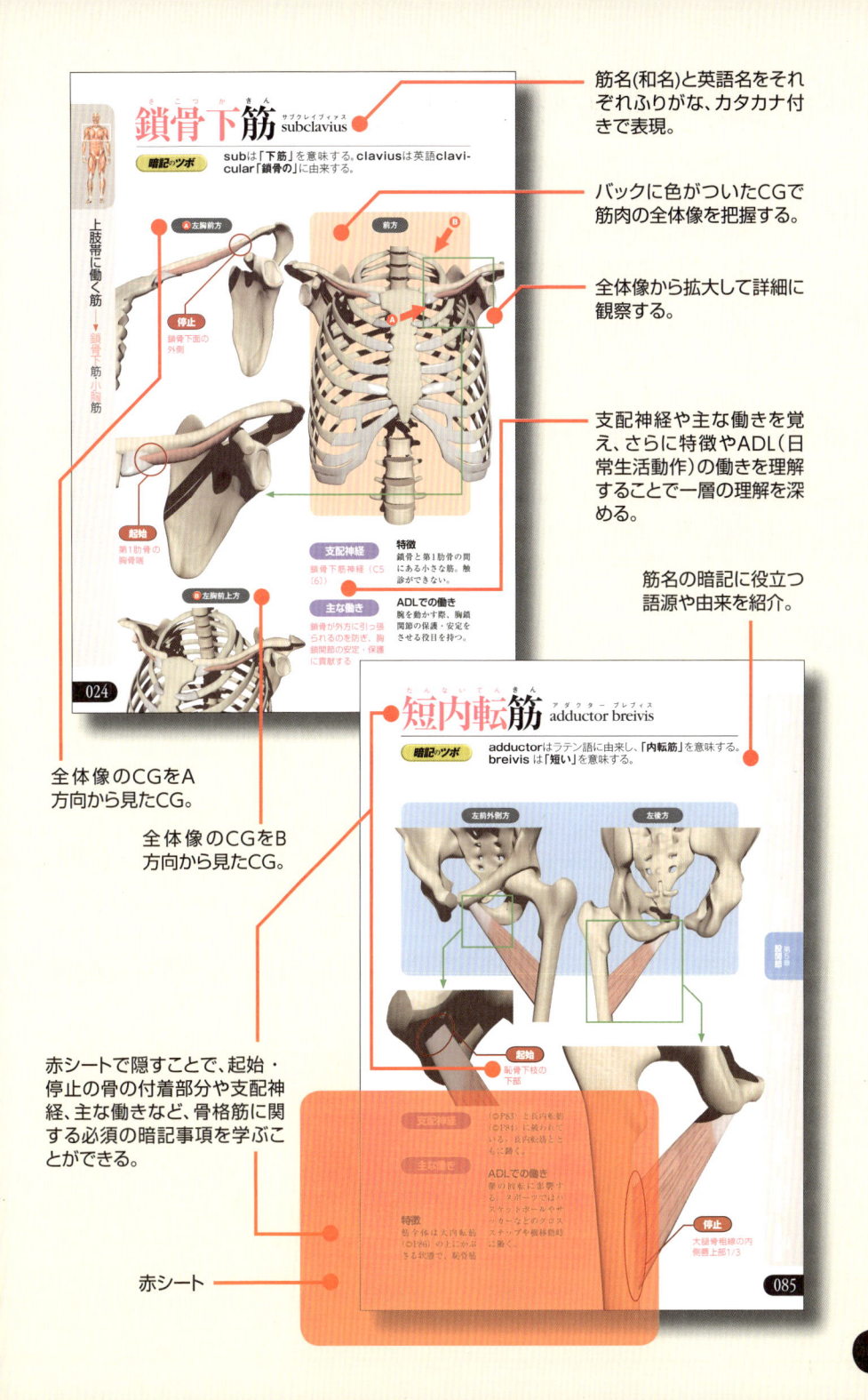

# 鎖骨下筋 subclavius
さこつかきん　サブクレイヴィアス

**暗記のツボ** subは「下筋」を意味する。claviusは英語clavicular「鎖骨の」に由来する。

A 左胸前方

停止
鎖骨下面の外側

前方

起始
第1肋骨の胸骨端

左胸筋上方

支配神経
鎖骨と第1肋骨の間にある小さな筋。触診ができない。

特徴
鎖骨下筋神経（C5〈6〉）

主な働き
鎖骨が外方に引っ張られるのを防ぎ、胸鎖関節の安定・保護に関与する。

上肢帯に働く筋 ▶ 鎖骨下筋・小胸筋

024

---

筋名（和名）と英語名をそれぞれふりがな、カタカナ付きで表現。

バックに色がついたCGで筋肉の全体像を把握する。

全体像から拡大して詳細に観察する。

支配神経や主な働きを覚え、さらに特徴やADL（日常生活動作）の働きを理解することで一層の理解を深める。

筋名の暗記に役立つ語源や由来を紹介。

# 短内転筋 adductor breivis
たんないてんきん　アダクター ブレビス

**暗記のツボ** adductorはラテン語に由来し、「内転筋」を意味する。breivis は「短い」を意味する。

左前外側方　左後方

起始
恥骨下枝の下部

支配神経
〈OBS〉と大内転筋〈OP84〉に挟まれている。長内転筋とともに働く。

主な働き

ADLでの働き
筆の図本に部署する。スポーツではバスケットボールやサッカーなどのクロスステップや側移動時に働く。

特徴
筋全体は大内転筋〈OP84〉の上にかぶさる状態で、恥骨筋

停止
大腿骨粗線の内側唇上部1/3

085

全体像のCGをA方向から見たCG。

全体像のCGをB方向から見たCG。

赤シートで隠すことで、起始・停止の骨の付着部分や支配神経、主な働きなど、骨格筋に関する必須の暗記事項を学ぶことができる。

赤シート

005

# 目次 Contents

この本の使い方 ……………………………………………………………… 4

## 序章 筋学基礎知識 ……………………………………………… 11〜20

筋の分類と呼称・形状 …………………………………………………… 12
骨格筋の構造と補助装置 ………………………………………………… 14
筋の運動のしくみ ………………………………………………………… 16
筋の様態と筋の相互作用 ………………………………………………… 18
身体の中のてこの原理 …………………………………………………… 20

## 第1章 上肢帯に働く筋 ……………………………………… 21〜30

● 上肢帯に働く筋の複合図 ……………………………………………… 22
鎖骨下筋（さこつかきん）subclavius ………………………………… 24
小胸筋（しょうきょうきん）pectoralis minor ……………………… 25
前鋸筋（ぜんきょきん）serratus anterior …………………………… 26
僧帽筋（そうぼうきん）trapezius ……………………………………… 27
肩甲挙筋（けんこうきょきん）levator scapulae ……………………… 28
大菱形筋（だいりょうけいきん）rhomboid major …………………… 29
小菱形筋（しょうりょうけいきん）rhomboid minor ………………… 30

## 第2章 肩関節に働く筋 ……………………………………… 31〜40

三角筋（さんかくきん）deltoid ………………………………………… 32
大胸筋（だいきょうきん）pectoralis major …………………………… 33
広背筋（こうはいきん）latissimus dorsi ……………………………… 34
大円筋（だいえんきん）teres major …………………………………… 35
小円筋（しょうえんきん）teres minor ………………………………… 36
棘上筋（きょくじょうきん）supraspinatus …………………………… 37
棘下筋（きょくかきん）infraspinatus ………………………………… 38
肩甲下筋（けんこうかきん）subscapularis …………………………… 39
烏口腕筋（うこうわんきん）coracobrachialis ………………………… 40

## 第3章 肘関節に働く筋 ……………………………………… 41〜52

● 肘関節に働く筋の複合図 ……………………………………………… 42
上腕筋（じょうわんきん）brachialis …………………………………… 44
上腕二頭筋（じょうわんにとうきん）biceps brachii ………………… 45
上腕三頭筋（じょうわんさんとうきん）triceps brachii ……………… 46
腕橈骨筋（わんとうこつきん）brachioradialis ………………………… 47
肘筋（ちゅうきん）anconeus …………………………………………… 48

回外筋（かいがいきん）supinator ……………………………………… 49
円回内筋（えんかいないきん）pronator teres ………………………… 50
方形回内筋（ほうけいかいないきん）pronator quadratus …………… 51
**COLUMN** ローテーターカフ ……………………………………… 52

# 第4章 手関節・手指に働く筋 …… 53～66

- 手関節・手指に働く筋の複合図 …………………………………… 54

橈側手根屈筋（とうそくしゅこんくっきん）flexor carpi radialis …… 56
長掌筋（ちょうしょうきん）palmaris longus …………………………… 57
尺側手根屈筋（しゃくそくしゅこんくっきん）flexor carpi ulnaris …… 58
長橈側手根伸筋（ちょうとうそくしゅこんしんきん）extensor carpi radialis longus …… 59
短橈側手根伸筋（たんとうそくしゅこんしんきん）extensor carpi radialis brevis …… 60
尺側手根伸筋（しゃくそくしゅこんしんきん）extensor carpi ulnaris …… 61
浅指屈筋（せんしくっきん）flexor digitorum superficialis …………… 62
深指屈筋（しんしくっきん）flexor digitorum profundus ……………… 62
総指伸筋（そうししんきん）extensor digitorum(communis) ………… 62
示指伸筋（じししんきん）extensor indicis ……………………………… 62
小指伸筋（しょうししんきん）extensor digiti minimi ………………… 63
長母指屈筋（ちょうぼしくっきん）flexor pollicis longus ……………… 63
長母指伸筋（ちょうぼししんきん）extensor pollicis longus ………… 63
短母指伸筋（たんぼししんきん）extensor pollicis brevis …………… 63
長母指外転筋（ちょうぼしがいてんきん）abductor pollicis longus …… 64
短母指屈筋（たんぼしくっきん）flexor pollicis brevis ………………… 64
短母指外転筋（たんぼしがいてんきん）abductor pollicis brevis …… 64
母指対立筋（ぼしたいりつきん）opponens pollicis …………………… 64
母指内転筋（ぼしないてんきん）adductor pollicis …………………… 65
虫様筋（ちゅうようきん）lumbricals of (hand) ………………………… 65
掌側骨間筋（しょうそくこっかんきん）palmar interossei ……………… 65
背側骨間筋（はいそくこっかんきん）dorsal interossei of (hand) …… 65
小指外転筋（しょうしがいてんきん）abductor digiti minimi of (hand) …… 66
短小指屈筋（たんしょうしくっきん）flexor digiti minimi brevis of (hand) …… 66
小指対立筋（しょうしたいりつきん）opponens digiti minimi of (hand) …… 66

# 第5章 股関節に働く筋 …… 67～88

- 股関節に働く筋の複合図 …………………………………………… 68

大腰筋（だいようきん）psoas major …………………………………… 70
小腰筋（しょうようきん）psoas minor ………………………………… 71

目次 Contents

腸骨筋（ちょうこつきん）iliacus ……………………………………………… 72
大殿筋（だいでんきん）gluteus maximus ……………………………………… 73
中殿筋（ちゅうでんきん）gluteus medius …………………………………… 74
小殿筋（しょうでんきん）gluteus minimus …………………………………… 75
大腿筋膜張筋（だいたいきんまくちょうきん）tensor fasciae latae …………… 76
梨状筋（りじょうきん）piriformis ……………………………………………… 77
上双子筋（じょうそうしきん）superior gemellus …………………………… 78
内閉鎖筋（ないへいさきん）obturator internus ……………………………… 79
下双子筋（かそうしきん）inferior gemellus ………………………………… 80
大腿方形筋（だいたいほうけいきん）quadratus femoris …………………… 81
縫工筋（ほうこうきん）sartorius ……………………………………………… 82
恥骨筋（ちこつきん）pectineus ………………………………………………… 83
長内転筋（ちょうないてんきん）adductor longus …………………………… 84
短内転筋（たんないてんきん）adductor breivis ……………………………… 85
大内転筋（だいないてんきん）adductor magnus …………………………… 86
薄筋（はくきん）gracilis ………………………………………………………… 87
外閉鎖筋（がいへいさきん）obturator externus ……………………………… 88

# 第6章 膝関節に働く筋 …………………………………………… 89〜100

●膝関節に働く筋の複合図 ………………………………………………… 90
大腿直筋（だいたいちょくきん）rectus femoris ……………………………… 92
外側広筋（がいそくこうきん）vastus lateralis ………………………………… 93
中間広筋（ちゅうかんこうきん）vastus intermedius ………………………… 94
内側広筋（ないそくこうきん）vastus medialis ……………………………… 95
大腿二頭筋（だいたいにとうきん）biceps femoris …………………………… 96
半腱様筋（はんけんようきん）semitendinosus ……………………………… 97
半膜様筋（はんまくようきん）semimembranosus …………………………… 98
膝窩筋（しっかきん）popliteus ………………………………………………… 99
**COLUMN** ふくらはぎの筋肉の発達度合い ………………………… 100

# 第7章 足関節・足指に働く筋 ……………………………………… 101〜122

●足関節・足指に働く筋の複合図 ………………………………………… 102
腓腹筋（ひふくきん）gastrocnemius …………………………………………… 104
ヒラメ筋（ひらめきん）soleus ………………………………………………… 105
足底筋（そくていきん）plantaris ……………………………………………… 106
前脛骨筋（ぜんけいこつきん）tibialis anterior ……………………………… 107
後脛骨筋（こうけいこつきん）tibialis posterior ……………………………… 108

| | |
|---|---|
| 第三腓骨筋（だいさんひこつきん）fibularis tertius | 109 |
| 長腓骨筋（ちょうひこつきん）fibularis longus | 110 |
| 短腓骨筋（たんひこつきん）fibularis brevis | 111 |
| 長趾屈筋（ちょうしくっきん）flexor digitorum longus | 112 |
| 長趾伸筋（ちょうししんきん）extensor digitorum longus | 113 |
| 長母趾屈筋（ちょうぼしくっきん）flexor hallucis longus | 114 |
| 長母趾伸筋（ちょうぼししんきん）extensor hallucis longus | 115 |
| 短母趾伸筋（たんぼししんきん）extensor hallucis brevis | 116 |
| 母趾外転筋（ぼしがいてんきん）abductor hallucis | 116 |
| 短母趾屈筋（たんぼしくっきん）flexor hallucis brevis | 117 |
| 母趾内転筋（ぼしないてんきん）adductor hallucis | 117 |
| 短趾伸筋（たんししんきん）extensor digitorum brevis | 118 |
| 短趾屈筋（たんしくっきん）flexor digitorum brevis | 118 |
| 足底方形筋（そくていほうけいきん）quadratus plantae | 119 |
| 虫様筋（ちゅうようきん）lumbricals | 119 |
| 底側骨間筋（ていそくこっかんきん）plantar interossei | 120 |
| 背側骨間筋（はいそくこっかんきん）dorsal interossei | 120 |
| 小趾外転筋（しょうしがいてんきん）abductor digiti minimi | 121 |
| 短小趾屈筋（たんしょうしくっきん）flexor digiti minimi brevis | 121 |
| 小趾対立筋（しょうしたいりつきん）opponens digiti minimi | 122 |
| COLUMN 筋肉痛の原因と予防 | 122 |

# 第8章 体幹に働く筋　123〜148

| | |
|---|---|
| ●体幹に働く筋の複合図 | 124 |
| 頸棘筋（けいきょくきん）spinalis cervicis | 126 |
| 胸棘筋（きょうきょくきん）spinalis thoracis | 127 |
| 頸最長筋（けいさいちょうきん）longissimus cervicis | 128 |
| 胸最長筋（きょうさいちょうきん）longissimus thoracis | 129 |
| 胸腸肋筋（きょうちょうろくきん）iliocostalis thoracis | 130 |
| 腰腸肋筋（ようちょうろくきん）iliocostalis lumborum | 131 |
| 頭半棘筋（とうはんきょくきん）semispinalis capitis | 132 |
| 頸半棘筋（けいはんきょくきん）semispinalis cervicis | 133 |
| 胸半棘筋（きょうはんきょくきん）semispinalis thoracis | 134 |
| 多裂筋（たれつきん）multifidis | 135 |
| 回旋筋（かいせんきん）roratores | 136 |
| 外肋間筋（がいろっかんきん）external intercostal | 137 |
| 内肋間筋（ないろっかんきん）internal intercostal | 138 |

目次 Contents

上後鋸筋（じょうこうきょきん）serratus posterior superior …… 139
下後鋸筋（かこうきょきん）serratus posterior inferior …… 140
頭板状筋（とうばんじょうきん）splenius capitis …… 141
頸板状筋（けいばんじょうきん）splenius cervicis …… 142
外腹斜筋（がいふくしゃきん）external oblique …… 143
内腹斜筋（ないふくしゃきん）internal oblique …… 144
腹横筋（ふくおうきん）transversus abdominis …… 145
腰方形筋（ようほうけいきん）quadratus lumborum …… 146
腹直筋（ふくちょくきん）rectus abdominis …… 147
横隔膜（おうかくまく）diaphragm …… 148

## 第9章 頭部・頸部に働く筋 149〜158

- 頭部・頸部に働く筋の複合図 …… 150

咬筋（こうきん）masseter …… 152
側頭筋（そくとうきん）temporalis …… 153
外側翼突筋（がいそくよくとつきん）lateral pterygoid …… 154
内側翼突筋（ないそくよくとつきん）medial pterygoid …… 155
前斜角筋（ぜんしゃかくきん）scalenus anterior …… 156
中斜角筋（ちゅうしゃかくきん）scalenus medius …… 157
後斜角筋（こうしゃかくきん）scalenus posterior …… 158

## 第10章 関節可動域の和英表現と使用筋 159〜167

肩甲帯の可動域運動 …… 160
肩の関節可動域運動 …… 161
腕の関節可動域運動 …… 162
手・指の関節可動域運動 …… 162
骨盤・臀部の関節可動域運動 …… 164
膝の関節可動域運動 …… 165
足の関節可動域運動 …… 165
胸腰部の関節可動域運動 …… 166
首・頸部の関節可動域運動 …… 167

## 付録 168〜191

筋の起始・停止・支配神経一覧表 …… 168
カルテを書く・読むための略語集 …… 182
筋名の和英・英和INDEX …… 186

# Myology

## 序章
# 筋学基礎知識

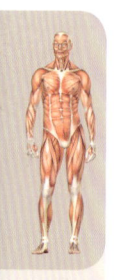

# 筋の分類と呼称・形状

## 筋の分類

　筋とは、線維状の筋細胞（筋線維）が多数集まって全体としてひとつの活動を行うように組織されたものであり、顕微鏡で見ると横縞の見える**横紋筋**（おうもんきん）と、横縞の見えない**平滑筋**（へいかつきん）の2つに大別される。さらに横紋筋は、骨と骨の間に付着して関節を動かす**骨格筋**（こっかくきん）と、心臓を動かす**心筋**（しんきん）に分類される。一方、平滑筋は血管、消化管、尿管、膀胱、子宮などの内臓の壁を作り、**内臓筋**（ないぞうきん）ともよばれる。

## 随意筋と不随意筋

　筋肉を動き方で分けると、骨格筋は関節運動に必要な**随意筋**（ずいいきん）とよばれ、意識的に動かせる筋となっている。逆に心筋と平滑筋は、意識的に動かせない（無意識）筋で、**不随意筋**（ふずいいきん）とよばれる。ただし、骨格筋の中でも、耳小骨に付着する筋は、例外的に不随意筋となっていることを覚えておこう。

## 筋の呼称と形状

　骨格筋のよび方（呼称）には、いくつかのパターンがあり（右表）、例えば、**上腕二頭筋**（⇒P45）は部位＋筋頭・筋腹による呼称を合わせたもの。**腰方形筋**（⇒P146）は部位＋形状、**大腿直筋**（⇒P92）は部位＋走行による呼称を合わせたものとなっている。

　骨格筋の形状は、身体の部分によって働き方が違うためさまざまな形がある。中央が太く両端が細くなっている**紡錘状筋**（ぼうすいじょうきん）（平行筋ともよばれる）が一般的で、そのほか**羽状筋**（うじょうきん）、**半羽状筋**（はんうじょうきん）などが見られる。

　また、骨格筋には筋頭が2つのものを**二頭筋**、3つのものを**三頭筋**などとよび、筋頭の数で表すものがある。そのほか、筋の中央部分である筋腹が2つに分かれているものを**二腹筋**、3つ以上のものを**多腹筋**などとよぶ。右図を参照に形状を確認しておこう。

### 筋の分類

| 横紋筋（おうもんきん）<br>横紋構造のある筋<br>striated muscle | 骨格筋（こっかくきん）<br>skeletal muscle | 随意筋（ずいいきん）<br>意識的に動かせる筋（体性運動神経）<br>voluntary muscle |
|---|---|---|
| | 心筋（しんきん）<br>心臓壁の筋肉 | |
| 平滑筋（へいかつきん）<br>横紋構造のない筋<br>smooth muscle | 内臓筋（ないぞうきん）<br>消化管、血管壁、内臓の筋肉<br>visceral muscle | 不随意筋（ふずいいきん）<br>意識的に動かせない筋（自律神経）<br>involuntary muscle |

筋学基礎知識　筋の分類と呼称・形状

## 筋の呼称

| 部位による呼称 | 胸、殿、背、側頭、上腕、膝窩など。 |
|---|---|
| 形状による呼称 | 三角、菱形、方形、鋸状（複数の肋骨に起始・停止する場合）、梨状など。 |
| 作用による呼称 | 伸展・屈曲、内転・外転、括約・散大など。 |
| 起始・停止による呼称 | 起始・停止している骨名。 |
| 走行による呼称 | 垂直、斜め、横（水平）、輪状など |
| 筋頭・筋腹の数による呼称 | 二頭、三頭、四頭、二腹など。 |
| その他形容詞による呼称 | 大・中・小、長・短、前・中・後、内・外、橈側・尺側など。 |

## 筋の形状と筋線維の走行

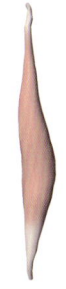

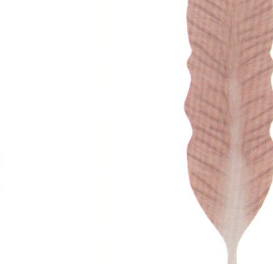

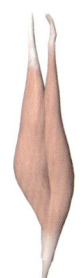

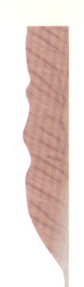

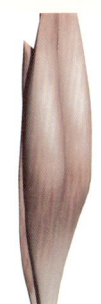

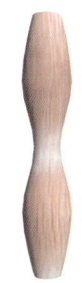

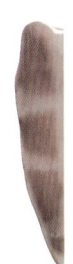

紡錘状筋（平行筋）　　羽状筋　　半羽状筋

二頭筋　　三頭筋　　二腹筋　　多腹筋

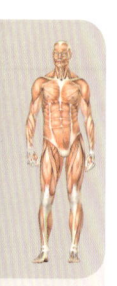

# 骨格筋の構造と補助装置

## 骨格筋の各部と起始・停止

骨格筋の作用を理解するためには、その両端の骨との付着部を知ることが重要になり、固定されているか動きの少ないほうを**起始（筋頭）**、動きの多いほうを**停止（筋尾）**とよぶ。また、中央部分は**筋腹**とよばれており、中央から両端に向かって**腱**や**腱膜**に移行していく。

## 骨格筋の構造

骨格筋は筋細胞からなっている。筋細胞は細長いため**筋線維**とよばれ、その筋線維が束になり、やや厚い結合組織の**筋周膜**で包まれたものが**筋線維束（筋束）**である。また、筋線維が束になるとき、そのすき間を埋める結合組織を**筋内膜**とよぶ。

筋線維の集まりである筋線維束が、さらに数本から数十本ずつ束になり、**筋上膜（筋膜）**という丈夫な結合組織で包まれたものが、骨格筋の外形を作っているのである。

## 筋の補助装置

筋はその機能を円滑にするために、下記のような補助装置を備えている。

**浅筋膜**…疎性結合組織。皮下組織（皮下脂肪）で身体を保護する。

**深筋膜**…緻密性結合組織。浅筋膜の深側でいくつかの筋をひとまとめにして包んでいる。

**腱**…緻密性結合組織。筋の張力を骨の限られた領域に伝達する場合に使われる。

**腱膜**…腱が広い部位に付着する場合で、膜状に広がったもの。

**筋上膜**…筋の表面を包む線維性結合組織。筋の保護や収縮制限をする。

**支帯**…筋が収縮するときに腱が浮き上がるのを防ぐ役目を果たす。

**滑液包**…滑液の入った袋で、筋や腱が硬い部分と接するとき、その部位の摩擦を軽減する。

**腱鞘**…手根・足根などで、激しい運動による摩擦を軽減するために腱を被うもの。

### 骨格筋の構造

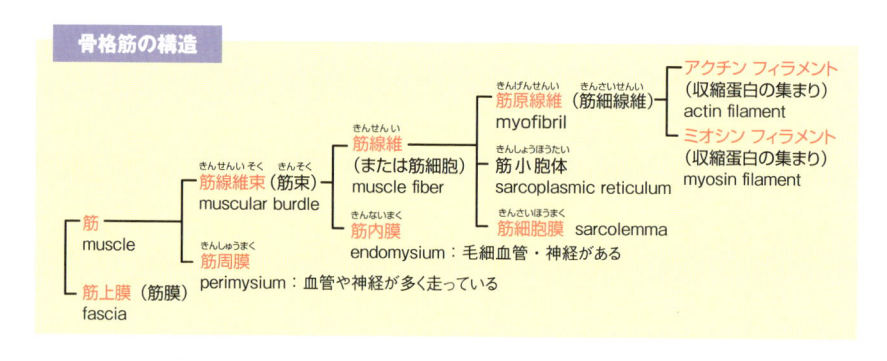

- 筋 muscle
  - 筋線維束（筋束） muscular burdle
    - 筋周膜 perimysium：血管や神経が多く走っている
    - 筋線維（または筋細胞） muscle fiber
      - 筋原線維 myofibril
        - 筋細線維
          - アクチン フィラメント（収縮蛋白の集まり） actin filament
          - ミオシン フィラメント（収縮蛋白の集まり） myosin filament
      - 筋小胞体 sarcoplasmic reticulum
      - 筋細胞膜 sarcolemma
    - 筋内膜 endomysium：毛細血管・神経がある
  - 筋上膜（筋膜） fascia

## 骨格筋の各部と起始・停止

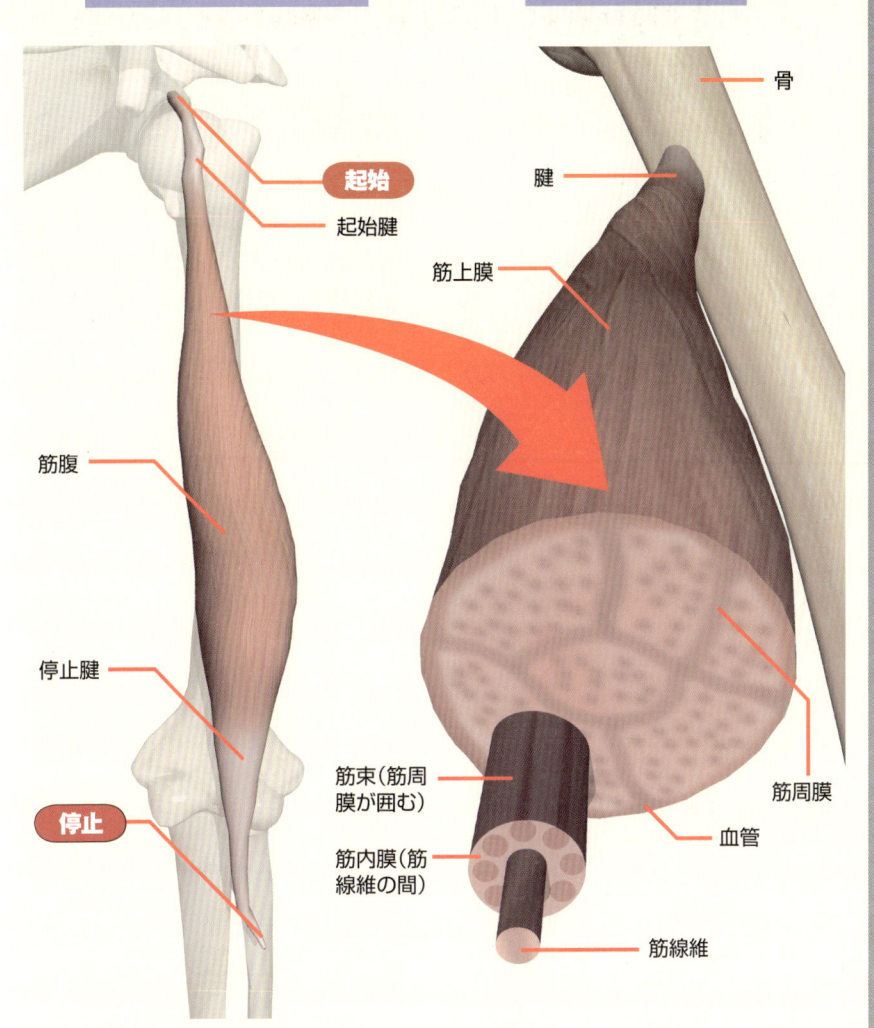

- 起始
- 起始腱
- 筋腹
- 停止腱
- 停止

## 骨格筋の構造

- 骨
- 腱
- 筋上膜
- 筋束（筋周膜が囲む）
- 筋内膜（筋線維の間）
- 筋周膜
- 血管
- 筋線維

骨格筋の各部は、骨との付着部分で動きの少ない起始（筋頭）から見ると、起始腱・腱膜、そして骨格筋の中央部分である筋腹、停止腱・腱膜、最後に骨との付着部分で動きの多い停止（筋尾）となる。

ただし、筋によっては異なる動きをするとき、起始・停止が逆になることもあり（例えば鉄棒をつかんで身体を吊り上げるとき、大胸筋の起始・停止が逆転する）、明確でないこともあることに注意。

筋肉の細胞である筋線維が束になってできたものが筋線維束（筋束）。さらに筋線維束がまとまったものが骨格筋である。

また、筋線維を束ねるときのすき間を埋めるものを筋内膜、筋線維束がまとまった束を包むものを筋上膜（筋膜）とよぶ。

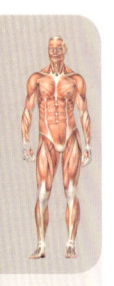

# 筋の運動のしくみ

## 骨格筋の微細構造

筋線維は筋原線維が多数そろって並んだ集まりである。筋原線維は収縮蛋白（たんぱく）からなるアクチンフィラメントとミオシンフィラメントが互い違いに並んだ集まりにより構成されている。筋線維、つまり筋細胞は細長い細胞で、多数の核を持つ。細胞内では滑面小胞体（かつめんしょうほうたい）が発達し、筋小胞体という。

## 筋線維のメカニズム

身体を動かす、つまり運動するのは、筋が収縮したり弛緩したりすることで可能になる。そのメカニズムを、順序を追って解説していこう。

❶ 脳が身体を動かすために指令を発すると、神経を通って該当部分の筋肉の細胞（筋小胞体）に伝えられることで、カルシウムイオンが放出される。

❷ 筋原線維には細いアクチンフィラメントと、それよりも太いミオシンフィラメントとが交互に並んでいるが、放出されたカルシウムによってアクチンフィラメントがミオシンフィラメントと接触し、ATP（アデノシン三リン酸）を分解してエネルギーを放出する。

❸ エネルギーによって細いアクチンフィラメントが太いミオシンフィラメントに引きずりこまれ、筋収縮が起こる。これをフィラメント滑走説とよぶ。右ページの図を参考にしてほしい。

❹ 神経からの刺激がなくなると、筋収縮のシグナルであるカルシウムが筋小胞体（きんしょうほうたい）に吸収され、筋肉が弛緩する。つまり、カルシウムは収縮と弛緩を制御する役割を持つ。

## 筋線維のタイプ

筋は筋線維の束で作られているが、その性質によって大きく3つのタイプがあり、この分類にもATPを得る方法が関係している。

❶ Ⅰ型線維（赤筋・遅筋）…好気的代謝が活発で、収縮は遅い。ミオグロビン・ミトコンドリアを含み赤く見える。SO線維ともよばれる。

❷ Ⅱ型線維（白筋・速筋）…嫌気的代謝が活発で、収縮は速い。ミオグロビンが少なく白く見える。FG線維ともよばれる。

❸ 中間線維（中間筋・速筋）…Ⅰ型線維とⅡ型線維の中間の性質を有し、収縮は速い。ミオグロビン量は多くピンク色に見える。FOG線維ともよばれる。

筋線維のタイプのわかりやすい例として、広い海域を回避するために持久力に優れたマグロやカツオは赤身（Ⅰ型）であり、敵から身を守るために瞬発力に優れたタイやヒラメは白身（Ⅱ型）であることである。

## フィラメント滑走説

### 筋原線維

筋線維は、筋の構造の最小単位である筋原線維の集まりで、筋原線維は「アクチンフィラメント」と「ミオシンフィラメント」という2種類の収縮蛋白の集まりである。

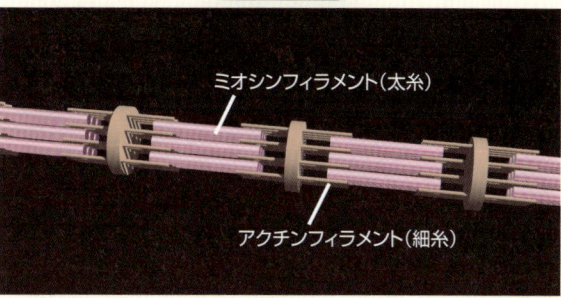

- ミオシンフィラメント（太糸）
- アクチンフィラメント（細糸）

2種のフィラメント（ミオシンフィラメントおよびアクチンフィラメント）の各々の長さは一定であるが、太いミオシンフィラメントの間に細いアクチンフィラメントがすべり込むことによって、筋節の長さが短くなり、筋原線維の収縮（筋の運動）が起こる。これをフィラメント滑走説という。

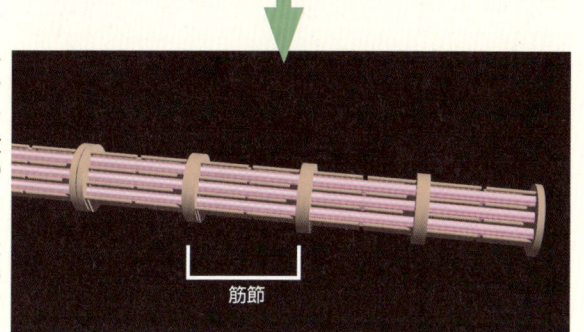

筋節

### 筋線維別の性質

| 性質 \ 筋線維のタイプ | I型線維（SO） | II型線維（FG） | 中間線維（FOG） |
|---|---|---|---|
| ATPの供給 | 酸化的リン酸化 | 解糖 | 酸化的リン酸化 |
| ミトコンドリア量 | 多 | 少 | 多 |
| ミオグロビン量 | 高 | 低 | 高 |
| 毛細血管 | 密 | 粗 | 密 |
| 色（筋） | 赤 | 白 | 赤（ピンク） |
| グリコーゲン含有量 | 低 | 高 | 中間 |
| 解糖系酵素活性 | 低 | 高 | 中間 |
| ミオシンATP加水分解酵素活性 | 低 | 高 | 高 |
| 単収縮の速度 | 遅 | 速 | 速 |
| 疲労 | 遅 | 速 | 中間 |
| 筋線維径 | 小 | 大 | 中間 |

# 筋の様態と筋の相互作用

## 筋収縮の様態

ものを持ち上げたり、引っ張ったりする、さまざまな身体の動きがあるが、筋収縮の様態（状態）は動的収縮と静的収縮、その他特殊な収縮に分類される。

❶ **動的収縮**…**求心性収縮**（concentric contraction）と**遠心性収縮**（eccentric contraction）があり、求心性は筋の緊張によって短縮が起こる（起始と停止が近づく）場合。遠心性は筋が緊張しつつ引き伸ばされる（起始と停止が遠ざかる）場合。

❷ **静的収縮**…**等尺性収縮**（isometric contraction）ともいわれ、筋の全長に変化がない収縮。

❸ **その他の特殊な収縮**…**等張性収縮**（isotonic contraction）と**等速性収縮（等運動性収縮）**（isokinetic contraction）があり、等張性は筋張力が変化せずに収縮する状態。等速性は筋張力は変化するが収縮速度が一定の状態を表す。

ここで注意したいことは、筋の「収縮」とは必ずしも筋が「短縮」することを意味するのではなく、筋の「張力」が発生するという意味も含まれていること。つまり、力こぶを作るような筋の収縮ではなくとも、綱引きで引っ張られている状態のときも筋収縮といえるのである。

## 筋の相互作用

骨格筋は、一般的に骨の表側と裏側にそれぞれ付着しており、例えば上腕なら**上腕二頭筋**（→P45）と**上腕三頭筋**（→P46）、大腿なら**大腿四頭筋**と**大腿二頭筋**（→P96）というような関係になっていて、ある運動を起こすとき、各々の骨格筋がバラバラに働くのではなく、共同したり、目的と逆の運動を行うことで、全体として個体の要求に合った作用を及ぼし合っているのである。

例えば、肘を曲げて力こぶを作るとき、上腕二頭筋が**収縮（屈曲）**し、上腕三頭筋が**弛緩（伸展）**している状態であるといえる。このときの上腕二頭筋のことを、ある目的の運動を行う**作動筋**、上腕三頭筋のことを、目的と逆の運動を行う**拮抗筋**とよぶ。

このように筋の作用を理解するためには、他の筋との相互作用を知ることが重要になってくるので、右の図で確認しておいてほしい。

## 筋肉疲労

筋収縮を長く続けると、ATPの分解に酸素の供給が追いつかずに無酸素でエネルギーを生み出していかねばならず、そのとき多量の**乳酸**（lactic acid）が蓄積されることになる。これが疲労の原因といわれ、筋収縮の能率が低下する。

| 筋収縮の様態 | 筋の相互作用 |

序章 筋学基礎

**動的収縮**
- **求心性収縮**…筋の緊張によって短縮が起こる場合。ものを引き寄せる運動など。
- **遠心性収縮**…筋が緊張しつつ引き伸ばされる場合。バーベルをゆっくり降ろす運動など。

**静的収縮**
- **等尺性収縮**…筋の全長に変化がない収縮。壁を押す運動など。

**その他の特殊な収縮**
- **等張性収縮**…筋張力が変化せずに収縮する状態。ものを持ち上げたり下げたりする運動など。
- **等速性収縮**…筋張力が変化しても関節運動は一定速度。水泳のクロールなど。

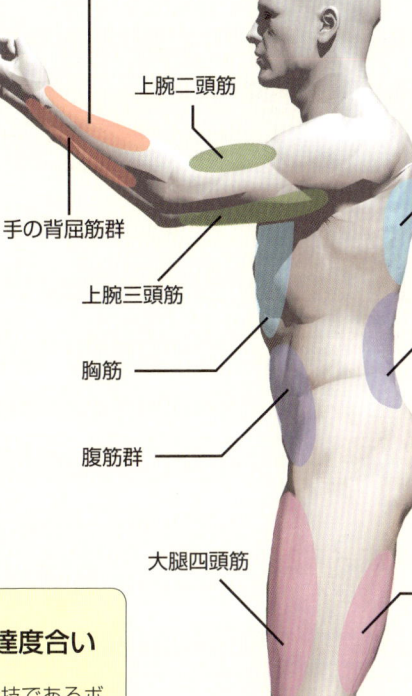

筋の相互作用図の各部位ラベル：
- 手の掌屈筋群
- 上腕二頭筋
- 広背筋
- 手の背屈筋群
- 上腕三頭筋
- 固有背筋群
- 胸筋
- 腹筋群
- 大腿四頭筋
- 大腿二頭筋
- 下腿三頭筋
- 前脛骨筋

筋の作用を理解するためには、他の筋との相互作用を理解することが大切になる。

### 📖 ひとくちメモ

**習慣の違いと筋肉の発達度合い**

筋肉を最大限に発達させる競技であるボディビルの世界では、日本人は欧米人に比べて上腕二頭筋は発達しやすいが、その拮抗筋である上腕三頭筋は発達しにくいといわれている。

この要因のひとつに、昔から引き継がれてきた生活習慣があげられる。例えばノコギリで木を切る場合、日本人は手前に引きながら力を入れて切る習慣があるが、欧米人は遠位へ押しながら切る方法をとっている。そのため、日本と欧米のノコギリの歯の向きは真逆になっているのである。同様のことは、鉋（かんな）やヤスリを使用する際にも見受けられる。

このような生活習慣の違いは、筋の特性や形態に少なからず影響を及ぼしているといえるであろう。

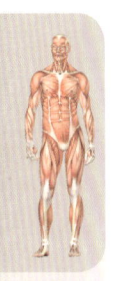

# 身体の中のてこの原理

## てこの原理を利用した身体の動き

環椎後頭関節、肘関節、膝関節、足関節など、身体各所で「てこ」の原理を利用し、筋収縮で発生した力を効率的に利用した運動が、日常生活やスポーツで行われている。

てこには、**力点**（力を加えるところ）と、**支点**（動作を支えるところ）、**作用点**（力が作用するところ）があるが、これを人体にあてはめてみると、「人体のてこ」の種類は3つに分類される。

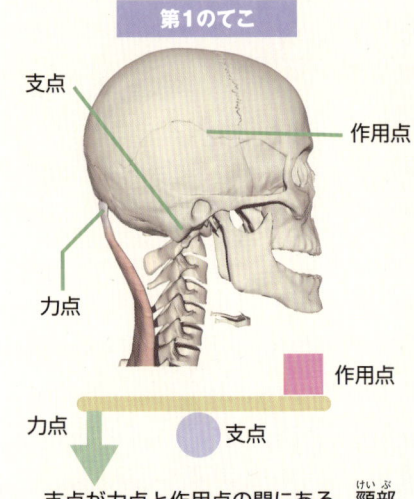

### 第1のてこ

支点が力点と作用点の間にある。頸部の伸展に関わる筋に見られるような安定性のある動きをすることが特徴。

### 第2のてこ

作用点が力点と支点の間にある。足を底屈するときの下腿三頭筋などに見られ、力を出すときに有利。身体運動ではそれほど多くない。

### 第3のてこ

力点が支点と作用点の間にある。ものを持ち上げるときなど、身体の動きの中で最も多く見られる。物体を速く動かすときに有利。

Shoulder girdle

第1章
# 上肢帯に働く筋

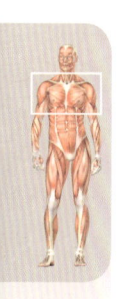

# 上肢帯に働く筋の複合図

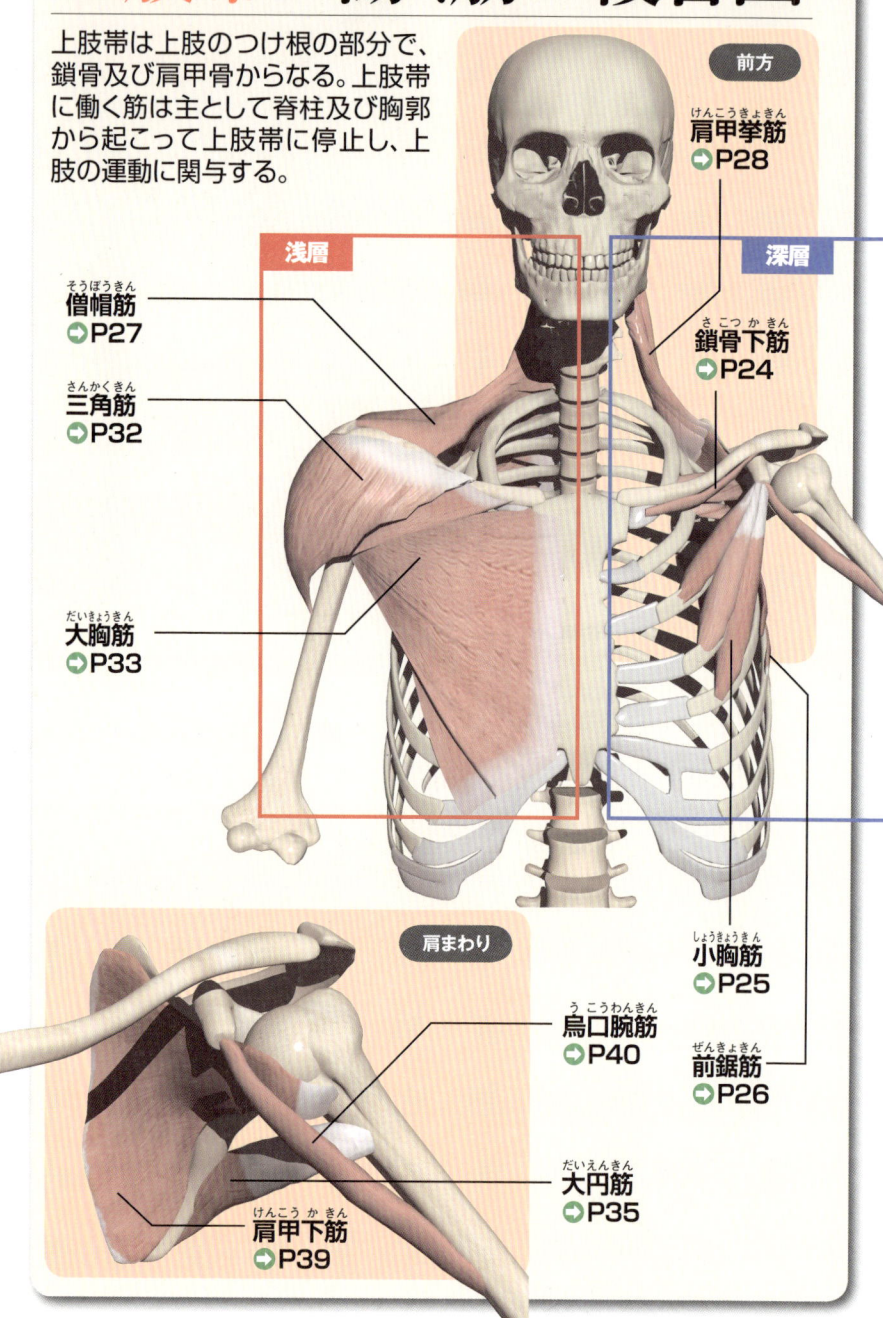

上肢帯は上肢のつけ根の部分で、鎖骨及び肩甲骨からなる。上肢帯に働く筋は主として脊柱及び胸郭から起こって上肢帯に停止し、上肢の運動に関与する。

前方

浅層

そうぼうきん
僧帽筋
➡P27

さんかくきん
三角筋
➡P32

だいきょうきん
大胸筋
➡P33

けんこうきょきん
肩甲挙筋
➡P28

深層

さこつかきん
鎖骨下筋
➡P24

しょうきょうきん
小胸筋
➡P25

ぜんきょきん
前鋸筋
➡P26

肩まわり

うこうわんきん
烏口腕筋
➡P40

だいえんきん
大円筋
➡P35

けんこうかきん
肩甲下筋
➡P39

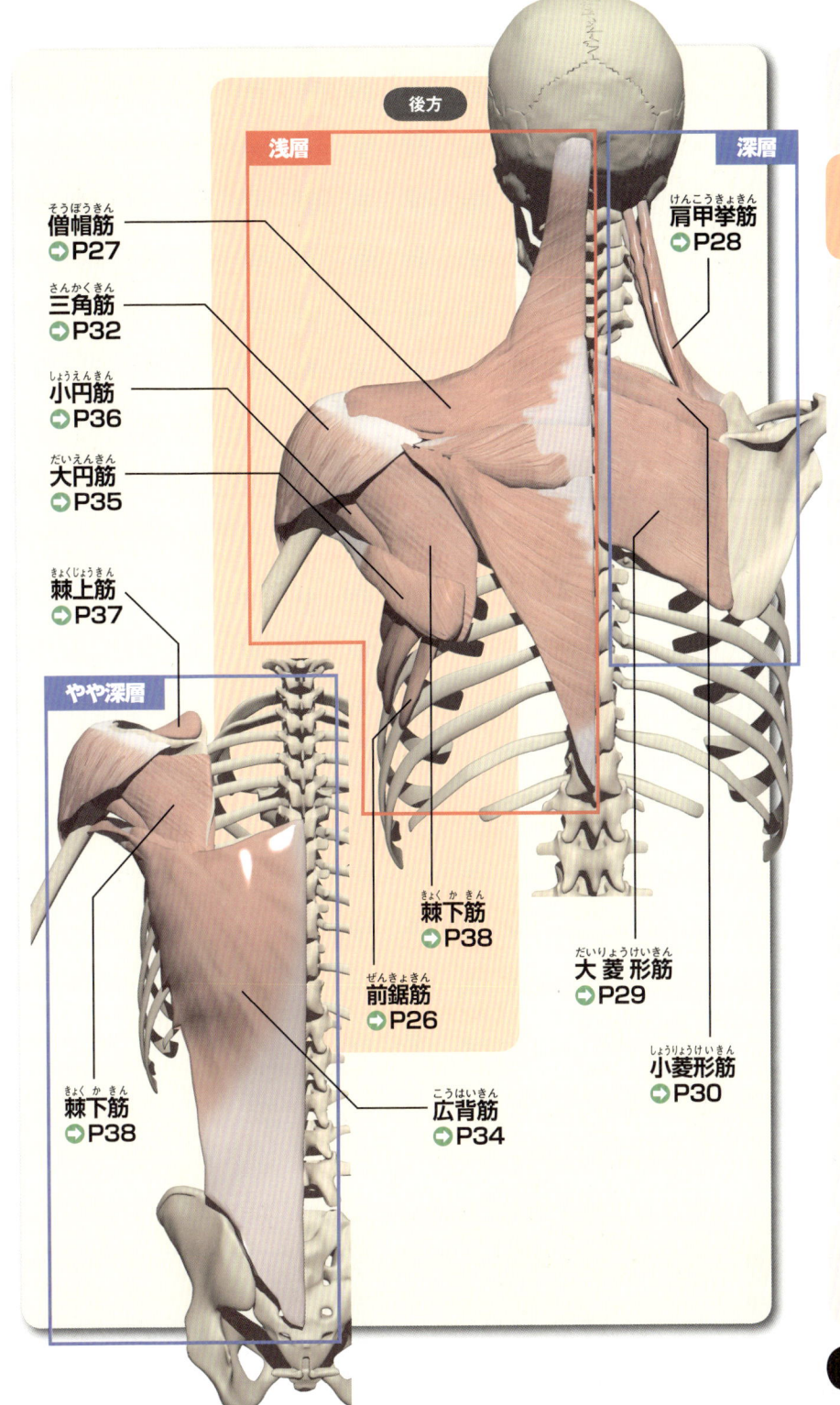

後方

浅層

深層

第1章 上肢帯

そうぼうきん
僧帽筋
➡P27

さんかくきん
三角筋
➡P32

しょうえんきん
小円筋
➡P36

だいえんきん
大円筋
➡P35

きょくじょうきん
棘上筋
➡P37

けんこうきょきん
肩甲挙筋
➡P28

やや深層

きょくかきん
棘下筋
➡P38

ぜんきょきん
前鋸筋
➡P26

だいりょうけいきん
大菱形筋
➡P29

しょうりょうけいきん
小菱形筋
➡P30

きょくかきん
棘下筋
➡P38

こうはいきん
広背筋
➡P34

023

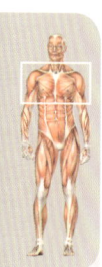

# 鎖骨下筋 subclavius

**暗記のツボ** subは「下筋」を意味する。claviusは英語clavicular「鎖骨の」に由来する。

上肢帯に働く筋 → 鎖骨下筋・小胸筋

A 左胸前方

**停止**
鎖骨下面の外側

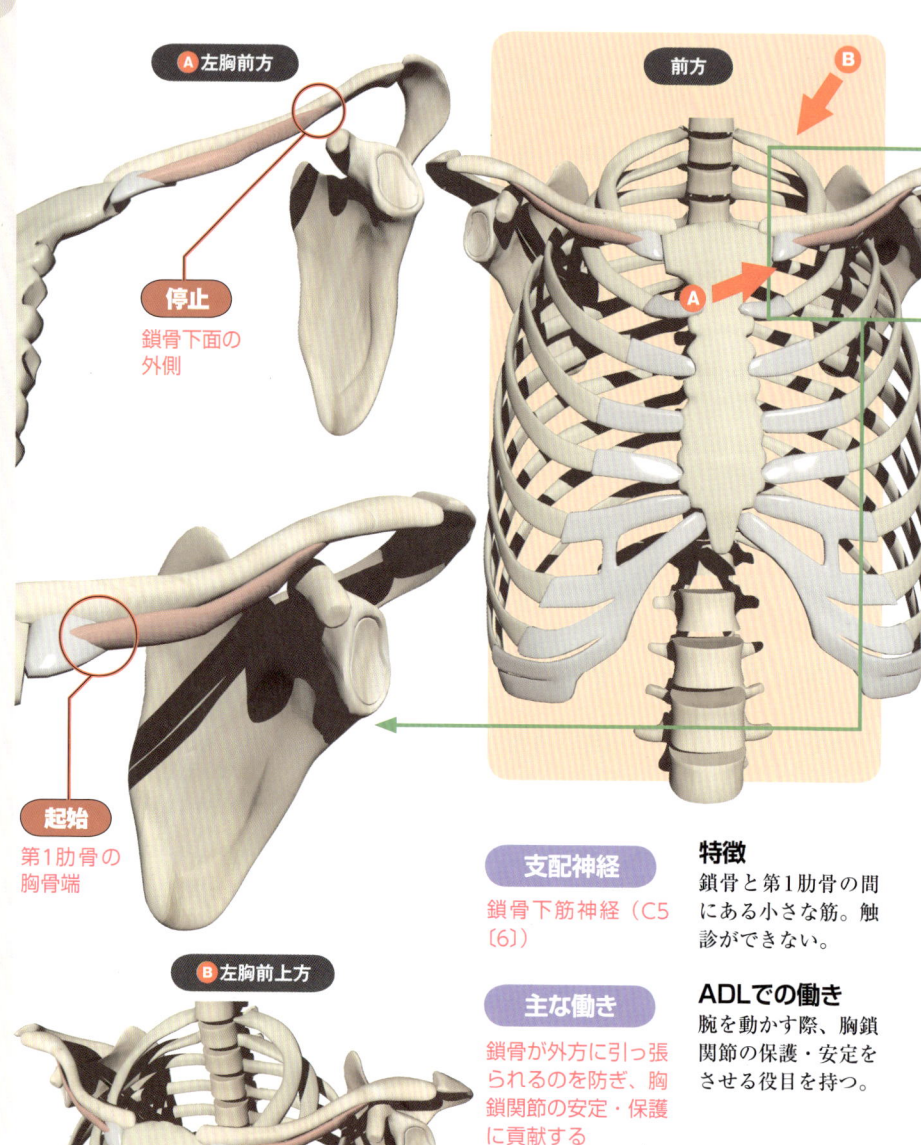

前方

**起始**
第1肋骨の胸骨端

B 左胸前上方

**支配神経**
鎖骨下筋神経（C5〔6〕）

**主な働き**
鎖骨が外方に引っ張られるのを防ぎ、胸鎖関節の安定・保護に貢献する

**特徴**
鎖骨と第1肋骨の間にある小さな筋。触診ができない。

**ADLでの働き**
腕を動かす際、胸鎖関節の保護・安定をさせる役目を持つ。

# 小胸筋 (しょうきょうきん)
**pectoralis minor** (ペクトレィリス マイナー)

**暗記のツボ** ラテン語の **pectus**「胸」に由来している。**minor** は「小さい」を意味する。

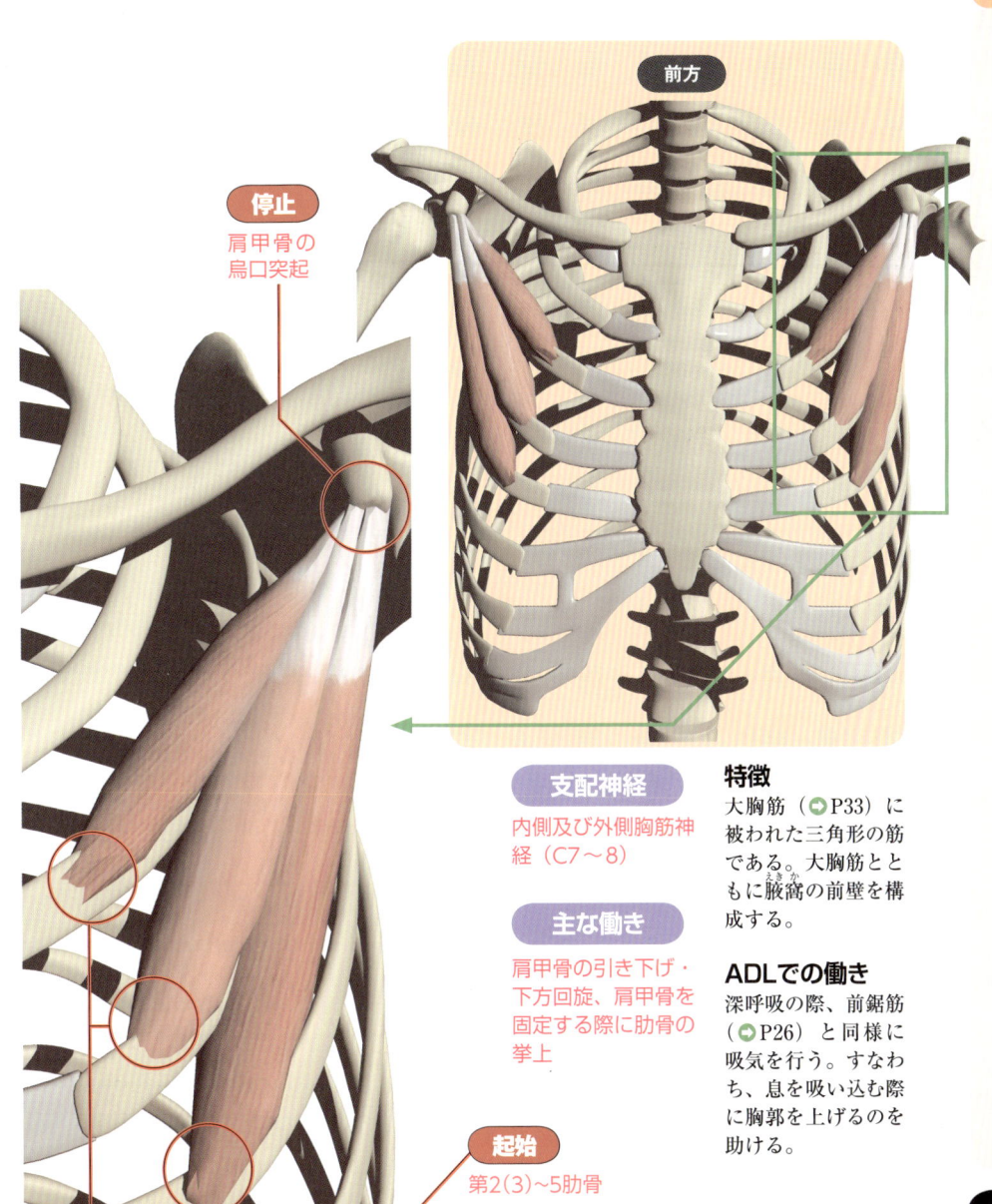

**停止**
肩甲骨の烏口突起

**前方**

**支配神経**
内側及び外側胸筋神経（C7〜8）

**主な働き**
肩甲骨の引き下げ・下方回旋、肩甲骨を固定する際に肋骨の挙上

**起始**
第2(3)〜5肋骨

**特徴**
大胸筋（●P33）に被われた三角形の筋である。大胸筋とともに腋窩の前壁を構成する。

**ADLでの働き**
深呼吸の際、前鋸筋（●P26）と同様に吸気を行う。すなわち、息を吸い込む際に胸郭を上げるのを助ける。

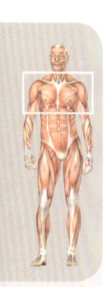

# 前鋸筋 serratus anterior
ぜんきょきん　セレラス　アンティリア

**暗記のツボ**　serratusは、ラテン語のserra「のこぎり」に由来しており、前鋸筋の「のこぎりの歯」の形状に似ていることに関連付けて憶えるとよい。

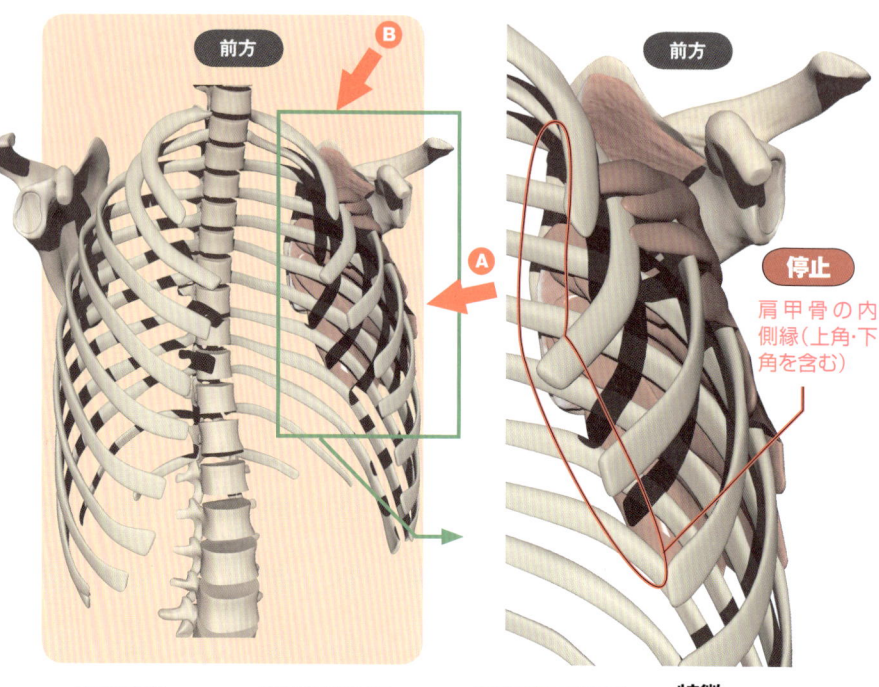

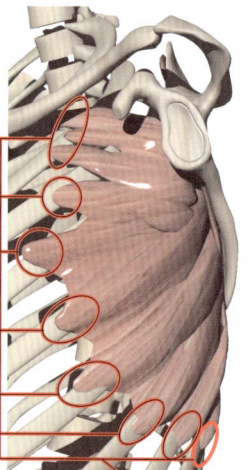

上肢帯に働く筋 → 前鋸筋・僧帽筋

前方

B 後方　　A 左胸外側

**支配神経**
長胸神経（C5～7〔8〕）

**主な働き**
肩甲骨の前進（外転）、上部は下方回旋、下部は上方回旋、肩甲骨が固定するときに肋骨の挙上

**起始**
第1～8(9)肋骨（外側面中央部）

**停止**
肩甲骨の内側縁（上角・下角を含む）

**特徴**
歯状をした筋片の大きな筋。瞬時に肩甲骨を前方に押し出すときなどに強く作用する。また深く息を吸う際、肋骨を持ち上げる「吸気筋」としても働く。

**ADLでの働き**
日常生活では、かろうじて届く物に手を伸ばしたり、物を前へ押し出したりするときなどに働く。

026

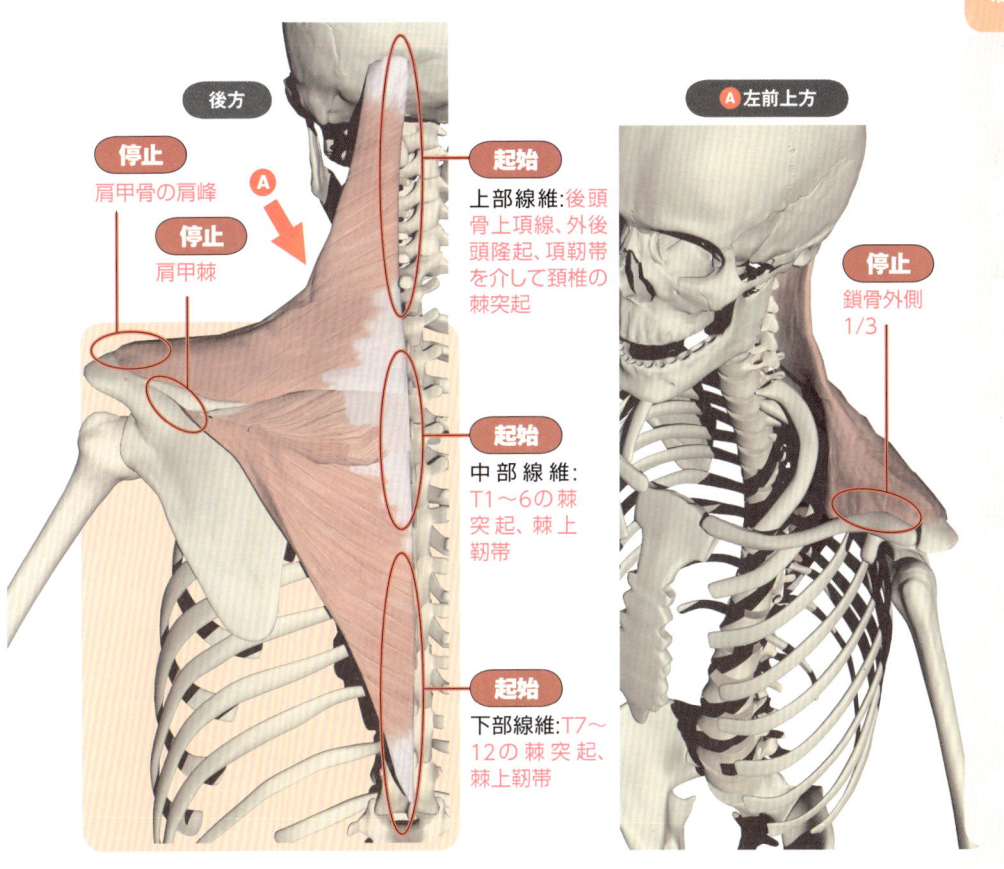

# 僧帽筋 (そうぼうきん) トラピーズィァス trapezius

**暗記のツボ** ギリシャ語の**トラペザ**τραπεξα「机、台形」から由来している。

第1章 上肢帯

**後方**

**停止**：肩甲骨の肩峰
**停止**：肩甲棘

**起始**
上部線維：後頭骨上項線、外後頭隆起、項靱帯を介して頸椎の棘突起

**起始**
中部線維：T1〜6の棘突起、棘上靱帯

**起始**
下部線維：T7〜12の棘突起、棘上靱帯

**A 左前上方**

**停止**：鎖骨外側1/3

---

**支配神経**
副神経（外枝）、頸神経叢の筋枝（C2〜4）

**主な働き**
上部線維：肩甲骨の後退（内転）・挙上、上方回旋、頭頸部の伸展
中部線維：肩甲骨の後退（内転）
下部線維：肩甲骨の後退（内転）・下制・上方回旋

**特徴**
三角形の扁平な筋で、上方から上部・中部・下部線維に分けられ、各々の働きも異なり、中でも中部線維が筋の幅も広く強力である。三角筋（●P32）の働きを助け、肩甲骨を安定させる。

**ADLでの働き**
重いものを持つときに肩甲骨が下に下がるのを防ぐ。この筋は緊張を緩和するときにも働き、いわゆる「肩こり」の主な原因の筋といわれている。また、衝撃を吸収する保護的な役割もする。日常生活では肘を浮かせた書字動作などで働く。

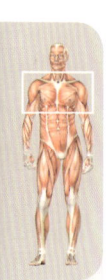

# 肩甲挙筋
## levator scapulae
レベェ(ィ)ター スキャプュレィ

**暗記のツボ** levatorは「挙筋」、scapulaeは「肩甲」を意味する。

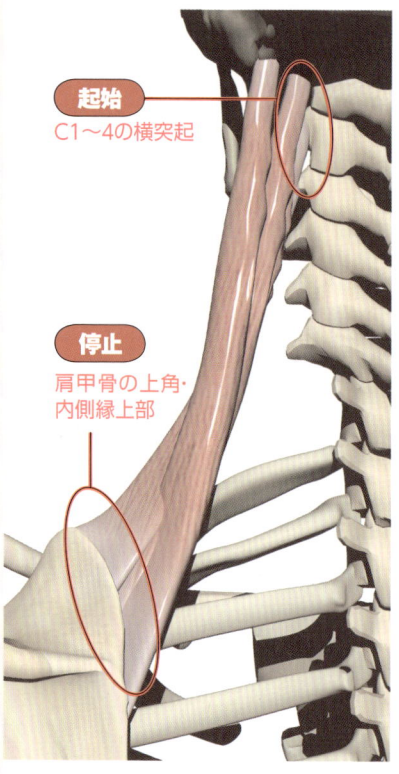

上肢帯に働く筋
→ 肩甲挙筋・大菱形筋

**起始**
C1～4の横突起

**停止**
肩甲骨の上角・内側縁上部

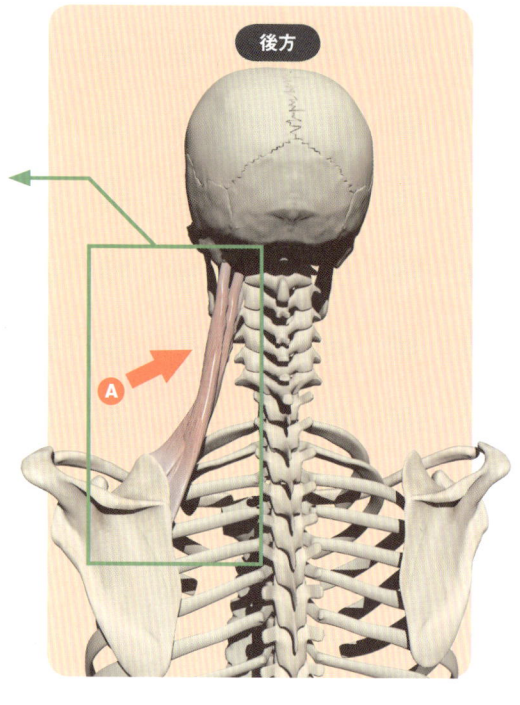

後方

A

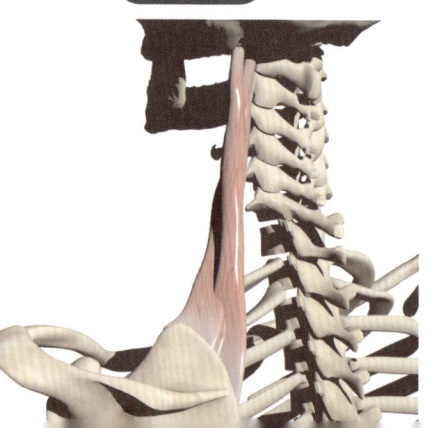

A 左肩側方

**支配神経**
肩甲背神経（C2～5）

**主な働き**
肩甲骨の挙上・下方回旋

**特徴**
頸部後方に位置している。また後方から僧帽筋（○P27）に被われ、側方から胸鎖乳突筋に被われている。この筋は僧帽筋とともに働き、いわゆる「肩こり」の原因となる筋でもある。

**ADLでの働き**
日常生活では、重いカバンを運ぶときなどに働き、またいわゆる「肩をすくめさせる」筋でもある。

# 大菱形筋 rhomboid major

**暗記のツボ** 英語のrhomboidは「偏菱形（長斜方形）の」という意味の形容詞で、majorは「大きな」の意味。

第1章 上肢帯

**A 左肩後外側方**

**起始**
T1〜4の横突起もしくはT2〜5

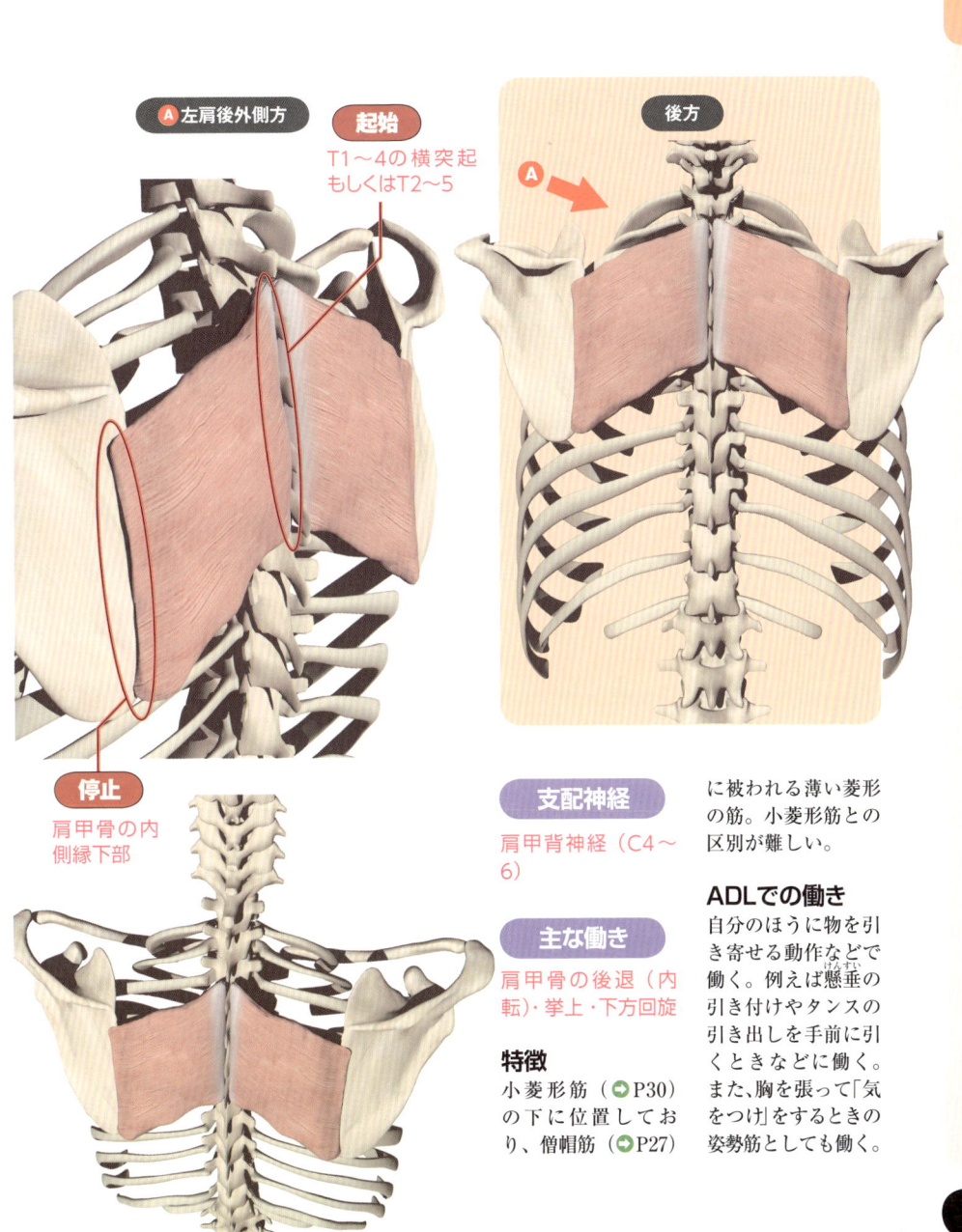

**後方**

**停止**
肩甲骨の内側縁下部

**支配神経**
肩甲背神経（C4〜6）

**主な働き**
肩甲骨の後退（内転）・挙上・下方回旋

**特徴**
小菱形筋（→P30）の下に位置しており、僧帽筋（→P27）に被われる薄い菱形の筋。小菱形筋との区別が難しい。

**ADLでの働き**
自分のほうに物を引き寄せる動作などで働く。例えば懸垂の引き付けやタンスの引き出しを手前に引くときなどに働く。また、胸を張って「気をつけ」をするときの姿勢筋としても働く。

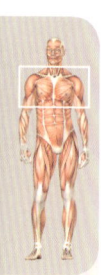

# 小菱形筋 rhomboid minor
しょうりょうけいきん / ロンボイド マイナー

**暗記のツボ**　英語のrhomboidは「偏菱形（長斜方形）」という意味の形容詞。minorは「小さな」の意味。

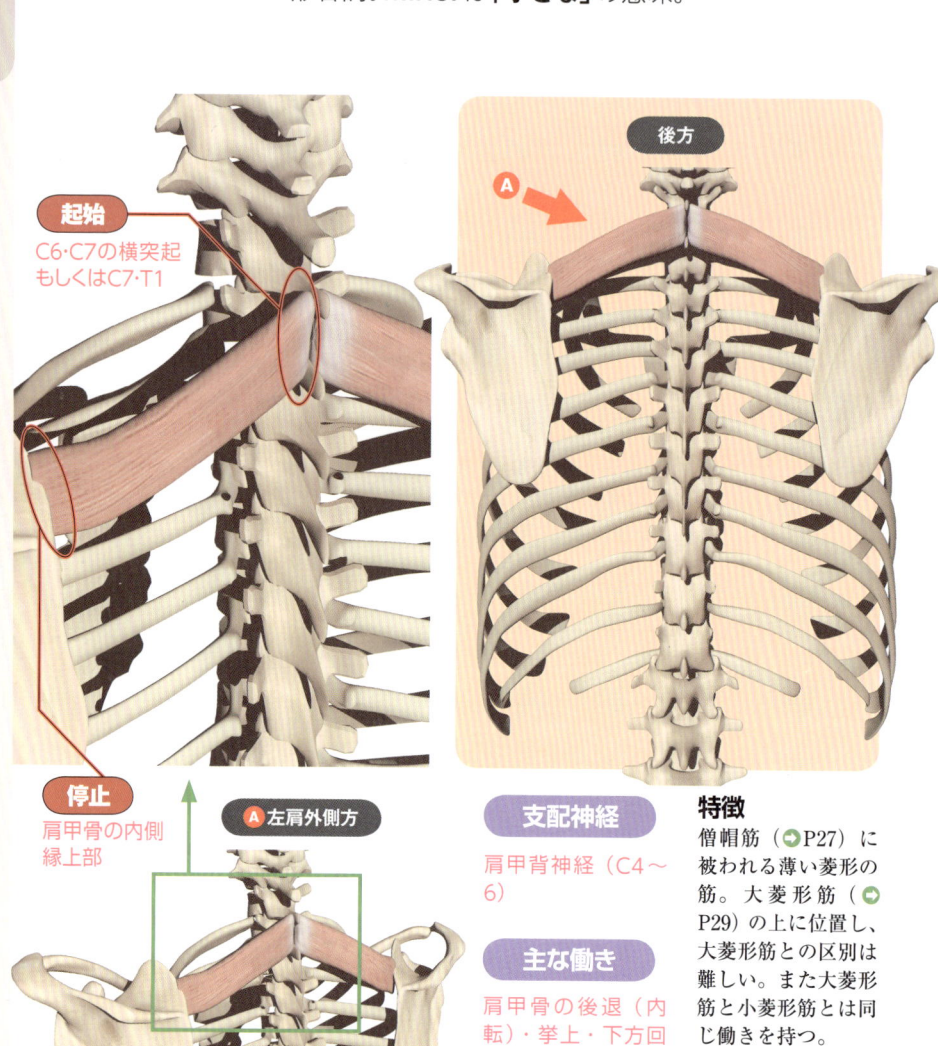

上肢帯に働く筋 ▶ 小菱形筋

**起始**
C6・C7の横突起もしくはC7・T1

**停止**
肩甲骨の内側縁上部

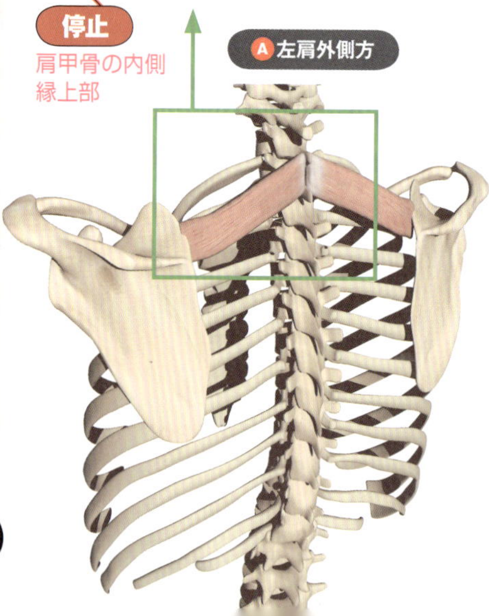

A 左肩外側方

後方

**支配神経**
肩甲背神経（C4〜6）

**主な働き**
肩甲骨の後退（内転）・挙上・下方回旋

**特徴**
僧帽筋（→P27）に被われる薄い菱形の筋。大菱形筋（→P29）の上に位置し、大菱形筋との区別は難しい。また大菱形筋と小菱形筋とは同じ働きを持つ。

**ADLでの働き**
日常生活では、タンスの引き出しを手前に引く動作などで働く。

# Shoulder Joint

## 第2章
## 肩関節に働く筋

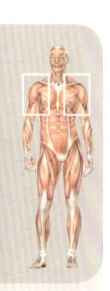

# 三角筋 deltoid
さんかくきん / デルトイド

**暗記のツボ**　「三角形」を意味するギリシャ文字deltaΔ（デルタ）から名付けられた。

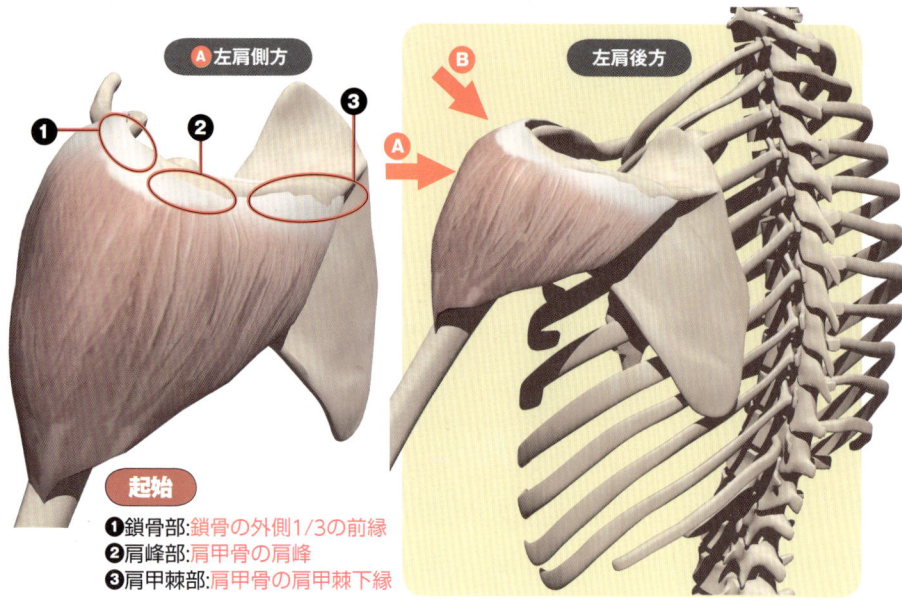

肩関節に働く筋 → 三角筋・大胸筋

**A 左肩側方**

**B 左肩後方**

### 起始
❶鎖骨部：鎖骨の外側1/3の前縁
❷肩峰部：肩甲骨の肩峰
❸肩甲棘部：肩甲骨の肩甲棘下縁

**B 左肩前方**

**停止**
上腕骨の三角筋粗面

### 支配神経
腋窩神経（C5〜6）

### 主な働き
❶鎖骨部：肩関節の屈曲・内旋・外転・水平屈曲
❷肩峰部：肩関節の外転
❸肩甲棘部：肩関節の伸展・外旋・外転・水平伸展

### 特徴
三角筋の付着は、僧帽筋（◎P27）の付着位置とほぼ同様である。三角筋が外転するとき、僧帽筋が肩甲骨を固定し、物の持ち上げが可能となる。

### ADLでの働き
腕を水平（前方）に持ち上げる、側方の物に手を伸ばす、物を頭上へ持ち上げる動きなどで働く。また、（三角筋）前部は前方へ、中部は側方へ、後部は後方へ、それぞれ腕を持ち上げるときに働く。

# 大胸筋 pectoralis major
だいきょうきん / ペクトレィリス メジャー

**暗記のツボ** pectoralはラテン語のpectus「胸」から由来。majorは「大きい」を意味する。

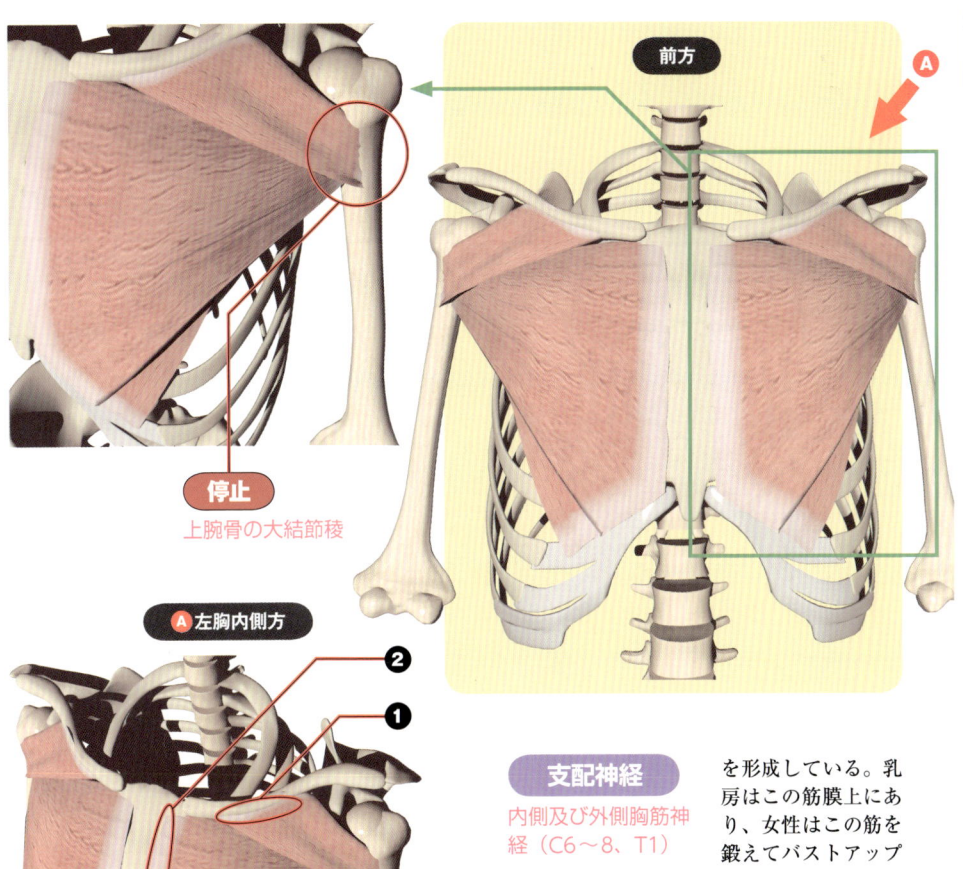

前方

Ⓐ 左胸内側方

**停止**
上腕骨の大結節稜

**起始**
❶ 鎖骨部: 鎖骨の内側半
❷ 胸肋部: 胸骨前面・1〜6肋軟骨
❸ 腹部: 腹直筋鞘の前葉

**支配神経**
内側及び外側胸筋神経（C6〜8、T1）

**主な働き**
肩関節の内転、内旋、屈曲・水平屈曲。吸気の補助

**特徴**
胸部表層の強力な筋で、いわゆる「胸板」を形成している。乳房はこの筋膜上にあり、女性はこの筋を鍛えてバストアップをはかることができるといわれている。

**ADLでの働き**
いわゆる腕立て伏せの一連の動作や、胸の前で大きな物を抱きかかえるときなどに働く。

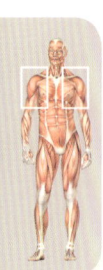

# 広背筋 latissimus dorsi
### こうはいきん / ラティッスィムス ドースィ

**暗記のツボ** latissimusはラテン語latus「広い」の最上級。dorsiは「背側の」を意味する。

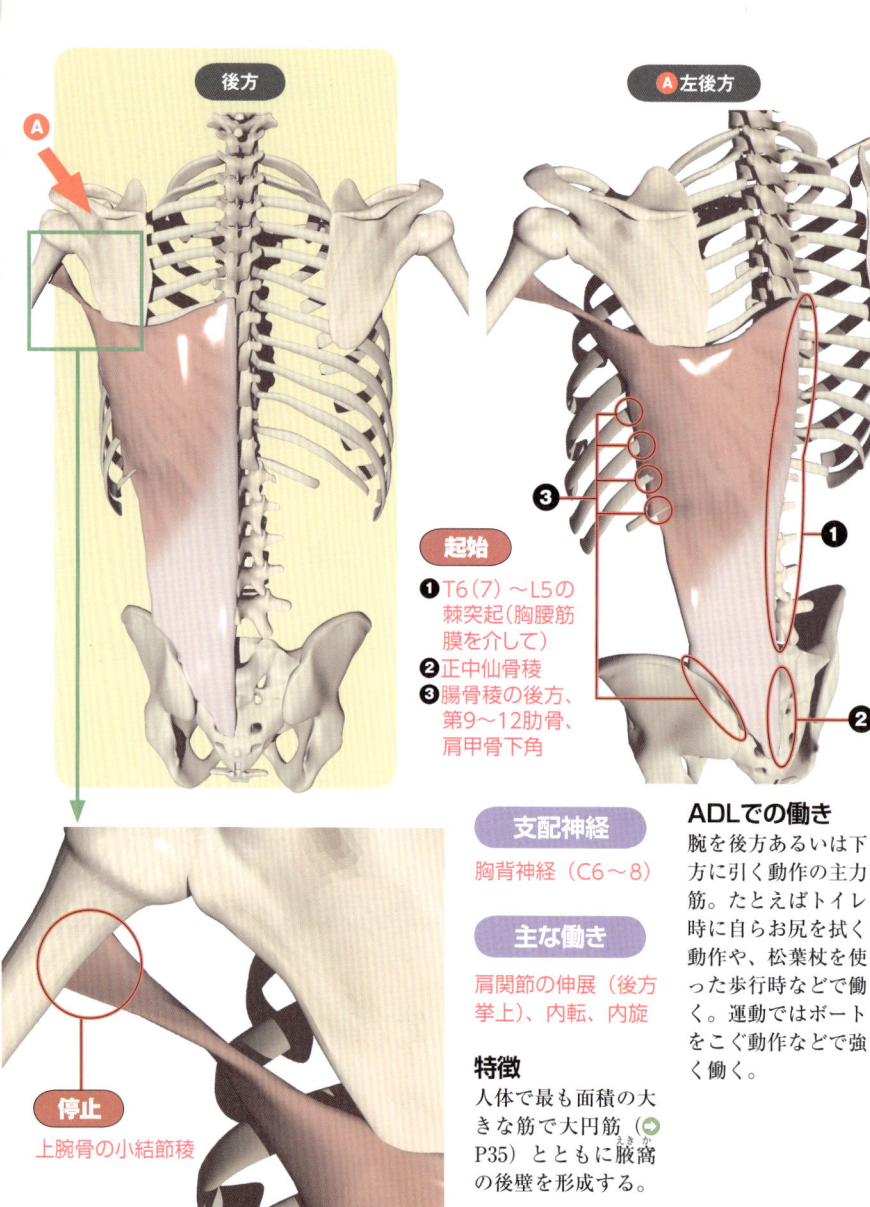

後方

A 左後方

肩関節に働く筋 ▶ 広背筋・大円筋

**起始**
1. T6（7）〜L5の棘突起（胸腰筋膜を介して）
2. 正中仙骨稜
3. 腸骨稜の後方、第9〜12肋骨、肩甲骨下角

**停止**
上腕骨の小結節稜

**支配神経**
胸背神経（C6〜8）

**主な働き**
肩関節の伸展（後方挙上）、内転、内旋

**ADLでの働き**
腕を後方あるいは下方に引く動作の主力筋。たとえばトイレ時に自らお尻を拭く動作や、松葉杖を使った歩行時などで働く。運動ではボートをこぐ動作などで強く働く。

**特徴**
人体で最も面積の大きな筋で大円筋（⇒P35）とともに腋窩の後壁を形成する。

# 大円筋 teres major
だいえんきん / テレスメジャー

**暗記のツボ** ラテン語のteresは「円い、長円形」の意味。majorは「大きい」を意味する。

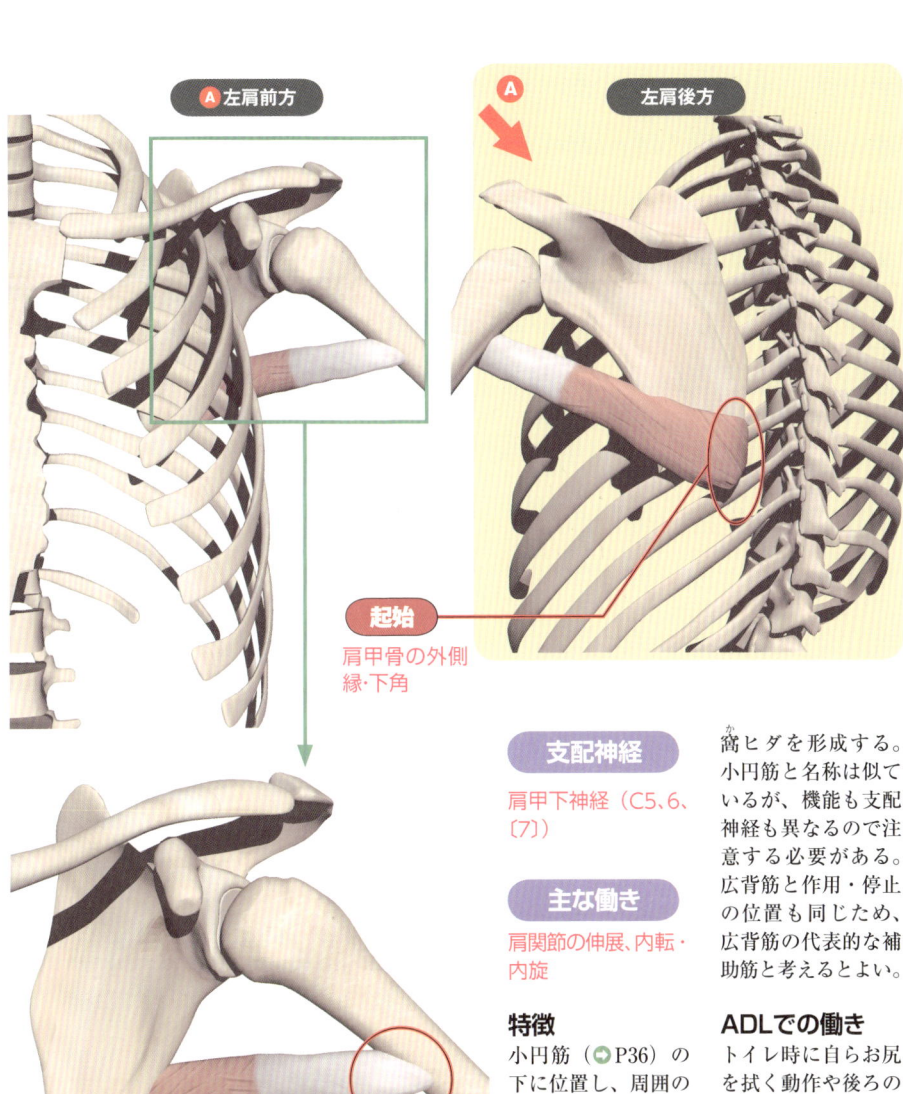

**A** 左肩前方

**A** 左肩後方

**起始**
肩甲骨の外側縁・下角

**停止**
上腕骨の小結節稜

**支配神経**
肩甲下神経（C5、6、〔7〕）

**主な働き**
肩関節の伸展、内転・内旋

**特徴**
小円筋（→P36）の下に位置し、周囲の広背筋（→P34）の腱や肩甲下筋（→P39）とともに後腋窩ヒダを形成する。小円筋と名称は似ているが、機能も支配神経も異なるので注意する必要がある。広背筋と作用・停止の位置も同じため、広背筋の代表的な補助筋と考えるとよい。

**ADLでの働き**
トイレ時に自らお尻を拭く動作や後ろのポケットに手を伸ばすときなどに働く。

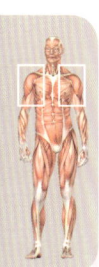

# 小円筋 teres minor
しょうえんきん　テレス マイナー

**暗記のツボ**　ラテン語のteresは「円い、長円形」の意味。minorは「小さい」を意味する。

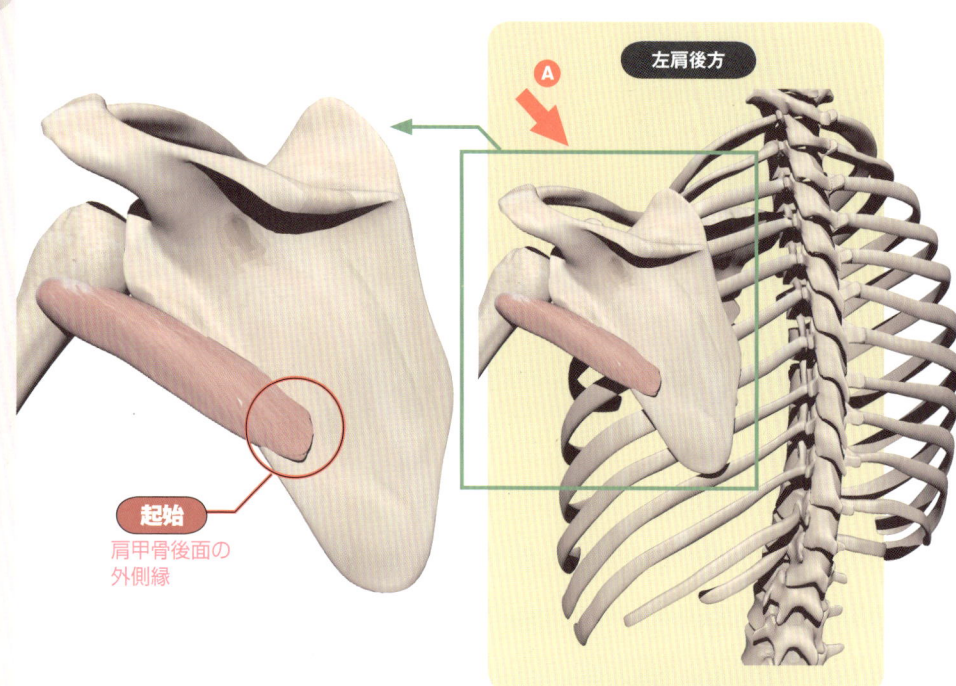

肩関節に働く筋 ▶ 小円筋 棘上筋

左肩後方

起始
肩甲骨後面の外側縁

A 左肩上後方

停止
上腕骨の大結節下部、肩関節包

**支配神経**
腋窩神経（C5〜6）

**主な働き**
肩関節の伸展、内転、外旋

**特徴**
肩甲下筋（●P39）、棘下筋（●P38）とともに上腕回旋の主力筋。棘下筋の下に位置し、肩関節を後ろから取り巻く。大円筋（●P35）と名称は似ているが、機能も支配神経も異なるので注意する必要がある。回旋筋腱板（ローテーターカフ ●P52）を構成する1つの筋として、肩関節の後方脱臼の阻止に貢献している。

**ADLでの働き**
髪を後ろにとく動作、かきあげる動作などで働く。

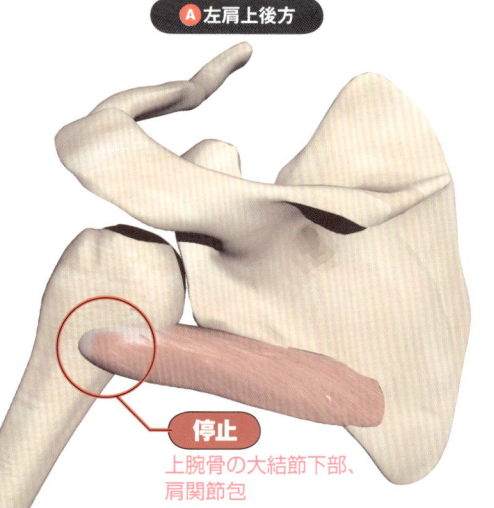

# 棘上筋 supraspinatus
きょくじょうきん　スープラスパイネイタス

**暗記のツボ** spine of scapula「肩甲棘(けんこうきょく)」の「上」(supra-)にある筋と理解するとよい。

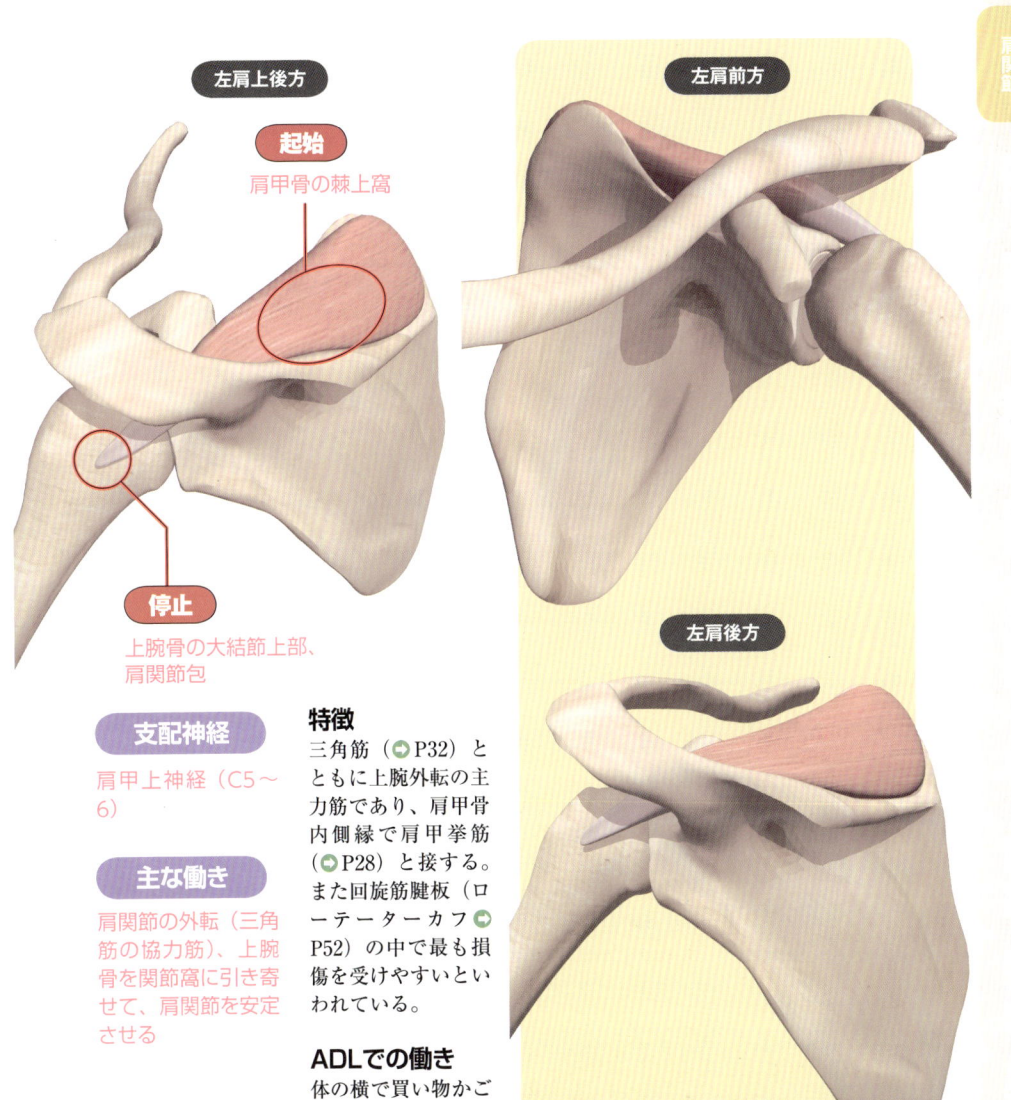

左肩上後方

**起始**
肩甲骨の棘上窩

**停止**
上腕骨の大結節上部、肩関節包

左肩前方

左肩後方

**支配神経**
肩甲上神経（C5〜6）

**主な働き**
肩関節の外転（三角筋の協力筋）、上腕骨を関節窩に引き寄せて、肩関節を安定させる

**特徴**
三角筋（●P32）とともに上腕外転の主力筋であり、肩甲骨内側縁で肩甲挙筋（●P28）と接する。また回旋筋腱板（ローテーターカフ●P52）の中で最も損傷を受けやすいといわれている。

**ADLでの働き**
体の横で買い物かごやカバンを持つ動作などで働く。

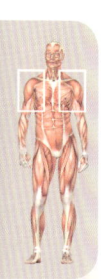

# 棘下筋 infraspinatus
(きょくかきん / インフラスパイネイタス)

**暗記のツボ** spine of scapula「肩甲棘」のinfra-「下」にある筋と理解するとよい。

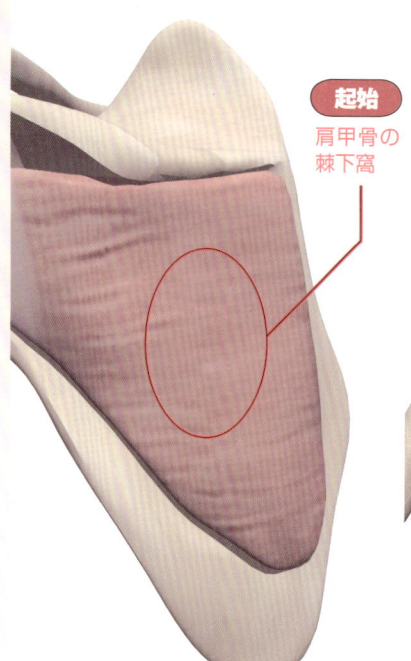

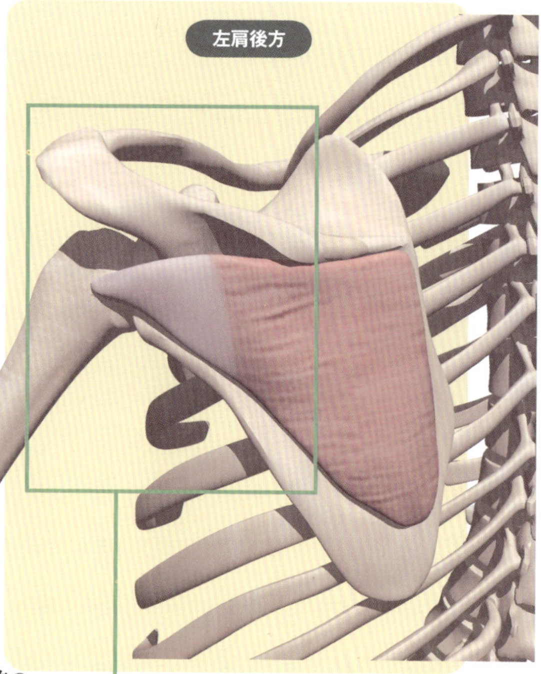

**肩関節に働く筋** → 棘下筋、肩甲下筋

**起始**
肩甲骨の棘下窩

左肩後方

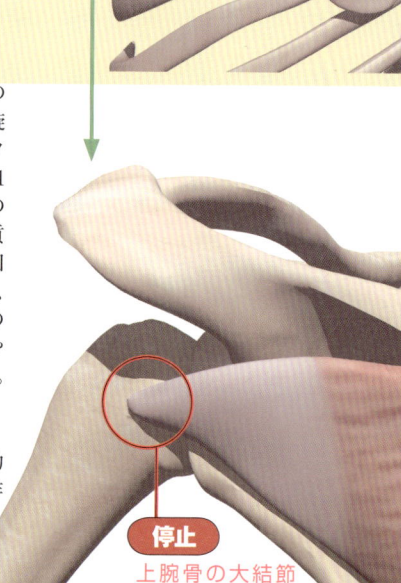

**停止**
上腕骨の大結節後中部、肩関節包

**支配神経**
肩甲上神経（C5〜6）

**主な働き**
（上部）肩関節の外転・外旋
（下部）肩関節の内転・外旋

**特徴**
僧帽筋（●P27）に被われる三角形の筋で、小円筋（●P36）とともに上腕外旋の主力筋である。回旋筋腱板（ローテーターカフ●P52）の1つとして、肩関節の後方脱臼の阻止に貢献する。しかし、回旋筋腱板の中では、棘上筋（●P37）の次に、損傷を受けやすいといわれている。

**ADLでの働き**
髪を後ろにとく動作、かきあげる動作などで働く。

# 肩甲下筋 subscapularis
けんこうかきん　サブスキャピュラリス

**暗記のツボ**　scapulaは「肩甲骨」、subは「～の下部に」を意味している。

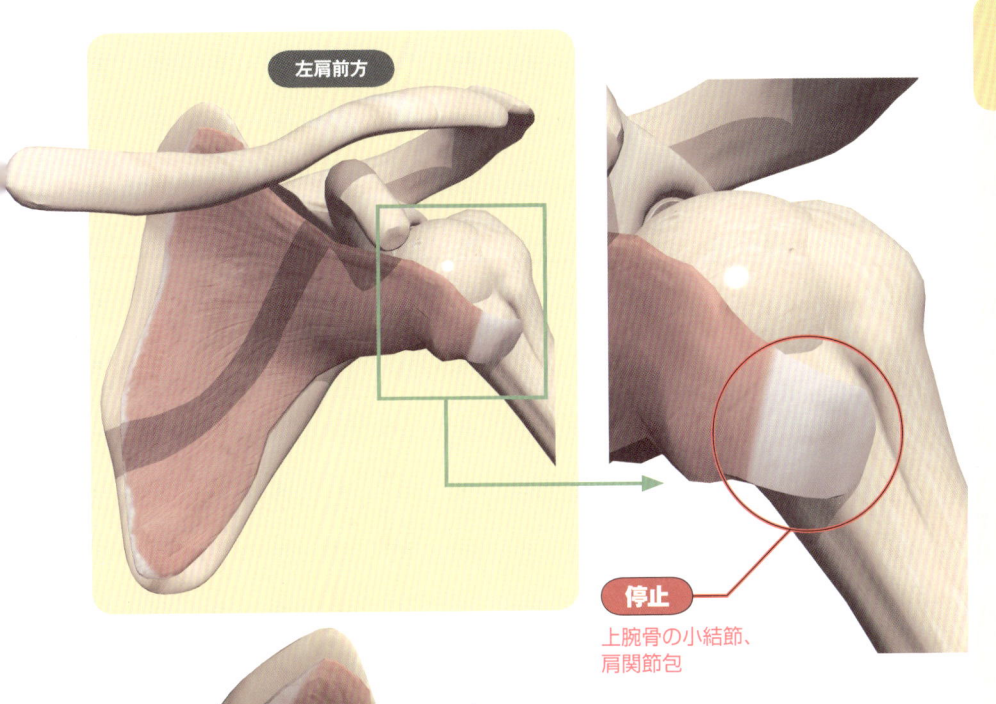

**左肩前方**

**停止**
上腕骨の小結節、肩関節包

**起始**
肩甲骨前面（肋骨面）

**支配神経**
肩甲下神経（C5～7）

**主な働き**
肩関節の内転・内旋

**特徴**
肩甲骨前面から起こる三角形の筋で、腋窩の後壁を形成し、上腕骨の前に回るため肩関節の前面に位置する。棘下筋（→P38）・小円筋（→P36）とともに上腕回旋の主力筋。また回旋筋腱板（ローテーターカフ→P52）を構成する1つの筋として、肩関節の安定化に貢献している。

**ADLでの働き**
トイレ時に自らお尻を拭く動作や、後ろのポケットに手を伸ばすときなどに働く。

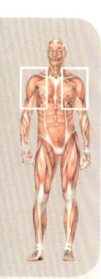

# 烏口腕筋 coracobrachialis

**暗記のツボ** coraco-は「烏口突起（coracoid process）」を意味する。突起の形が、カラスのくちばしに似ていることが語源と思われる。

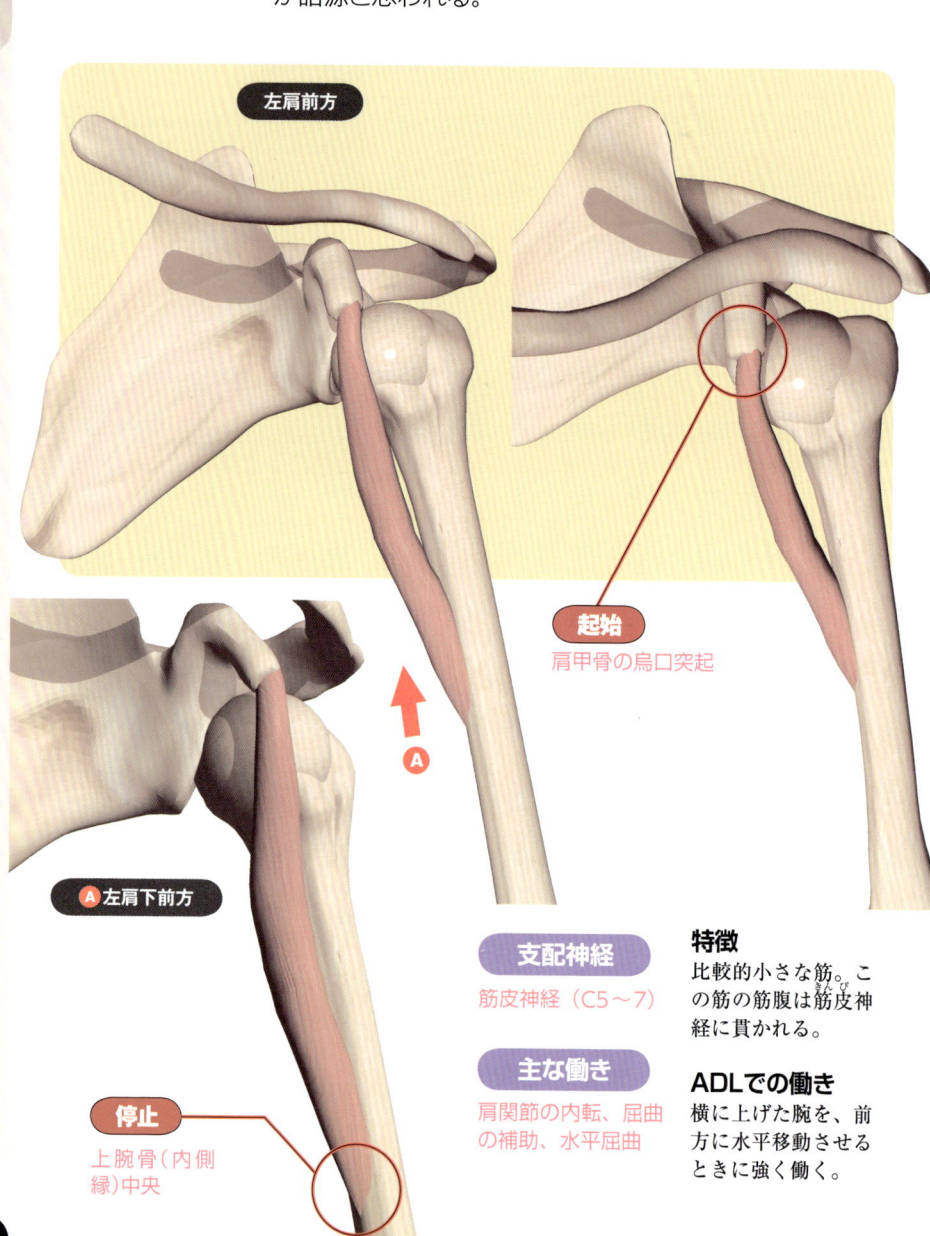

肩関節に働く筋 ▶ 烏口腕筋

左肩前方

**起始**
肩甲骨の烏口突起

A 左肩下前方

**停止**
上腕骨（内側縁）中央

**支配神経**
筋皮神経（C5〜7）

**主な働き**
肩関節の内転、屈曲の補助、水平屈曲

**特徴**
比較的小さな筋。この筋の筋腹は筋皮神経に貫かれる。

**ADLでの働き**
横に上げた腕を、前方に水平移動させるときに強く働く。

# Elbow Joint

## 第3章
## 肘関節に働く筋

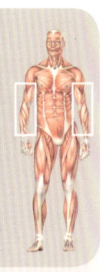

# 肘関節に働く筋の複合図

肘関節に働く筋の筋腹は主に上腕に位置する。代表的な筋は肘の屈伸運動にかかわる上腕二頭筋と上腕三頭筋がある。前腕のねじる運動、すなわち回内・回外は肘関節のなかに含まれる腕橈関節・上橈尺関節のみならず、前腕の下部にある下橈尺関節も関与する。

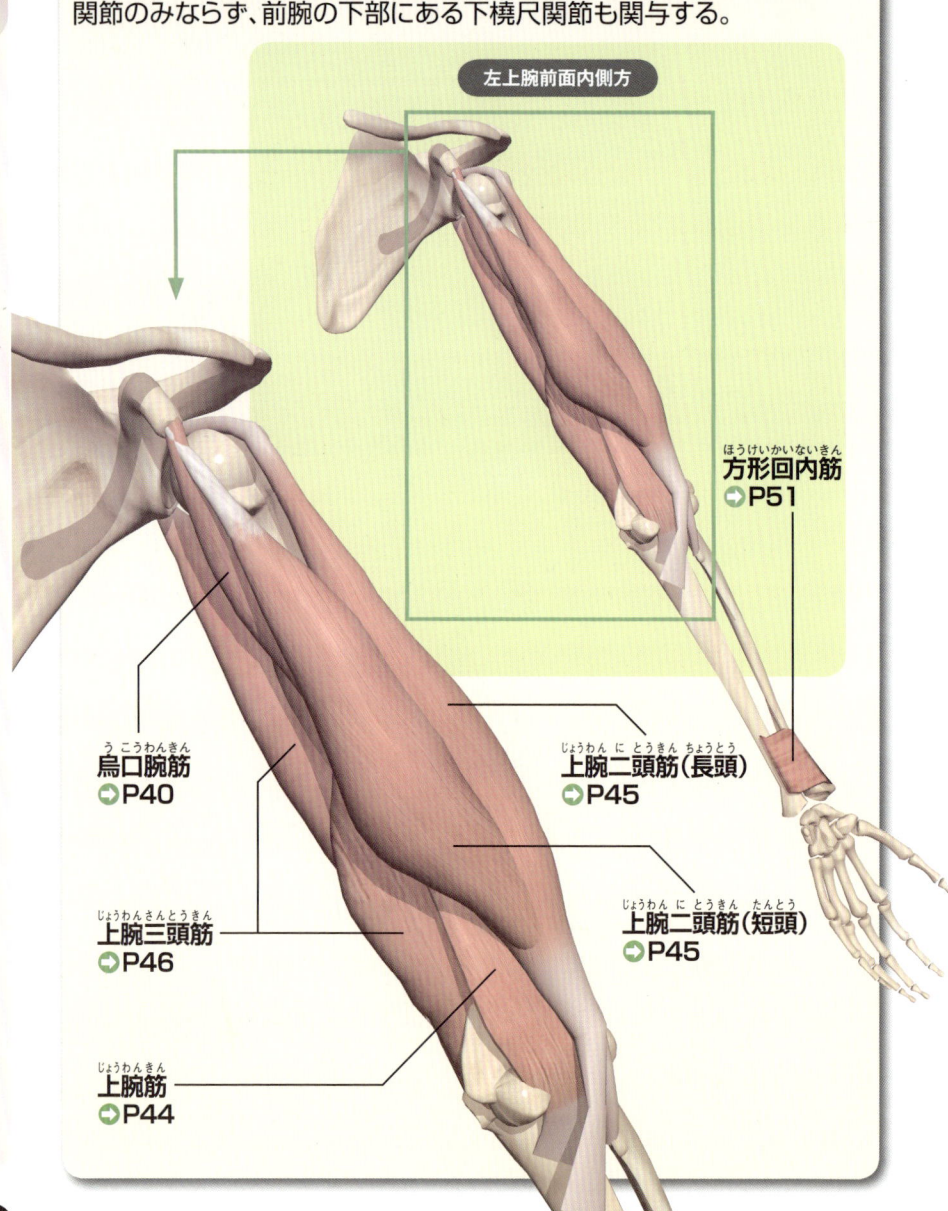

肘関節に働く筋の複合図

左上腕前面内側方

ほうけいかいないきん
方形回内筋
⇒P51

うこうわんきん
烏口腕筋
⇒P40

じょうわんにとうきんちょうとう
上腕二頭筋(長頭)
⇒P45

じょうわんさんとうきん
上腕三頭筋
⇒P46

じょうわんにとうきんたんとう
上腕二頭筋(短頭)
⇒P45

じょうわんきん
上腕筋
⇒P44

## 左上腕前面外側方

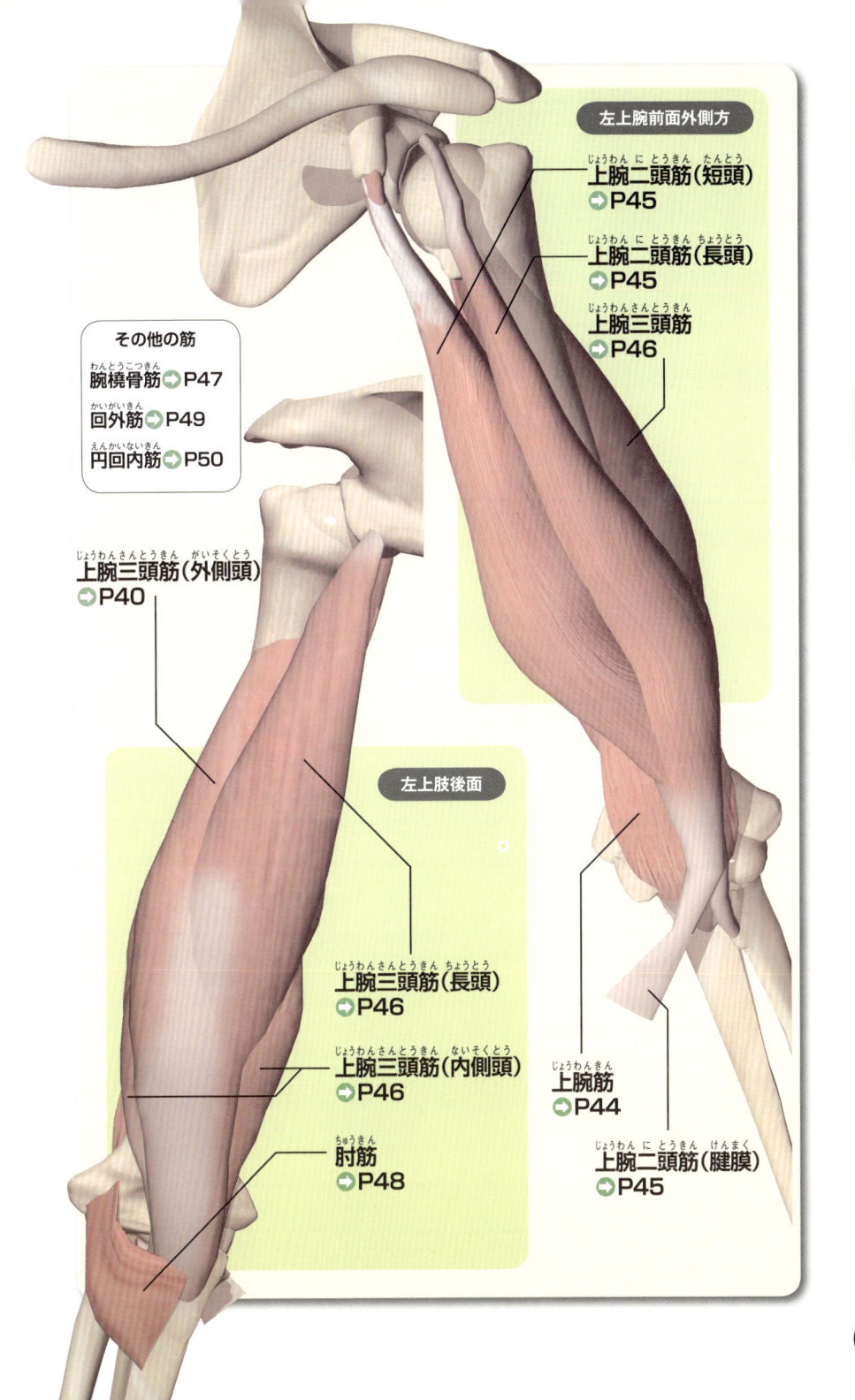

- 上腕二頭筋(短頭) ➡P45
- 上腕二頭筋(長頭) ➡P45
- 上腕三頭筋 ➡P46

### その他の筋
- 腕橈骨筋 ➡P47
- 回外筋 ➡P49
- 円回内筋 ➡P50

## 左上肢後面

- 上腕三頭筋(外側頭) ➡P40
- 上腕三頭筋(長頭) ➡P46
- 上腕三頭筋(内側頭) ➡P46
- 肘筋 ➡P48
- 上腕筋 ➡P44
- 上腕二頭筋(腱膜) ➡P45

第3章 肘関節

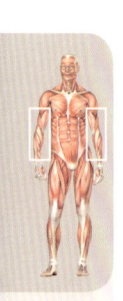

# 上腕筋 brachialis
ブレイキアリス

> **暗記のツボ** brachiiはラテン語のbrachium「腕」の属格。

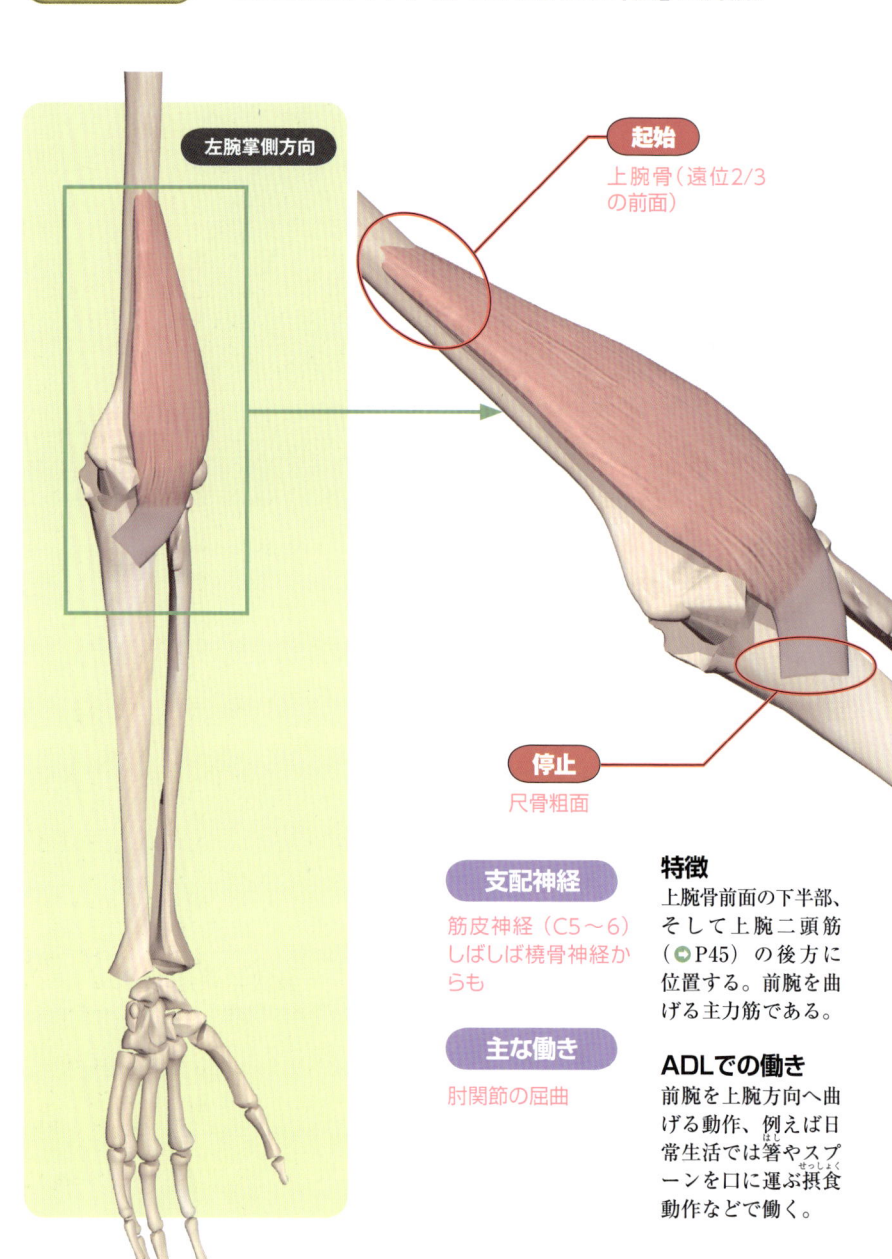

**肘関節に働く筋** ▶ 上腕筋・上腕二頭筋

左腕掌側方向

**起始**
上腕骨（遠位2/3の前面）

**停止**
尺骨粗面

**支配神経**
筋皮神経（C5～6）
しばしば橈骨神経からも

**主な働き**
肘関節の屈曲

**特徴**
上腕骨前面の下半部、そして上腕二頭筋（●P45）の後方に位置する。前腕を曲げる主力筋である。

**ADLでの働き**
前腕を上腕方向へ曲げる動作、例えば日常生活では箸やスプーンを口に運ぶ摂食動作などで働く。

# 上腕二頭筋
## biceps brachi

**暗記のツボ**
bi-は「2」を意味する接頭語。cepsはラテン語のcuput「頭」より由来。brachiiはラテン語のbrachium「腕」の属格。

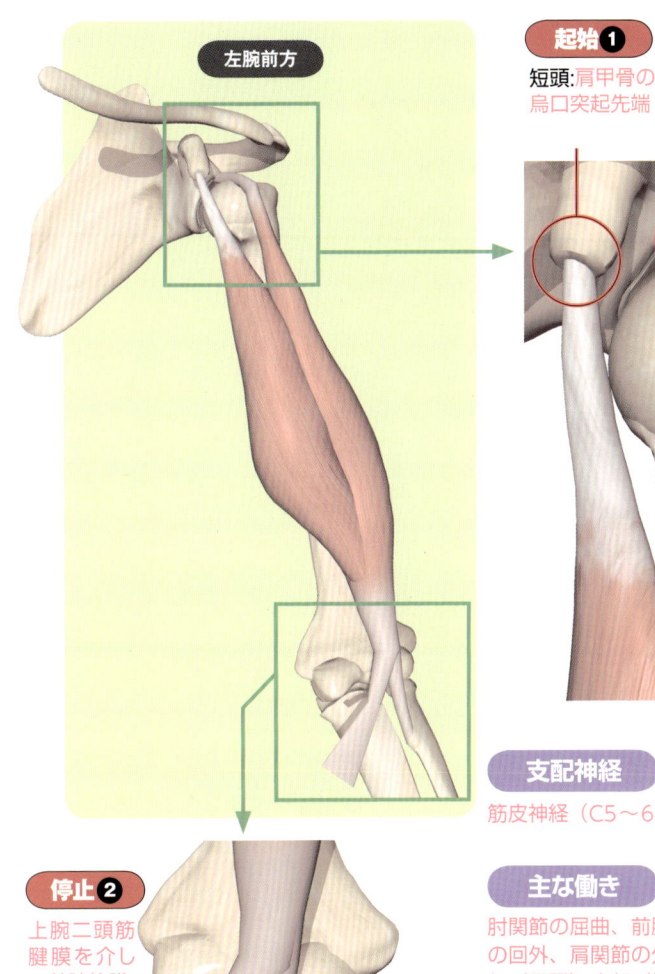

**左腕前方**

**起始 ❶** 短頭:肩甲骨の烏口突起先端
**起始 ❷** 長頭:肩甲骨の関節上結節

第3章 肘関節

**停止 ❷** 上腕二頭筋腱膜を介して前腕筋膜

**停止 ❶** 橈骨粗面

**支配神経**
筋皮神経（C5～6）

**主な働き**
肘関節の屈曲、前腕の回外、肩関節の外転（長頭）・内転（短頭）

**特徴**
肘関節の中で最も強い屈筋で、いわゆる「力こぶ」をつくる。またこの筋は、肩関節と肘関節をまたぐ二関節筋で、肩関節・腕尺関節・腕橈関節および上橈尺関節の4つの関節に作用する。

**ADLでの働き**
腕を曲げて物を拾い上げる動作や、箸やスプーンを口に運ぶ摂食動作などで働く。

045

# 上腕三頭筋 triceps brachii

**暗記のツボ** tri-は「3」を意味する接頭語。cepsはラテン語のcuput「頭」より由来。brachiiは、ラテン語のbrachium「腕」の所有格。

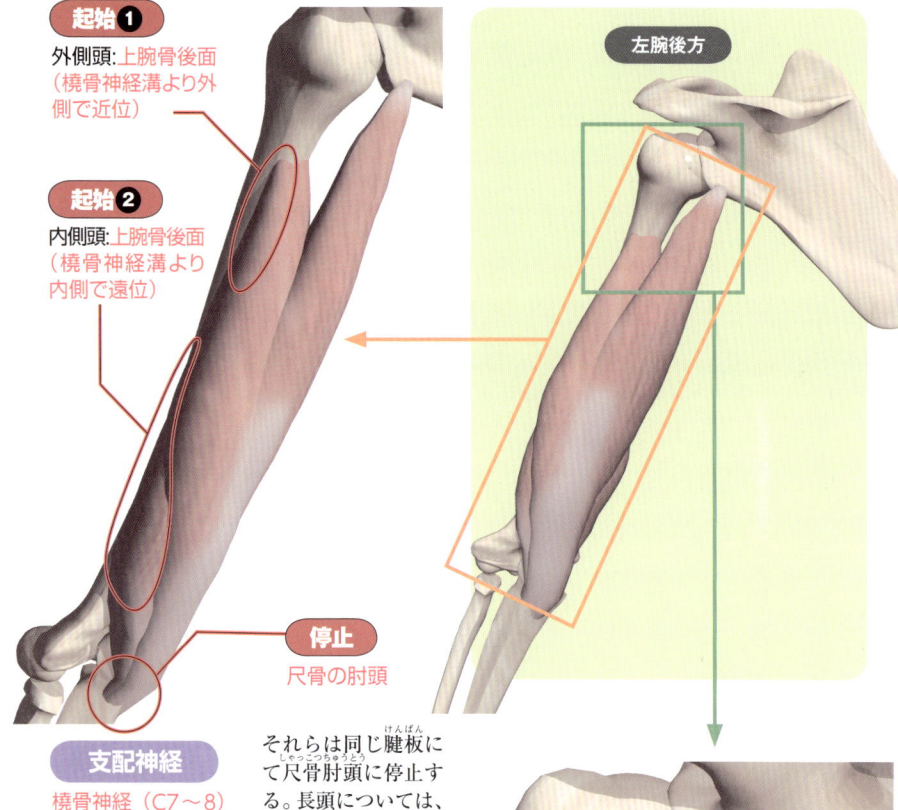

肘関節に働く筋 → 上腕三頭筋 腕橈骨筋

**起始❶** 外側頭：上腕骨後面（橈骨神経溝より外側で近位）

**起始❷** 内側頭：上腕骨後面（橈骨神経溝より内側で遠位）

**停止** 尺骨の肘頭

左腕後方

**支配神経** 橈骨神経（C7〜8）

**主な働き** 肘関節の伸展、肩関節の固定（長頭：上腕内転に著しい）

**特徴** 肘関節の最も強い伸筋として働く。3つの筋頭から構成され、それらは同じ腱板にて尺骨肘頭に停止する。長頭については、肩関節と肘関節をまたぐ二関節筋。

**ADLでの働き** ボールを投げたり、ドアを前方に押して開けたりする動作や、トレーニングの腕立て伏せの腕を伸ばす動作などで働く。

**起始❸** 長頭：上腕骨後面（橈骨神経溝より外側で近い）

# 腕橈骨筋 brachioradialis
### ブレイキオレイディアリス

**暗記のツボ** brachiiはラテン語のbrachium「腕」の所有格。そしてラテン語のradiusは「橈骨」を意味し、そこから放射状と理解するとよい。

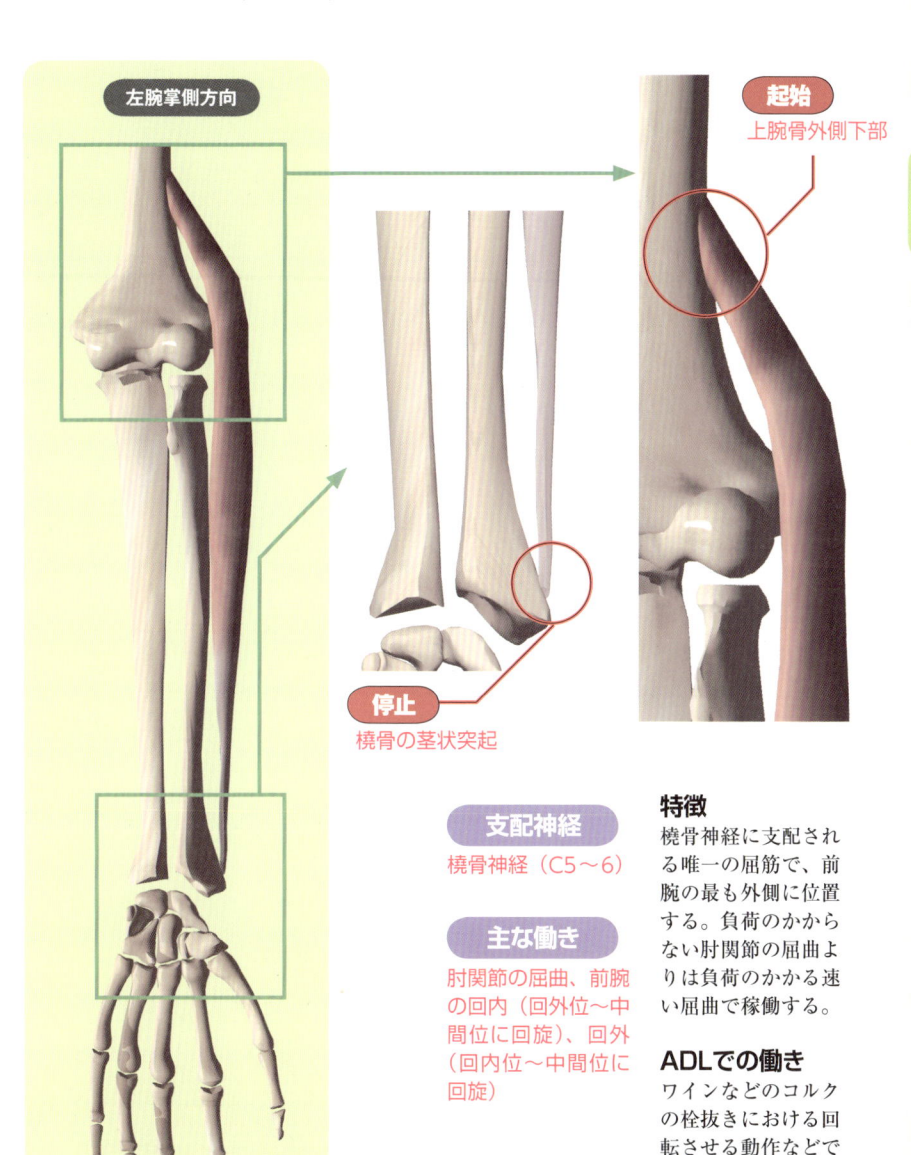

**左腕掌側方向**

**起始**
上腕骨外側下部

**停止**
橈骨の茎状突起

**支配神経**
橈骨神経（C5～6）

**主な働き**
肘関節の屈曲、前腕の回内（回外位～中間位に回旋）、回外（回内位～中間位に回旋）

**特徴**
橈骨神経に支配される唯一の屈筋で、前腕の最も外側に位置する。負荷のかからない肘関節の屈曲よりは負荷のかかる速い屈曲で稼働する。

**ADLでの働き**
ワインなどのコルクの栓抜きにおける回転させる動作などで働く。

第3章 肘関節

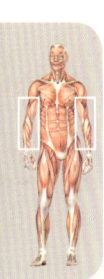

# 肘筋 (ちゅうきん) アンコウニィアス
## anconeus

**暗記のツボ**　英語のanchor「錨（いかり）」から「曲がったもの」、つまり「肘」として関連づけて理解するとよい。

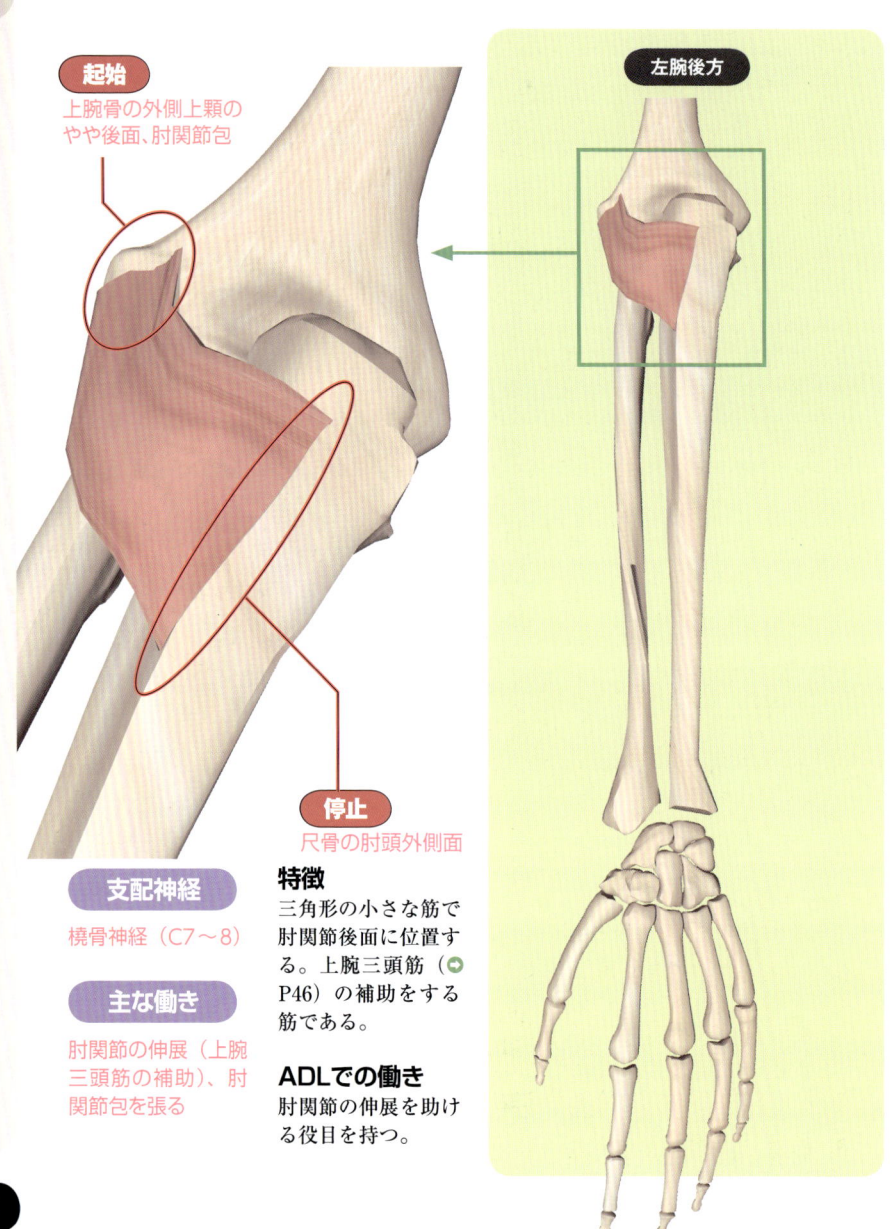

**肘関節に働く筋**
- 肘筋
- 回外筋

**左腕後方**

**起始**
上腕骨の外側上顆のやや後面、肘関節包

**停止**
尺骨の肘頭外側面

**支配神経**
橈骨神経（C7〜8）

**主な働き**
肘関節の伸展（上腕三頭筋の補助）、肘関節包を張る

**特徴**
三角形の小さな筋で肘関節後面に位置する。上腕三頭筋（→P46）の補助をする筋である。

**ADLでの働き**
肘関節の伸展を助ける役目を持つ。

048

# 回外筋 supinator
かいがいきん スピネイター

**暗記のツボ** ラテン語のsupino「後ろに曲げる」に由来する。

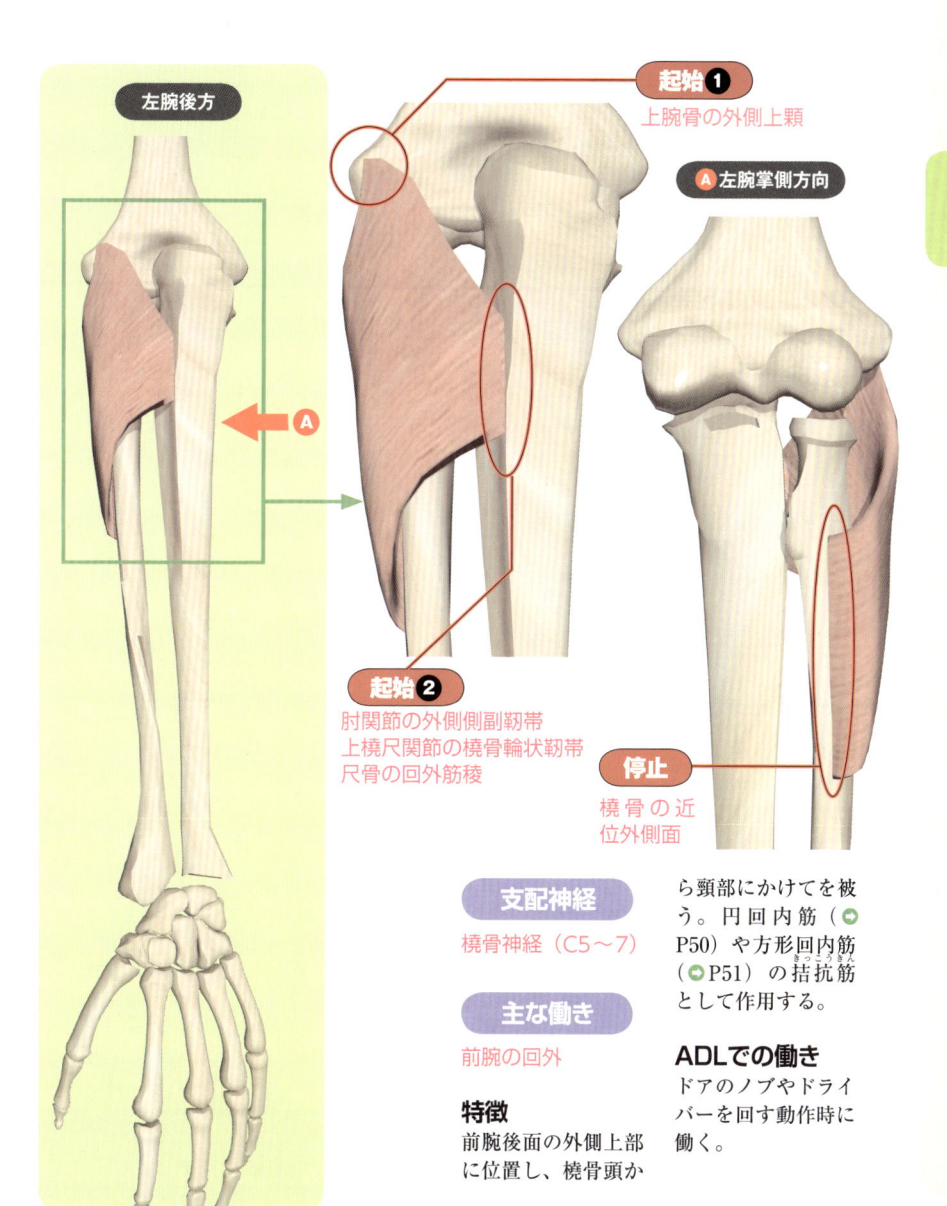

**左腕後方**

**起始 ①**
上腕骨の外側上顆

**A 左腕掌側方向**

**起始 ②**
肘関節の外側側副靱帯
上橈尺関節の橈骨輪状靱帯
尺骨の回外筋稜

**停止**
橈骨の近位外側面

**支配神経**
橈骨神経（C5〜7）

**主な働き**
前腕の回外

**特徴**
前腕後面の外側上部に位置し、橈骨頭から頸部にかけてを被う。円回内筋（→P50）や方形回内筋（→P51）の拮抗筋として作用する。

**ADLでの働き**
ドアのノブやドライバーを回す動作時に働く。

第3章 肘関節

049

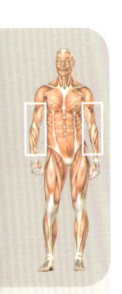

# 円回内筋 pronator teres
えんかいないきん　プロネイター テレス

**暗記のツボ**　pronatorはラテン語のprono「前に傾ける」に由来する。ラテン語のteresは「円い、長円形」を意味する。

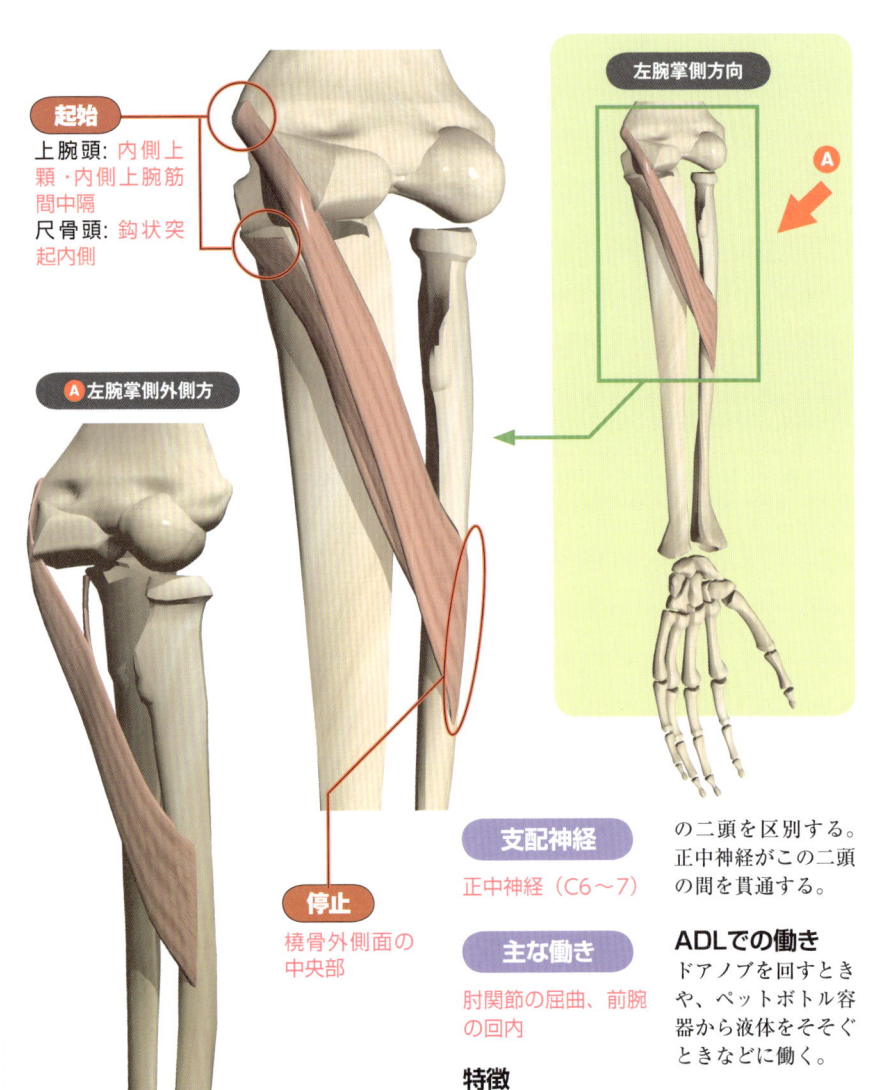

肘関節に働く筋 → 円回内筋・方形回内筋

**起始**
- 上腕頭: 内側上顆・内側上腕筋間中隔
- 尺骨頭: 鈎状突起内側

左腕掌側方向

Ⓐ 左腕掌側外側方

**停止**
橈骨外側面の中央部

**支配神経**
正中神経（C6〜7）

**主な働き**
肘関節の屈曲、前腕の回内

**特徴**
肘窩の内側縁を形成し、上腕頭と尺骨頭の二頭を区別する。正中神経がこの二頭の間を貫通する。

**ADLでの働き**
ドアノブを回すときや、ペットボトル容器から液体をそそぐときなどに働く。

050

# 方形回内筋 pronator quadratus
ほうけいかいないきん　プロネィター クアドラタス

**暗記のツボ**　pronatorはラテン語のprono「前に傾ける」に、quadratusはラテン語のquadra「四角形のもの」に由来し、「方形」を意味する。

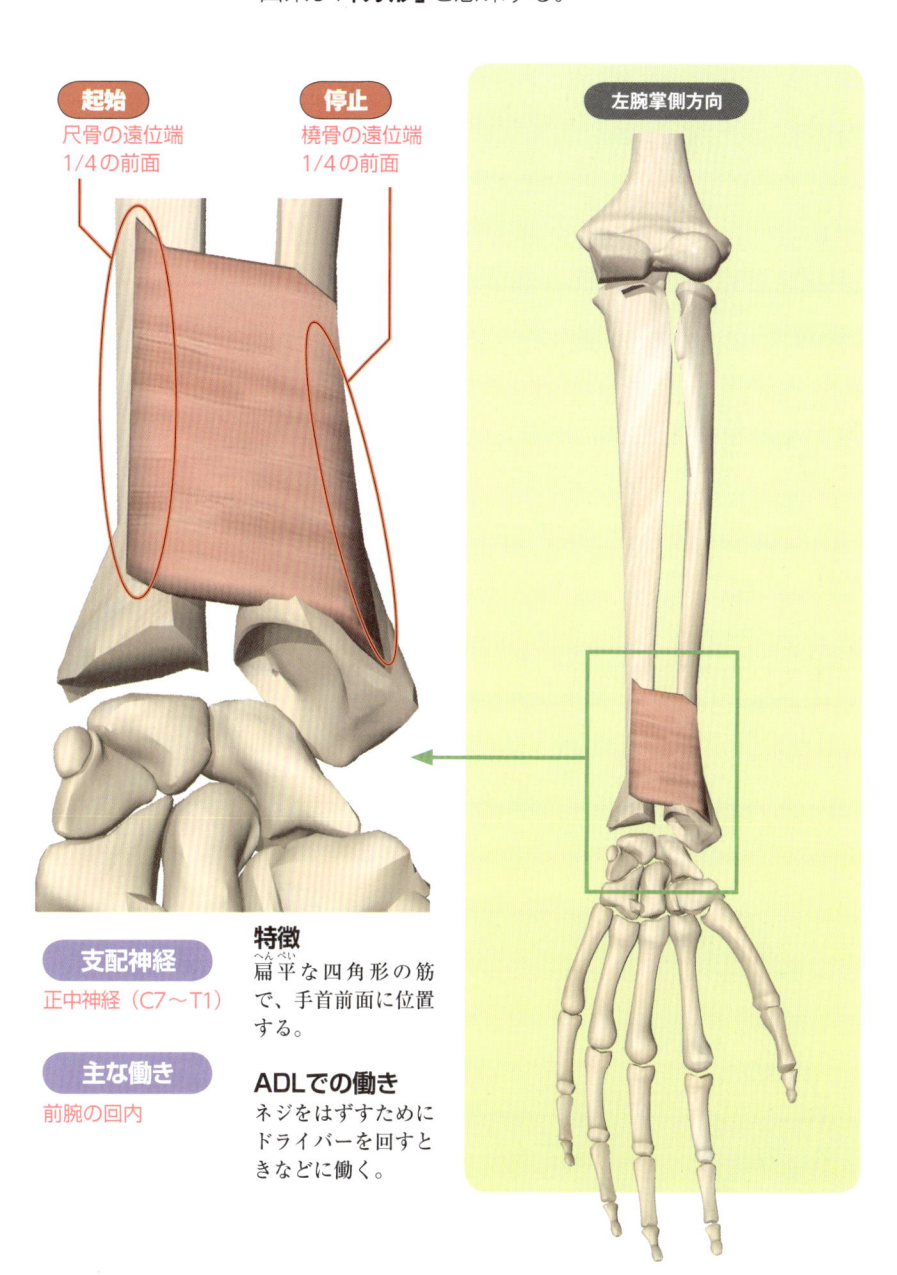

**起始**
尺骨の遠位端1/4の前面

**停止**
橈骨の遠位端1/4の前面

左腕掌側方向

第3章 肘関節

**支配神経**
正中神経（C7〜T1）

**主な働き**
前腕の回内

**特徴**
扁平な四角形の筋で、手首前面に位置する。

**ADLでの働き**
ネジをはずすためにドライバーを回すときなどに働く。

## COLUMN
# ローテーターカフ

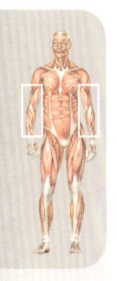

コラム

　ローテーターカフ（Rotator cuff）は肩甲骨から上腕骨上端に付着する4つの筋、すなわち肩甲下筋（●P39）、棘上筋（●P37）、棘下筋（●P38）、小円筋（●P36）で構成されている。回旋筋腱板（かいせんきんけんばん）または回旋腱板（かいせんけんばん）とよばれており、上腕骨大結節及び小結節に付着し、肩関節の関節包に合流している。ローテーターカフを構成する4つの筋肉のおよその割合は、肩甲下筋（40％）、棘下筋（30％）、棘上筋（20％）、小円筋（10％）といわれている。ちなみに、ローテーターカフの名前の由来は、これらの筋の形状が、袖口（カフス）に似ているためである。

　肩関節は人体で最も可動域が大きいが、上腕骨と肩甲骨の接合面に安定性が欠けている。そのため、筋肉で被うことにより肩関節を補強しなければならず、ローテーターカフが運動時の肩関節の安定を保つとともに、主に上腕骨を回旋させる役割を担っている。

　このローテーターカフは、頻繁に腕の可動を繰り返すと磨耗により炎症を起こす。また、加齢とともに老朽化し、俗に言われる「四十肩」「五十肩」の原因ともなる。スポーツにおいては、力強い野球の投球、ラケットによるサーブ、水泳のクロール、バタフライ、背泳ぎなどの動きにおいて障害が散見される。特に肩の過度の動き、腕を水平より高く上げる動作などの繰り返しで、腱板が上腕骨上部、肩峰、靱帯などと摩擦したり、強く引き伸ばされるために微細な損傷が発生し炎症を起こす。

　また、ローテーターカフは、肩関節のインナーマッスルに相当し、身体動作の際に働く外側の筋肉であるアウターマッスル（体表の筋肉）に対して、動作や作業をする際に安定した姿勢を保持し、バランスを保つ役割を担う身体深層部の筋肉のことを指す。

　インナーマッスルは関節をしっかりと固定する役目があり、関節痛などの身体の痛みを解消したり、長時間姿勢を維持したりする。基本的にアウターマッスルとインナーマッスルは対になっていることから、どちらか一方しか鍛えられていないとバランスが悪く、障害を誘引する可能性が高い。そのため、双方ともにバランスよく鍛えることが重要であろう。しかしインナーマッスルを効果的に鍛える方法は、未だ確立していないのが現状である。

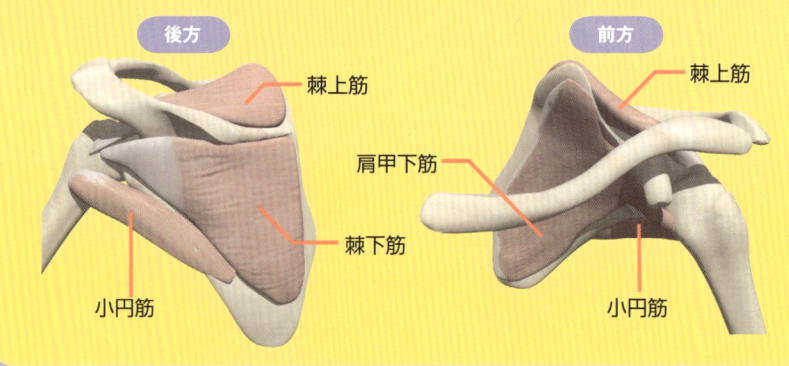

　インナーマッスルには、棘下筋・肩甲挙筋（●P28）・小円筋（●P36）・中殿筋（●P74）・小殿筋（●P75）・恥骨筋（●P83）・短内転筋（●P85）・閉鎖筋・梨状筋（●P77）・大腰筋（●P70）など（肩、背、腰の3部位に存在）があり、いわゆる姿勢保持筋ともよばれている。

**後方**
- 棘上筋
- 棘下筋
- 小円筋

**前方**
- 棘上筋
- 肩甲下筋
- 小円筋

# Wrist Joint Thumb/Fingers

## 第4章

## 手関節・手指に働く筋

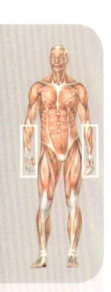

# 手関節・手指に働く筋の複合図

筋腹が前腕にある筋群は停止の位置により、前腕を動かす筋群、手首を動かす筋群、指を動かす筋群に分かれる。前腕から手指への筋群は力のいる仕事に力を発揮し、手のなかにある筋群は指の繊細な動きに働く。

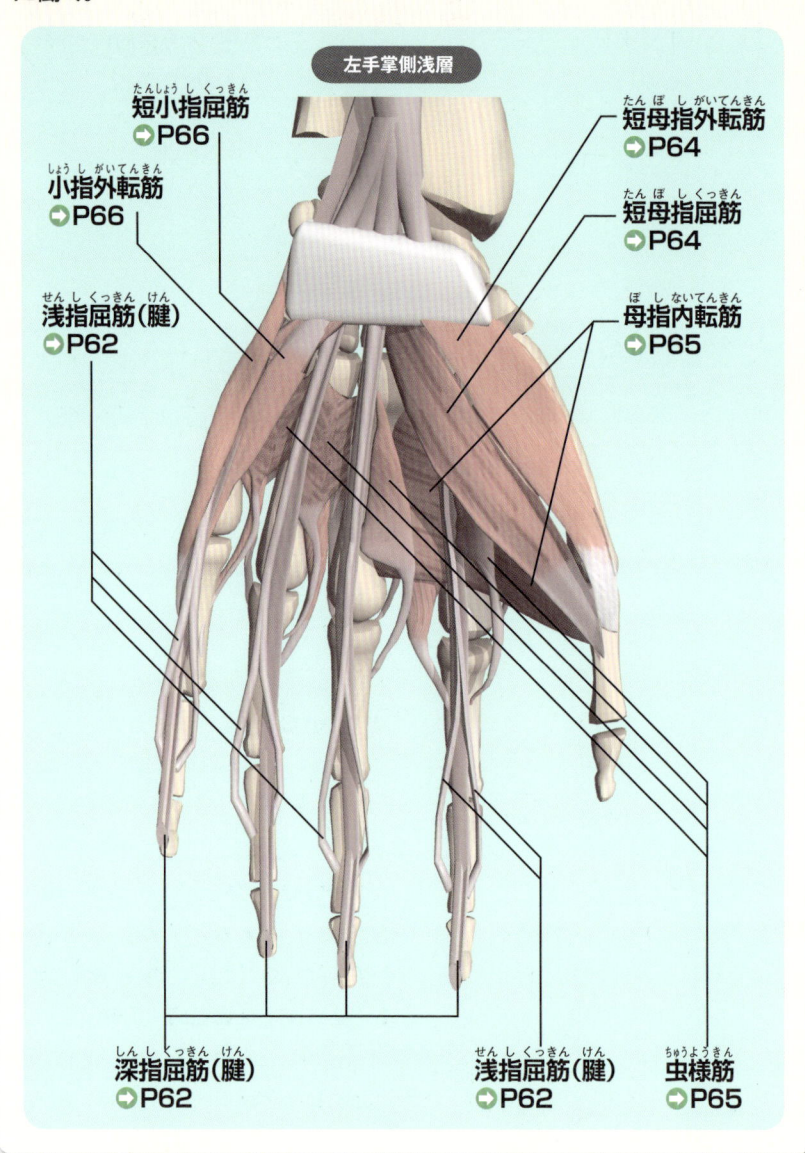

**左手掌側浅層**

- 短小指屈筋（たんしょうしくっきん） ➡P66
- 小指外転筋（しょうしがいてんきん） ➡P66
- 浅指屈筋（腱）（せんしくっきん けん） ➡P62
- 短母指外転筋（たんぼしがいてんきん） ➡P64
- 短母指屈筋（たんぼしくっきん） ➡P64
- 母指内転筋（ぼしないてんきん） ➡P65
- 深指屈筋（腱）（しんしくっきん けん） ➡P62
- 浅指屈筋（腱）（せんしくっきん けん） ➡P62
- 虫様筋（ちゅうようきん） ➡P65

## やや深層

- 尺側手根屈筋 ➡P58
- 浅指屈筋 ➡P62
- 深指屈筋 ➡P62
- 腕橈骨筋 ➡P47
- 長母指屈筋 ➡P63

## 深層

- 長母指屈筋 ➡P63
- 深指屈筋 ➡P62
- 方形回内筋 ➡P51

### その他の筋

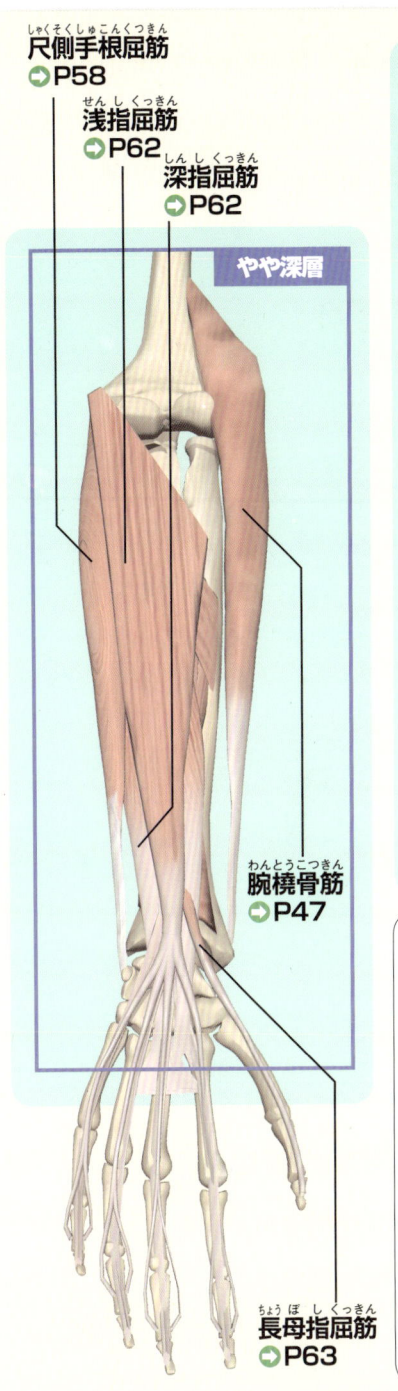

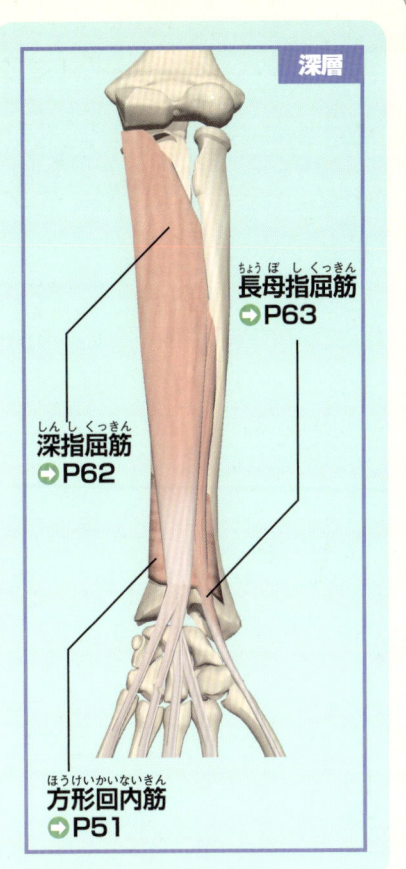

- 橈側手根屈筋 ➡P56
- 長掌筋 ➡P57
- 長橈側手根伸筋 ➡P59
- 短橈側手根伸筋 ➡P60
- 尺側手根伸筋 ➡P61
- 総指伸筋・示指伸筋 ➡P62
- 小指伸筋・長母指伸筋・短母指伸筋 ➡P63
- 長母指外転筋・母指対立筋 ➡P64
- 背側骨間筋・掌側骨間筋 ➡P65
- 小指対立筋 ➡P66

第4章 手関節・手指

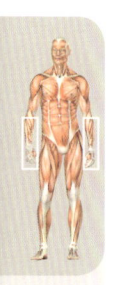

# 橈側手根屈筋
### flexor carpi radialis
（とうそくしゅこんくっきん）
フレクサー カーパイ レィディアリス

**暗記のツボ**　flexor「屈筋」はラテン語flecto「曲げる」に由来。carpiはcarpus「手根」の所有格。radialisはラテン語radius「橈骨」から由来する。

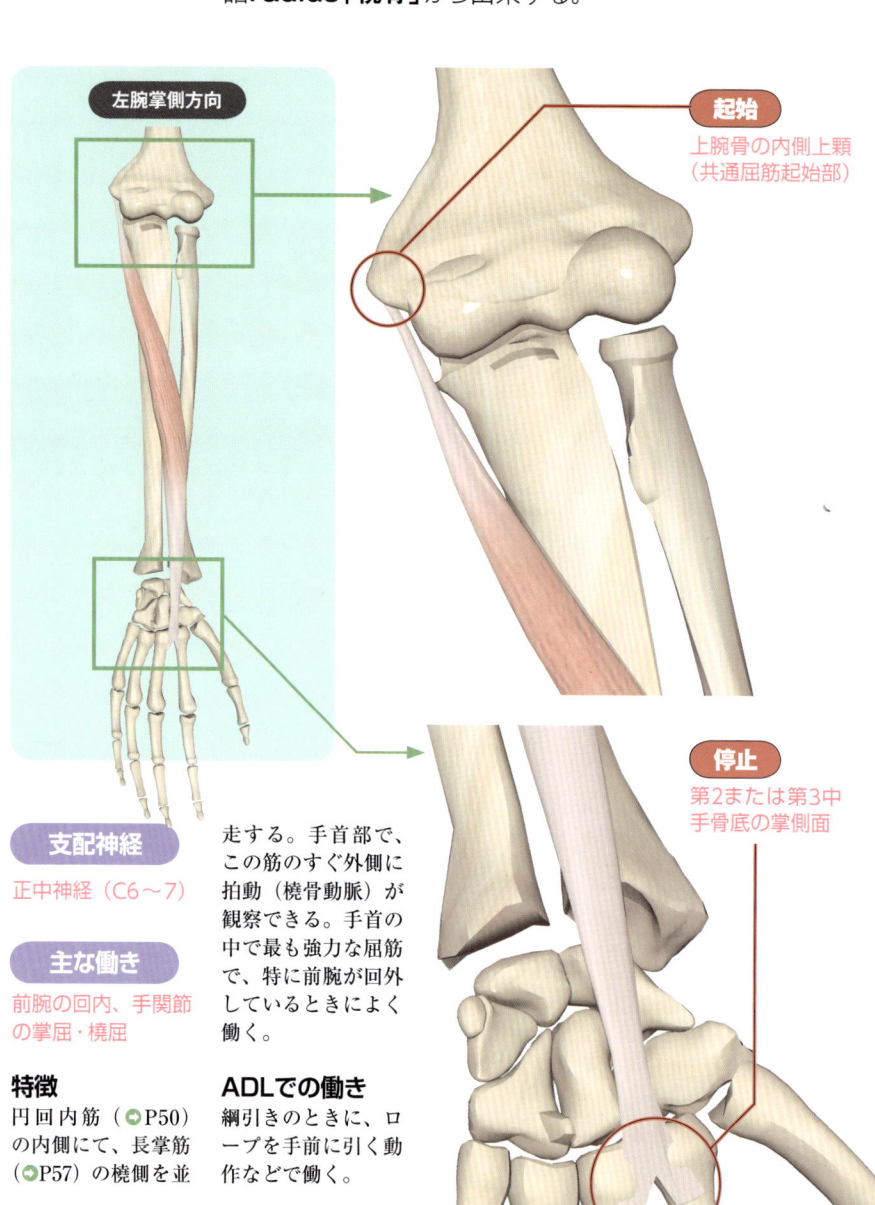

手関節に働く筋 ▶ 橈側手根屈筋・長掌筋

左腕掌側方向

**起始**
上腕骨の内側上顆（共通屈筋起始部）

**停止**
第2または第3中手骨底の掌側面

**支配神経**
正中神経（C6～7）

**主な働き**
前腕の回内、手関節の掌屈・橈屈

走する。手首部で、この筋のすぐ外側に拍動（橈骨動脈）が観察できる。手首の中で最も強力な屈筋で、特に前腕が回外しているときによく働く。

**特徴**
円回内筋（◆P50）の内側にて、長掌筋（◆P57）の橈側を並

**ADLでの働き**
綱引きのときに、ロープを手前に引く動作などで働く。

# 長掌筋 palmaris longus
ちょうしょうきん　パルメィリス　ロンガス

**暗記のツボ**　palmarisはラテン語palma「手のひら」の所有格で、「手のひらの（筋）」を意味する。longusはラテン語から由来し「長い」を意味する。

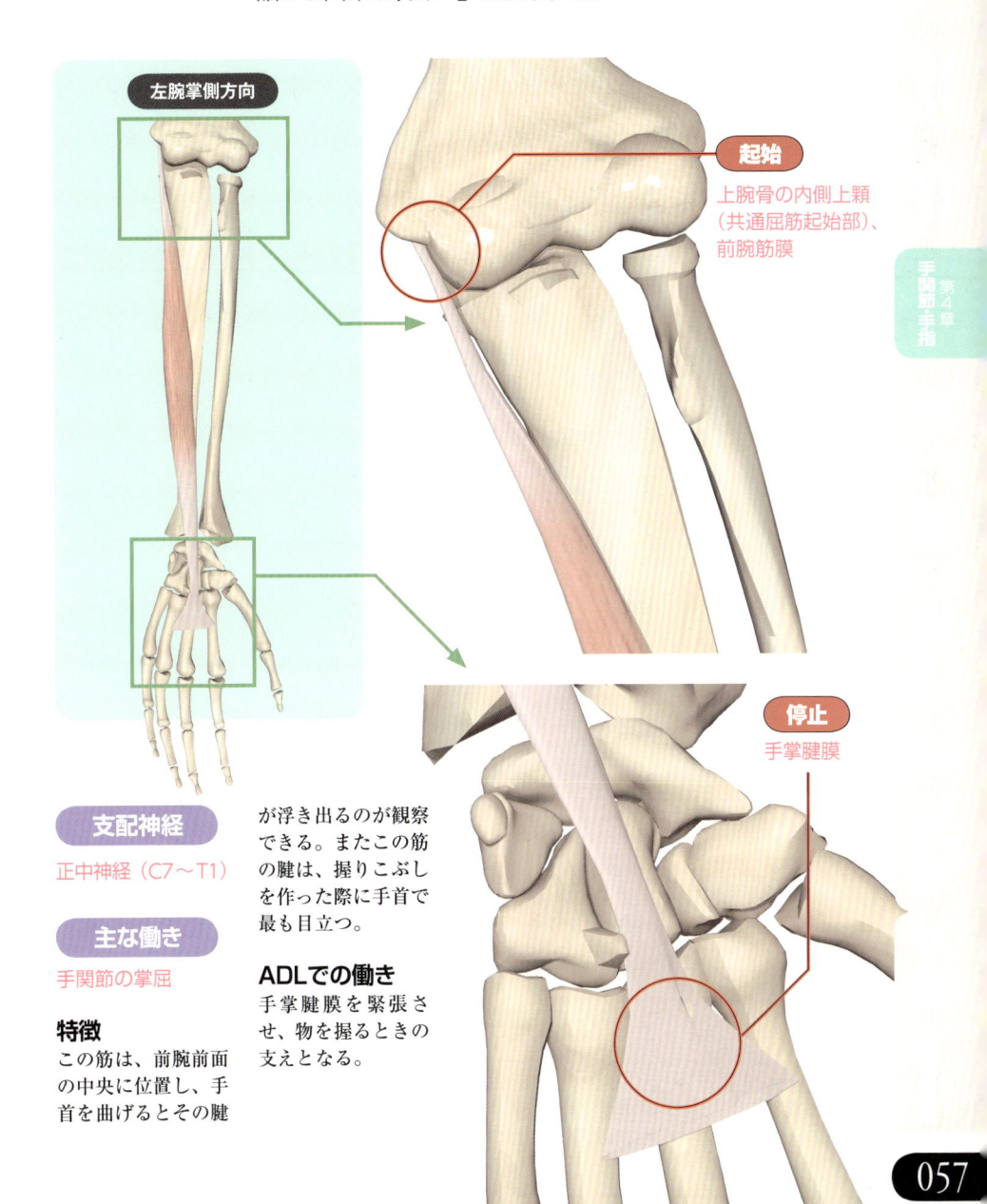

**左腕掌側方向**

**起始**
上腕骨の内側上顆（共通屈筋起始部）、前腕筋膜

**停止**
手掌腱膜

**支配神経**
正中神経（C7〜T1）

**主な働き**
手関節の掌屈

**特徴**
この筋は、前腕前面の中央に位置し、手首を曲げるとその腱が浮き出るのが観察できる。またこの筋の腱は、握りこぶしを作った際に手首で最も目立つ。

**ADLでの働き**
手掌腱膜を緊張させ、物を握るときの支えとなる。

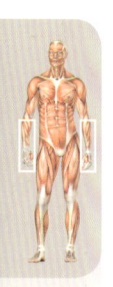

# 尺側手根屈筋
## flexor carpi ulnaris
### フレクサー カーパイ アルネィリス

**暗記のツボ**
flexor「屈筋」はラテン語flecto「曲げる」に由来。carpiはcarpus「手根」の所有格。ulnarisはラテン語ulna「尺骨の」から由来する。ulnarisは英語ulnar「尺骨、尺側」と同じ。

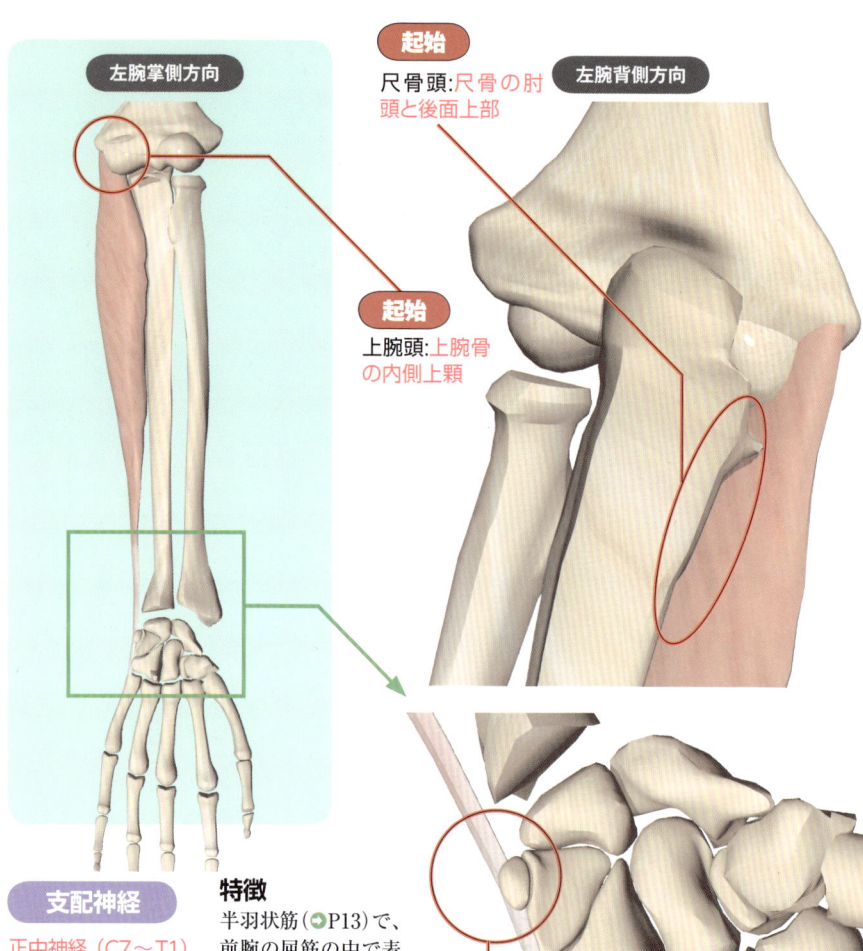

**手関節に働く筋**
→ 尺側手根屈筋・長橈側手根伸筋

左腕掌側方向 / 左腕背側方向

**起始**
尺骨頭：尺骨の肘頭と後面上部

**起始**
上腕頭：上腕骨の内側上顆

**支配神経**
正中神経（C7～T1）

**主な働き**
手関節の掌屈・尺屈

**特徴**
半羽状筋（→P13）で、前腕の屈筋の中で表層の最も内側に位置する。

**ADLでの働き**
金槌やハンマーを振り下ろす動作などで働く。

**停止**
豆状骨、豆中手靭帯、第5中手骨底

# 長橈側手根伸筋

ちょうとうそくしゅこんしんきん

イクステンサー カーパイ レイディアリス ロンガス
**extensor carpi radialis longus**

> **暗記のツボ**
> extensorは「伸筋」を意味する。carpiはcarpus「手根」の所有格。radialisはラテン語radius「橈骨」から、longusは「長い」を意味する。

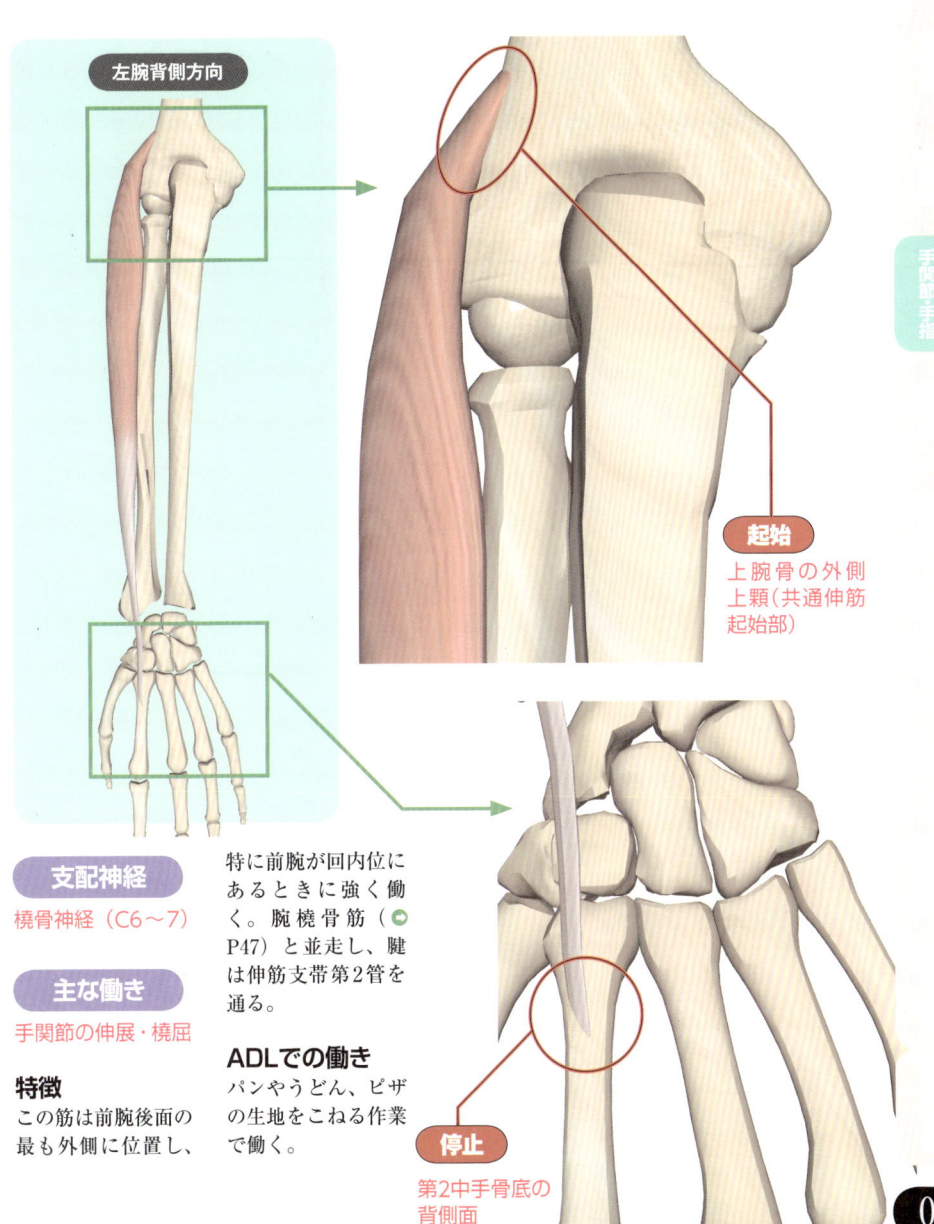

左腕背側方向

**起始**
上腕骨の外側上顆（共通伸筋起始部）

**停止**
第2中手骨底の背側面

**支配神経**
橈骨神経（C6～7）

**主な働き**
手関節の伸展・橈屈

**特徴**
この筋は前腕後面の最も外側に位置し、特に前腕が回内位にあるときに強く働く。腕橈骨筋（◯P47）と並走し、腱は伸筋支帯第2管を通る。

**ADLでの働き**
パンやうどん、ピザの生地をこねる作業で働く。

第4章 手関節・手指

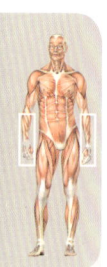

# 短橈側手根伸筋 extensor carpi radialis brevis
イクステンサー カーパイ レイディアリス ブレイビス

**暗記のツボ** extensorは「伸筋」を意味し、carpiはcarpus「手根」の所有格。radialisはラテン語radius「橈骨」から、brevisは「短い」を意味する。

手関節に働く筋
▶ 短橈側手根伸筋・尺側手根伸筋

**起始**
上腕骨の外側上顆、輪状靭帯

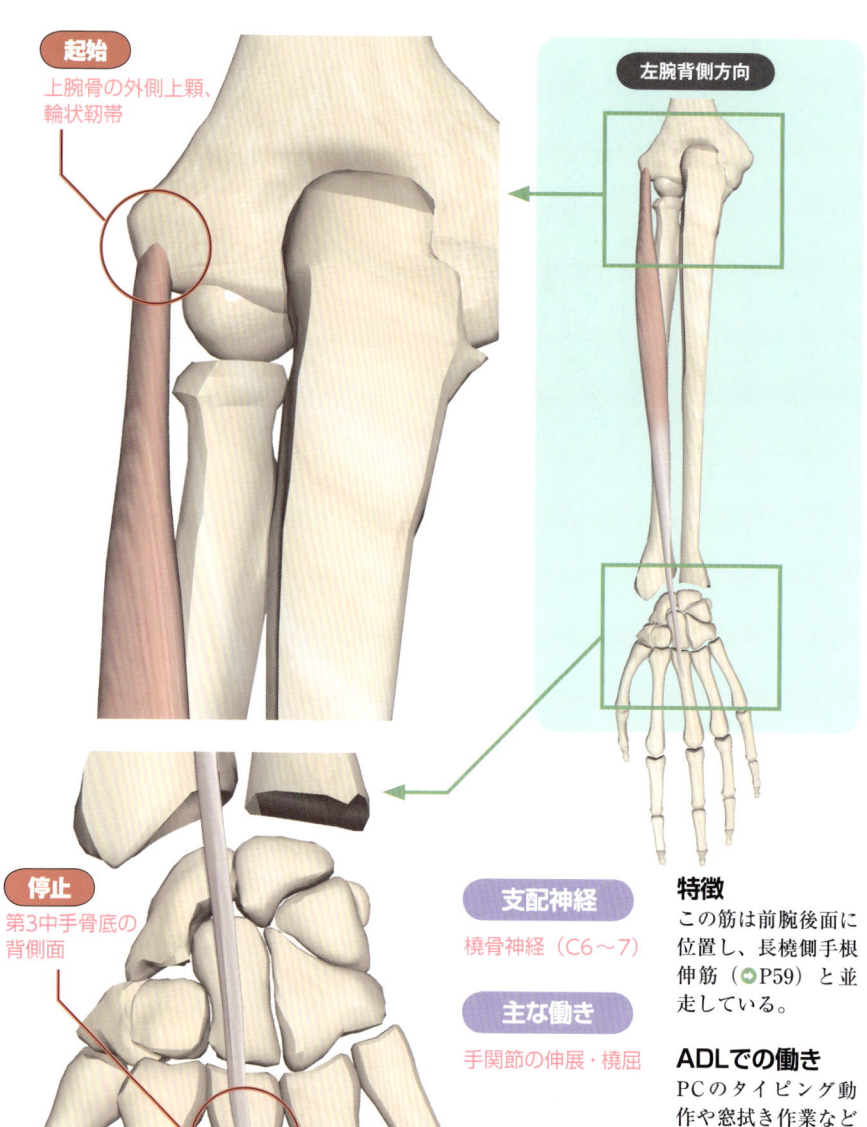

左腕背側方向

**停止**
第3中手骨底の背側面

**支配神経**
橈骨神経（C6〜7）

**主な働き**
手関節の伸展・橈屈

**特徴**
この筋は前腕後面に位置し、長橈側手根伸筋（●P59）と並走している。

**ADLでの働き**
PCのタイピング動作や窓拭き作業などの際に働く。

# 尺側手根伸筋 extensor carpi ulnaris

**暗記のツボ** extensorは「伸筋」を意味し、carpiはcarpus「手根」の所有格。ulnarisは、ラテン語ulna「尺骨」という意味から由来し、英語ではulnar「尺骨、尺側」と同じ。

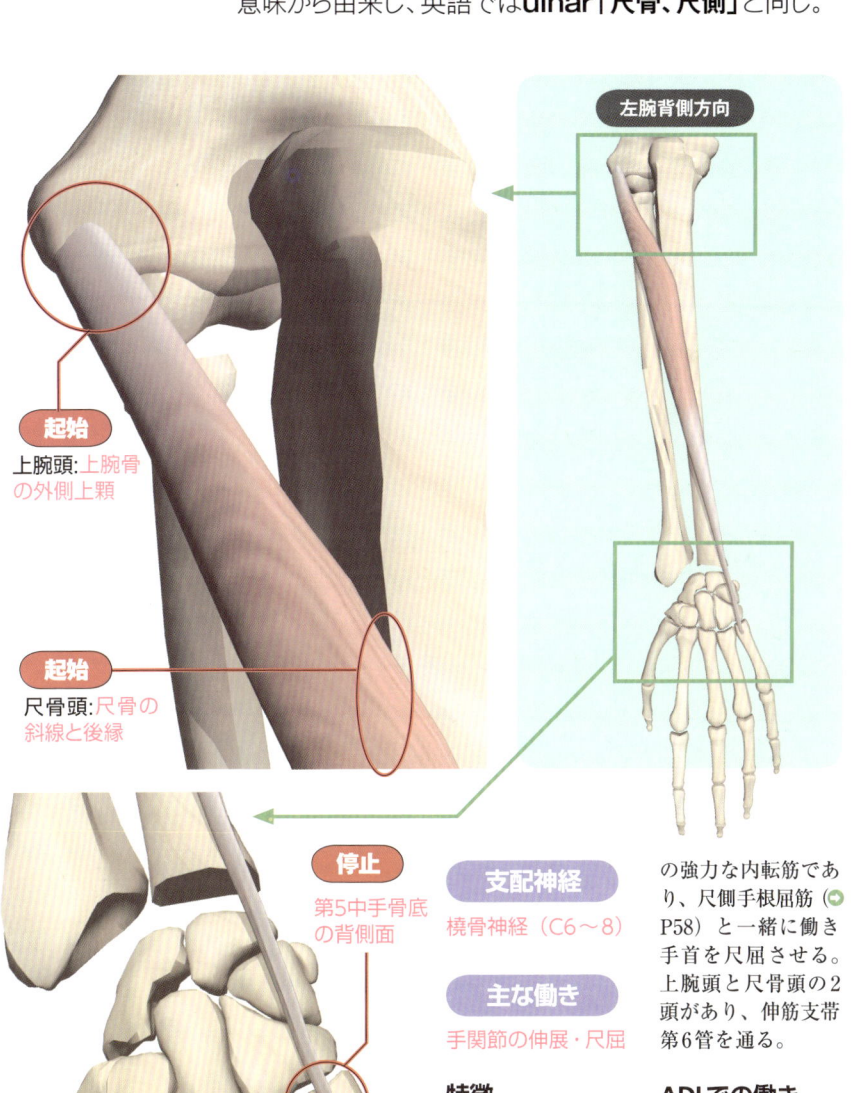

**左腕背側方向**

**起始**
上腕頭：上腕骨の外側上顆

**起始**
尺骨頭：尺骨の斜線と後縁

**停止**
第5中手骨底の背側面

**支配神経**
橈骨神経（C6〜8）

**主な働き**
手関節の伸展・尺屈

の強力な内転筋であり、尺側手根屈筋（○P58）と一緒に働き手首を尺屈させる。上腕頭と尺骨頭の2頭があり、伸筋支帯第6管を通る。

## 特徴
長くスリムな筋で、前腕後面の内側に位置している。手関節

## ADLでの働き
パスタやピザの生地をこねる動作のときに働く。

## 手指関節に働く前腕の筋

浅指屈筋・深指屈筋・浅指屈筋・深指屈筋・小指伸筋・長母指屈筋・長母指伸筋・短母指伸筋

### 浅指屈筋（せんしくっきん）
flexor digitorum superficialis
フレクサー ディジトーラム スーパーフィシァリス

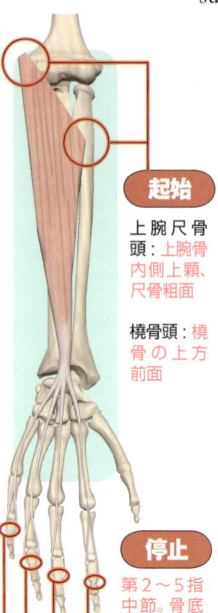

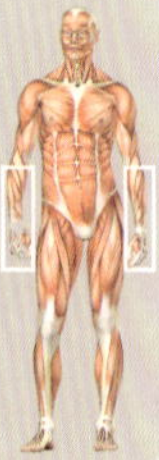

**起始**
上腕尺骨頭：上腕骨内側上顆、尺骨粗面
橈骨頭：橈骨の上方前面

**停止**
第2〜5指中節骨底の両側

**支配神経**
正中神経（C7〜T1）

**主な働き**
第2〜5指PIP屈曲、手関節掌屈

**特徴**
前腕屈筋の中で最大であり、長掌筋（◯P57）、橈側手根屈筋（◯P56）および尺側手根屈筋（◯P58）に被われている。指の屈筋はこの筋の他、深指屈筋（◯P62）のみで、この筋は深指屈筋とともに手根管を通り貫ける。

### 深指屈筋（しんしくっきん）
flexor digitorum profundus
フレクサー ディジトーラム プロファンダス

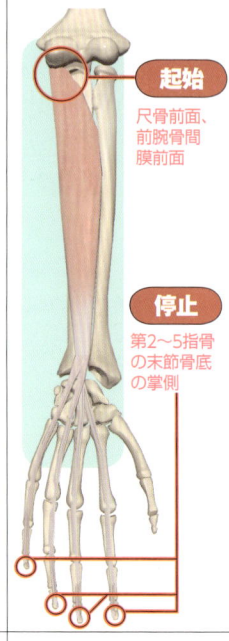

**起始**
尺骨前面、前腕骨間膜前面

**停止**
第2〜5指の末節骨底の掌側

**支配神経**
第2・3指：正中神経（C7〜T1）
第4・5指：尺骨神経（C8〜T1）

**主な働き**
第2〜5指PIP・DIPの屈曲、手関節の掌屈

**特徴**
この筋は第2〜5指のすべての指節間関節を屈曲する。指の屈筋であるとともに、手首の屈筋としても働く。また、この筋は浅指屈筋（◯P62）の腱の裂孔を貫通する。

### 総指伸筋（そうししんきん）
extensor digitorum (communis)
イクステンサー ディジトーラム コミュニス

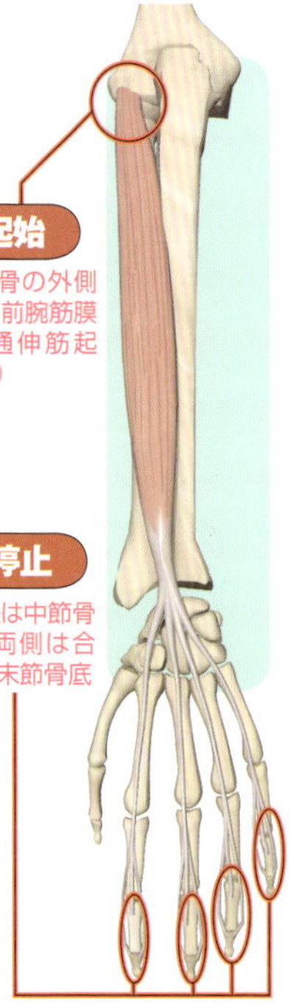

**起始**
上腕骨の外側上顆・前腕筋膜（共通伸筋起始部）

**停止**
中央は中節骨底、両側は合して末節骨底

**支配神経**
橈骨神経（C6〜8）

**主な働き**
第2〜5指MP・PIP・DIP伸展、手関節の背屈

**特徴**
前腕後面のほぼ中央を走る最も強力な指の伸筋。4本の指のすべての関節を伸展させる唯一の筋。一部は長・短橈側手根伸筋（◯P59・60）に被われる。指の背屈や手の背屈の際、その腱を触診することができる。

### 示指伸筋（じししんきん）
extensor indicis
イクステンサー インディシィス

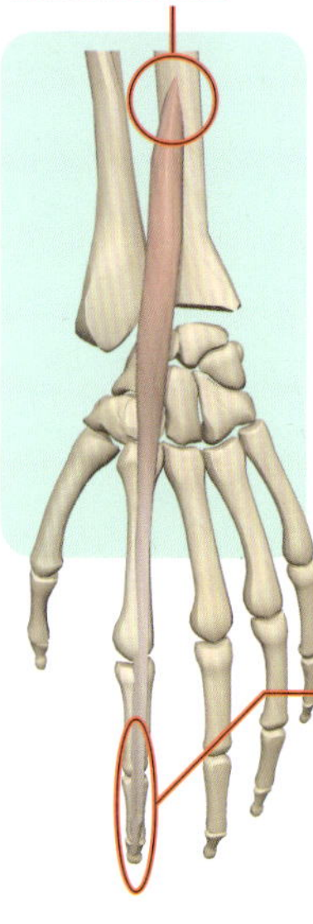

**起始**
尺骨の遠位背側面、前腕骨間膜背側面

**停止**
示指の指背腱膜

**支配神経**
橈骨神経（C6〜8）

**主な働き**
示指の伸展、手関節の背屈

**特徴**
長母指伸筋（◯P63）の内側を並走するスリムな細長い筋で、示指（人さし指）にのみに働く伸筋である。伸筋支帯第4管を通過する。

062

## 小指伸筋
イクステンサー ディジタイ ミニマイ
extensor digiti minimi

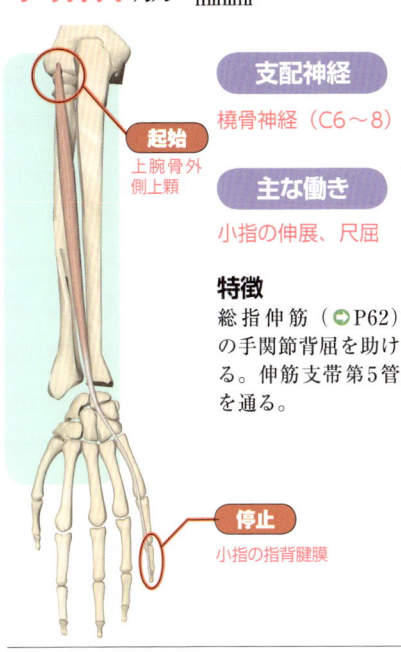

**支配神経**
橈骨神経（C6〜8）

**主な働き**
小指の伸展、尺屈

**特徴**
総指伸筋（→P62）の手関節背屈を助ける。伸筋支帯第5管を通る。

**起始**
上腕骨外側上顆

**停止**
小指の指背腱膜

## 長母指屈筋
フレクサー ポリシィス ロンガス
flexor pollicis longus

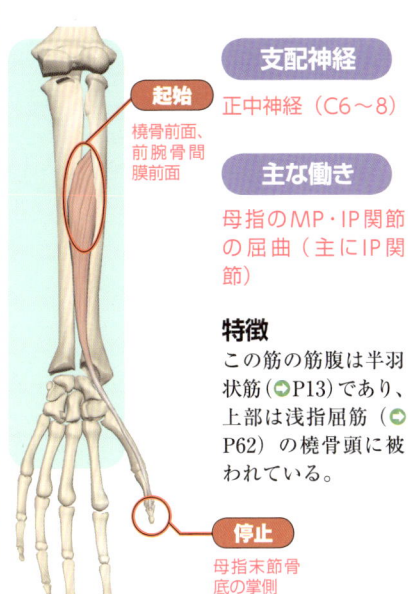

**支配神経**
正中神経（C6〜8）

**主な働き**
母指のMP・IP関節の屈曲（主にIP関節）

**特徴**
この筋の筋腹は半羽状筋（→P13）であり、上部は浅指屈筋（→P62）の橈骨頭に被われている。

**起始**
橈骨前面、前腕骨間膜前面

**停止**
母指末節骨底の掌側

## 長母指伸筋
イクステンサー ポリシィス ロンガス
extensor pollicis longus

**支配神経**
橈骨神経（C6〜8）

**主な働き**
母指のIP・MPの伸展、CMの橈側外転

**特徴**
細長いスリムな筋で前腕後面を斜めに走行する。

**起始**
尺骨体中部背側面、前腕骨間膜背側面

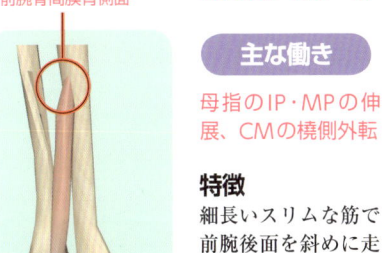

**停止**
母指の末節骨底の背側

## 短母指伸筋
イクステンサー ポリシィス ブレビス
extensor pollicis brevis

**支配神経**
橈骨神経（C6〜8）

**主な働き**
母指のMPの伸展、CMの橈側外転

**特徴**
細長いスリムな筋で前腕後面を斜めに走行し、長母指外転筋（→P64）の内側を並走している。

**起始**
橈骨中部後面、前腕骨間膜背側面

**停止**
母指の基節骨底の背側

## 手指節に働く前腕の筋
- 長母指外転筋

## 手指に働く手内筋
- 短母指外転筋
- 母指対立筋
- 短母指屈筋
- 掌側骨間筋
- 背側骨間筋
- 虫様筋

---

### 長母指外転筋（アブダクター ポリシィス ロンガス / abductor pollicis longus）

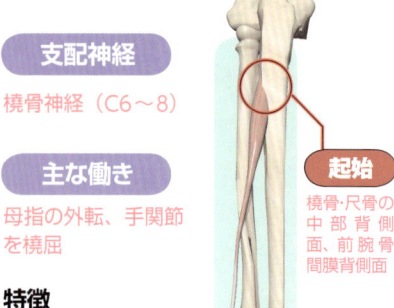

**支配神経**
橈骨神経（C6〜8）

**主な働き**
母指の外転、手関節を橈屈

**特徴**
伸筋支帯第1管を通り、短母指伸筋と並走する。

**起始**
橈骨・尺骨の中部背側面、前腕骨間膜背側面

**停止**
第1中手骨底外側

---

### 短母指屈筋（フレクサー ポリシィス ブレビス / flexor pollicis brevis）

**支配神経**
正中神経（C8〜T1）
尺骨神経（C8〜T1）

**主な働き**
母指MP屈曲

**特徴**
短母指外転筋（⇒P64）の尺側に位置する。この筋は浅頭と深頭があり、その間に長母指屈筋腱が通る。またこの筋は、母指対立筋（⇒P64）と似た働きをする。

**起始**
浅頭：屈筋支帯の橈骨部
深頭：大・小菱形骨

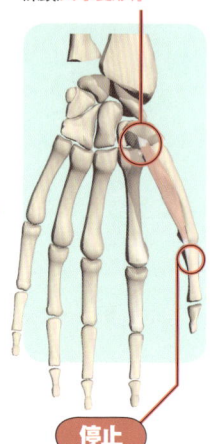

**停止**
橈側種子骨、母指の基節骨底

---

### 短母指外転筋（アブダクター ポリシィス ブレビス / abductor pollicis brevis）

**支配神経**
正中神経（C8〜T1）

**主な働き**
母指の外転

**特徴**
薄い扁平な筋で母指球部の最表層に位置し、その奥に母指対立筋（⇒P64）と短母指屈筋（⇒P64）が位置する。母指の掌側外転も行う。

**起始**
舟状骨結節、屈筋支帯の橈側端

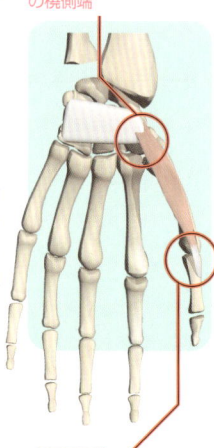

**停止**
橈側種子骨、母指の基節骨底

---

### 母指対立筋（オポゥネンス ポリシィス / opponens pollicis）

**支配神経**
正中神経（C8〜T1）

**主な働き**
母指の対立、CM屈曲

**特徴**
短母指屈筋（⇒P64）の橈側に位置し、短母指外転筋（⇒P64）に被われている。短母指屈筋と類似しているが、より深層にある。

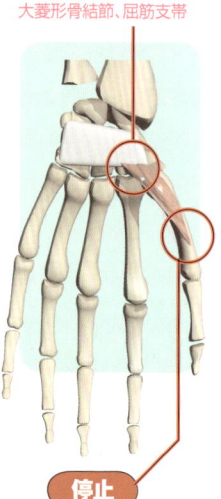

**起始**
大菱形骨結節、屈筋支帯

**停止**
第1中手骨体の橈側縁

## 母指内転筋 (ぼしないてんきん) アダクター ポリシィス adductor pollicis

**支配神経**
尺骨神経（C8〜T1）

**主な働き**
母指の内転

**特徴**
手のひらの屈筋の中で最も深層にあり、母指と示指との間に観察できる。2頭から構成されている。

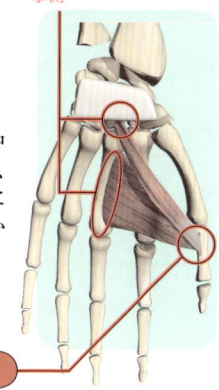

**起始**
横頭:第3中手骨の掌側面
斜頭:有頭骨を中心とした手根骨第2・3中手骨底の掌側

**停止**
尺側種子骨、母指の基節骨底、一部は指背腱膜

## 虫様筋 (ちゅうようきん) ランブリカルズ オブ ハンド lumbricales (of hand)

**支配神経**
橈側：正中神経（C8〜T1）
尺側：尺骨神経（C8〜T1）

**主な働き**
第2〜5指のMP屈曲、第2〜5指PIP、DIP伸展

**特徴**
4個の円柱状の小さな筋で、指の開閉動作には働かない。

**起始**
橈側2筋:第2・3指に至る深指屈筋腱の橈側
尺側2筋:第3〜5指に至る深指屈筋腱の相対する面（それぞれ2頭をもつ）

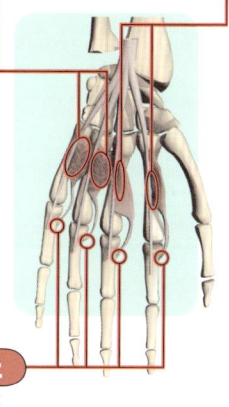

**停止**
指背腱膜

## 掌側骨間筋 (しょうそくこっかんきん) パルマー インターロスィアイ palmar interossei

**支配神経**
尺骨神経（C8〜T1）

**主な働き**
第2・4・5指のMP内転・屈曲、PIP・DIPの伸展

**特徴**
指を揃えて、しっかりくっつける働きをする。個々の筋は1頭を持ち、3個の筋から構成されている。ちなみに母指側から第1、2、3掌側骨間筋とよばれる。

**起始**
第2中手骨の尺側、第4・5中手骨・橈骨側

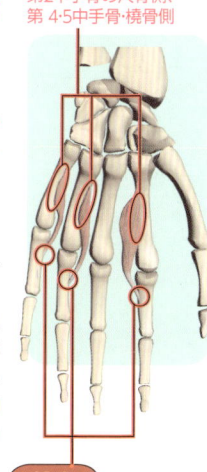

**停止**
第2基節骨底の尺側、第4・5基節骨底の橈側、指背腱膜

## 背側骨間筋 (はいそくこっかんきん) ドーサル インターロスィアイ オブ ハンド dorsal interossei (of hand)

**支配神経**
尺骨神経（C8〜T1）

**主な働き**
第2・4指MP外転・第3指MP橈側・尺側外転、第2・3・4のMP屈曲、DIP・PIP伸展

**特徴**
個々の筋は2頭を持ち、4個の筋から構成される。母指側から第1、2、3、4背側骨間筋とよばれる。ちなみに手背からは背側骨間筋だけしか観察できない。

**起始**
第1〜5中手骨の相対する面

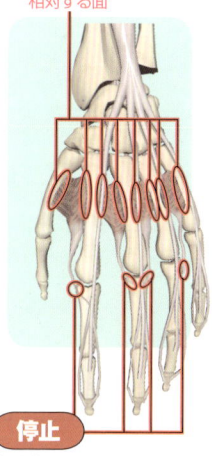

**停止**
（橈側）第2指基節骨底橈側と指背腱膜
（中央の2個）第3指基節骨底両側と指背腱膜
（尺側）第4指尺側の基節骨底と指背腱膜

## 小指外転筋（しょうしがいてんきん）
abductor digiti minimi (of hand)

**停止**
小指の基節骨底尺側、(一部)指背腱膜

**起始**
豆状骨・豆鉤靭帯、屈筋支帯

**支配神経**
尺骨神経（C8〜T1）

**主な働き**
小指外転と屈曲（MP関節）

**特徴**
短掌筋を除く小指球筋すなわち小指外転筋、短小指屈筋（●P66）、小指対立筋（●P66）の3筋の中でもっとも表層に位置する筋である。

---

## 短小指屈筋（たんしょうしくっきん）
flexor digiti minimi brevis (of hand)

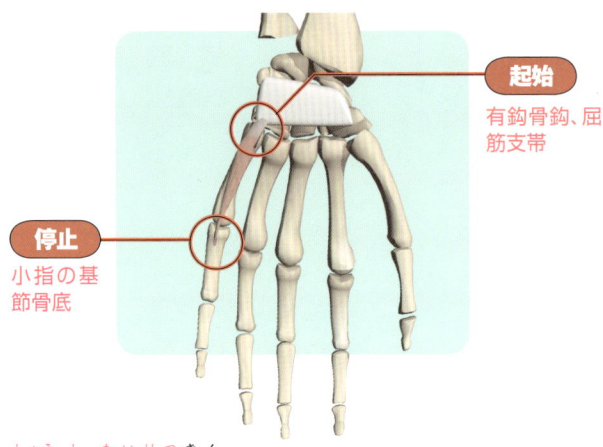

**起始**
有鉤骨鉤、屈筋支帯

**停止**
小指の基節骨底

**支配神経**
尺骨神経（C8〜T1）

**主な働き**
小指MP屈曲

**特徴**
小指外転筋（●P66）に接しており、小指対立筋（●P66）と似た働きをする。

---

## 小指対立筋（しょうしたいりつきん）
opponens digiti minimi (of hand)

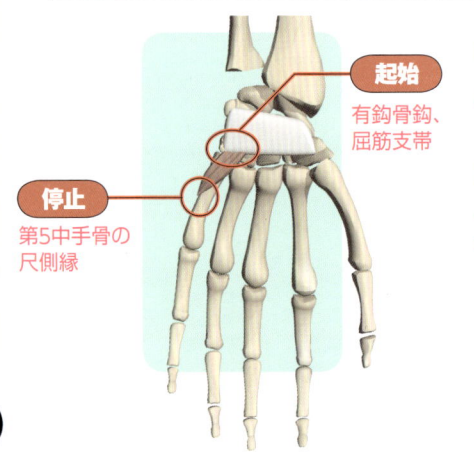

**起始**
有鉤骨鉤、屈筋支帯

**停止**
第5中手骨の尺側縁

**支配神経**
尺骨神経（C8〜T1）

**主な働き**
小指対立（小指を母指側へ移動）

**特徴**
第5中手骨を母指の方に引く働きがあり、小指外転筋（●P66）と短小指屈筋（●P66）に被われている筋。母指対立筋（●P64）とともに、物をつかむときなどに働く。

---

手指に働く手内筋
▼小指外転筋・短小指屈筋・小指対立筋

066

# Hip Joint

## 第5章
# 股関節に働く筋

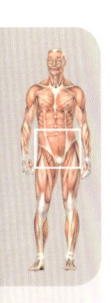

# 股関節に働く筋の複合図

股関節に働く筋は殿部の筋、大腿深部の外旋筋群、股関節前面の筋の3群に区分される。股関節の屈曲・伸展、内転・外転、内旋・外旋に作用する。

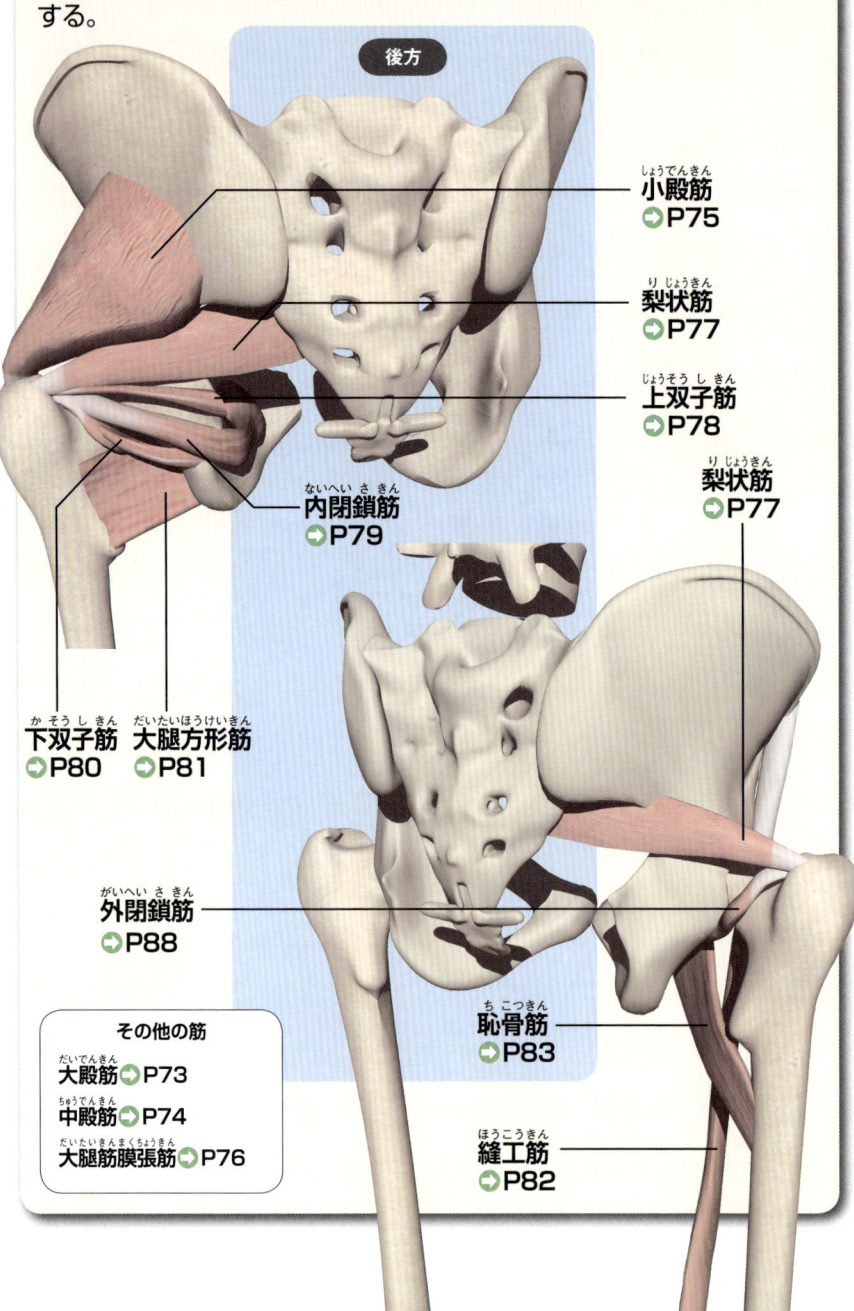

**後方**

小殿筋 ➡ P75
梨状筋 ➡ P77
上双子筋 ➡ P78
内閉鎖筋 ➡ P79
梨状筋 ➡ P77
下双子筋 ➡ P80
大腿方形筋 ➡ P81
外閉鎖筋 ➡ P88
恥骨筋 ➡ P83
縫工筋 ➡ P82

**その他の筋**
大殿筋 ➡ P73
中殿筋 ➡ P74
大腿筋膜張筋 ➡ P76

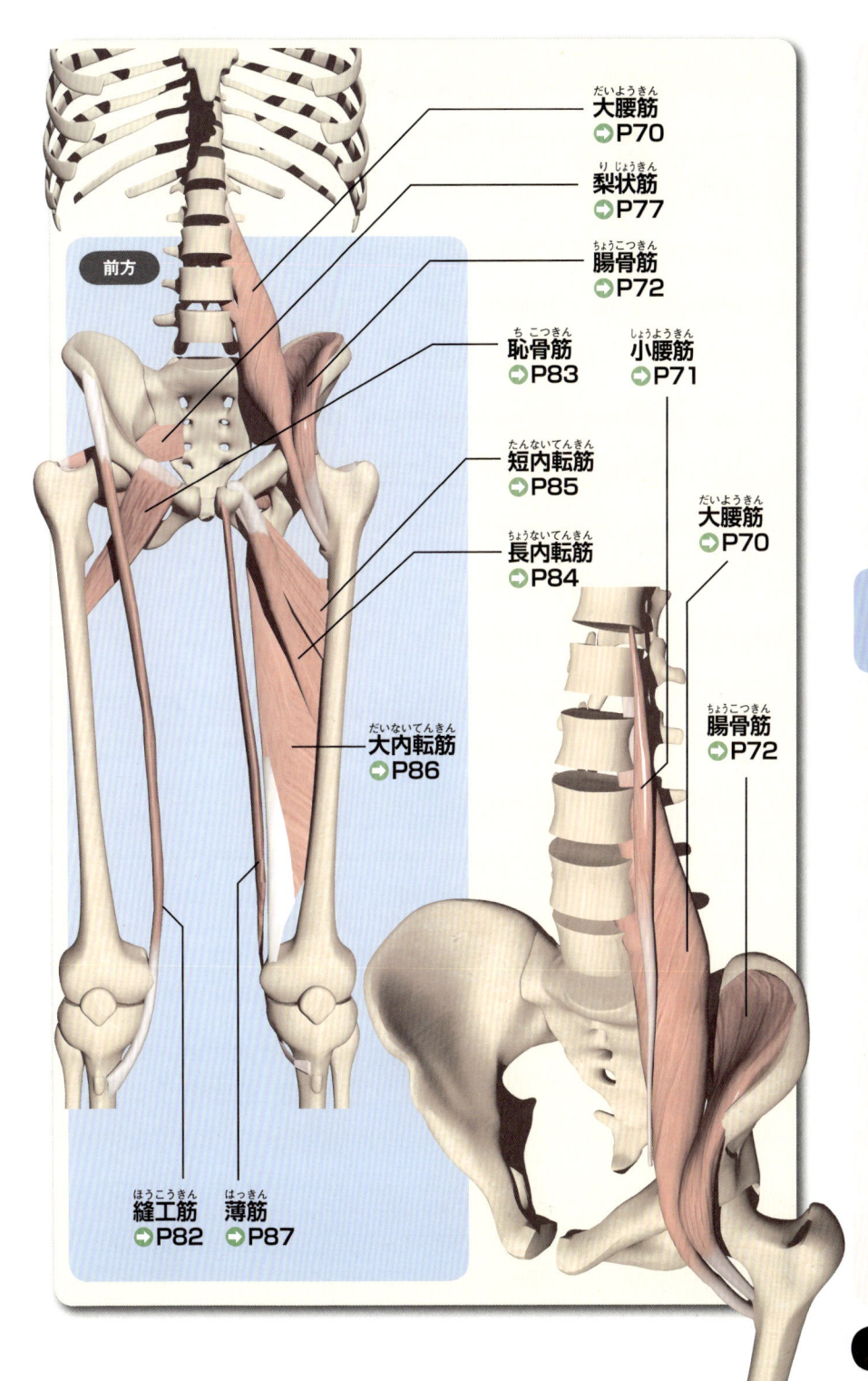

前方

| 大腰筋 ➡P70
| 梨状筋 ➡P77
| 腸骨筋 ➡P72
| 恥骨筋 ➡P83
| 小腰筋 ➡P71
| 短内転筋 ➡P85
| 大腰筋 ➡P70
| 長内転筋 ➡P84
| 腸骨筋 ➡P72
| 大内転筋 ➡P86
| 縫工筋 ➡P82
| 薄筋 ➡P87

第5章 股関節

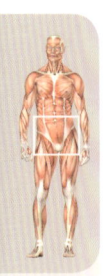

# 大腰筋 psoas major
だいようきん ソウァス メジャー

**暗記のツボ** psoasは、ギリシャ語「腰の筋肉」に由来する。majorは「大きな」の意味。

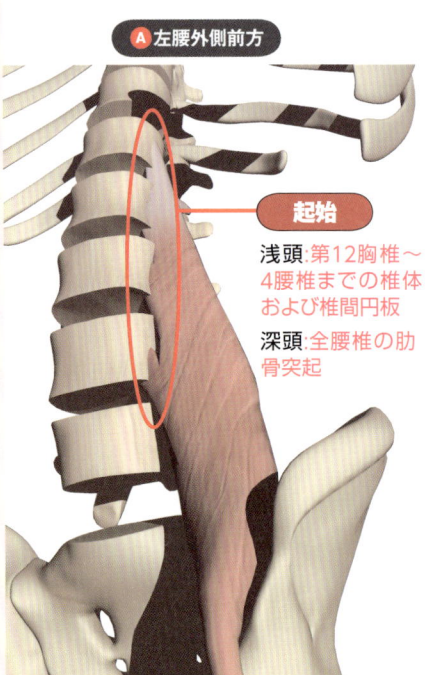

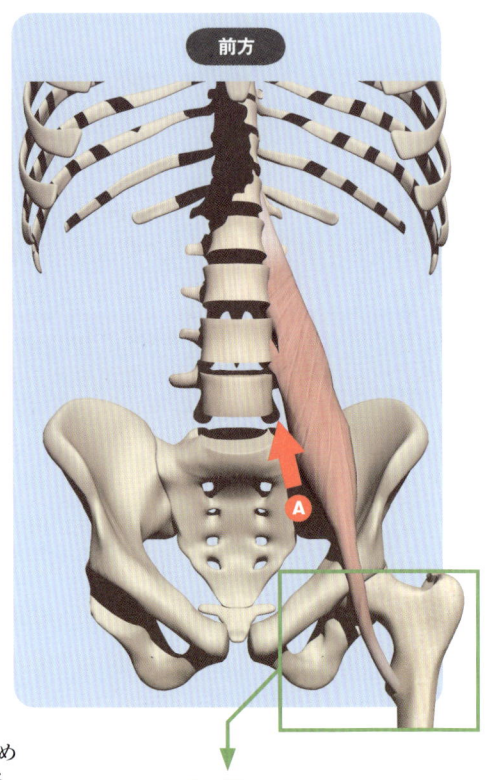

股関節に働く筋 ▶ 大腰筋・小腰筋

**A 左腰外側前方**

**前方**

### 起始
- 浅頭：第12胸椎～4腰椎までの椎体および椎間円板
- 深頭：全腰椎の肋骨突起

### 停止
大腿骨の小転子

### 支配神経
腰神経叢と大腿神経の枝（L1～4）

### 主な働き
股関節を屈曲、股関節を僅かに外旋

### 特徴
股関節屈筋の中で最も強力な筋。腸骨筋（◎P72）とともに姿勢維持や歩行のために極めて重要である。

### ADLでの働き
脚を前方に振り出すランニングやジャンプ動作、階段を登る、坂を上るときなどに強く働く。またスポーツでは走行時やキック動作において強く働く。

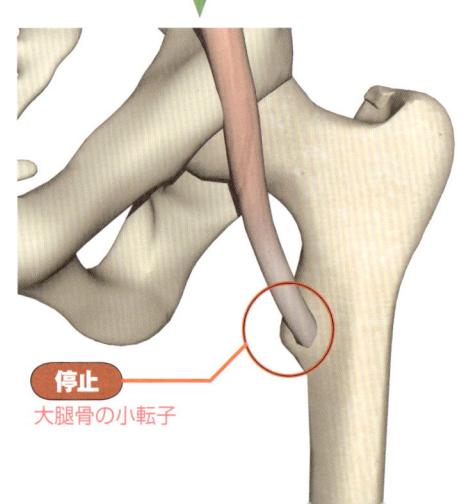

# 小腰筋 psoas minor
しょうようきん／ソウァス マイナー

**暗記のツボ** psoasは、ギリシャ語「腰の筋肉」に由来する。minorは「小さな」の意味。

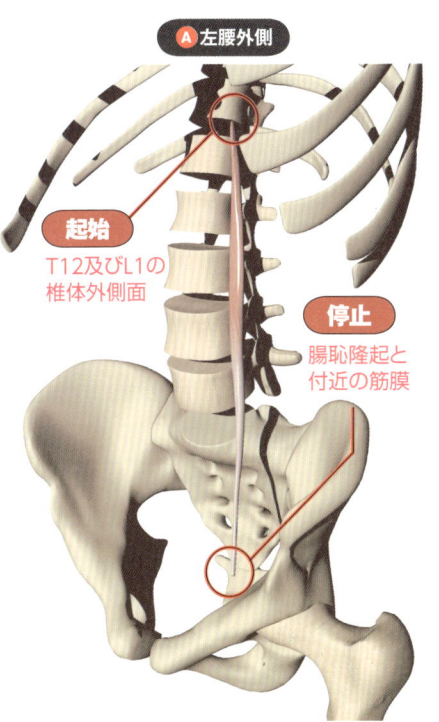

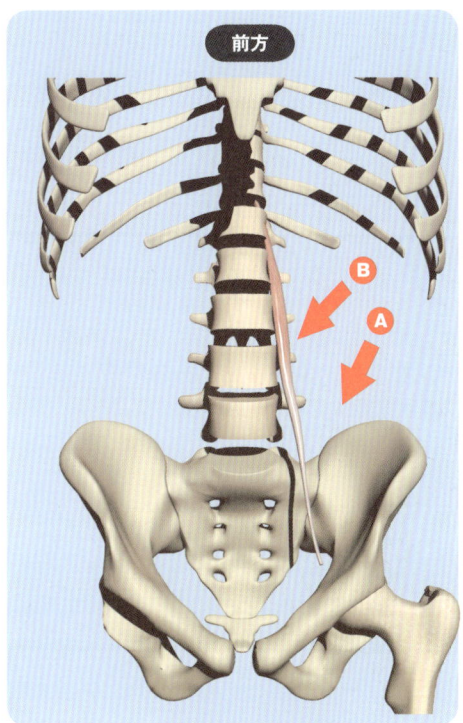

**A 左腰外側**

**起始**
T12及びL1の椎体外側面

**停止**
腸恥隆起と付近の筋膜

**前方**

**B 左腰外側後方**

**支配神経**
腰神経叢の枝（L1・L2）

**主な働き**
腰椎の側屈・腸骨筋膜を張ることにより股関節の屈曲を助成

**特徴**
大腰筋（→P70）の前面に位置し、短い筋腹と長い腱を持った小筋。骨盤の外には出ず、直接大腿の屈曲には関与しない。元来、小腰筋は大腰筋からの分束であり、約半数の人に欠如するといわれている。

**ADLでの働き**
脊柱・腰部の弱い屈曲。

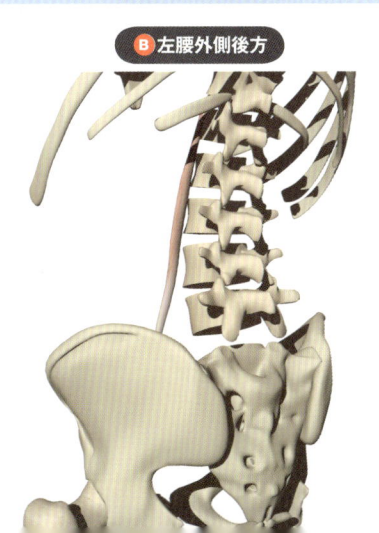

第5章 股関節

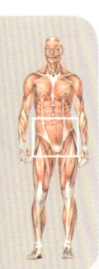

# 腸骨筋 iliacus

> **暗記のツボ** iliacusはラテン語のilium「腸骨」から派生した語。

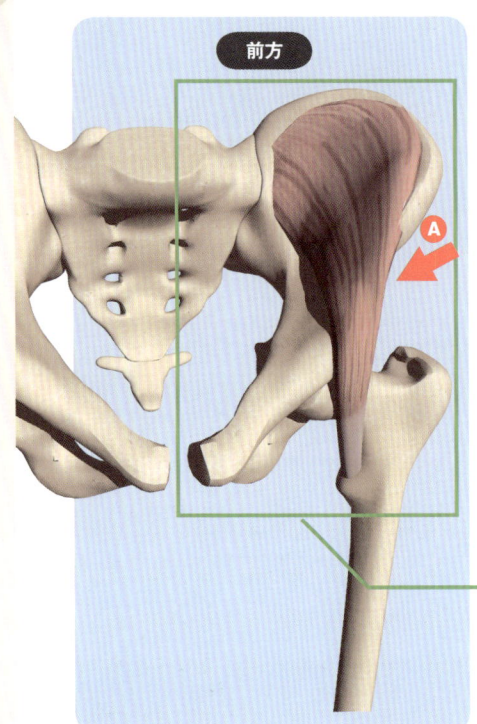

**股関節に働く筋** ▶ 腸骨筋・大殿筋

前方

**起始**
腸骨内面の腸骨窩

**停止**
大腿骨の小転子

Ⓐ 前外側方

**支配神経**
腰神経叢と大腿神経の枝（L1〜4）

**主な働き**
股関節の屈曲・外旋

**特徴**
腸骨内側面から起こる三角形の筋。後腹壁の一部に位置し、内臓への衝撃を和らげている。大腰筋（◯P70）・小腰筋（◯P71）と腸骨筋を併せて「腸腰筋」という。

**ADLでの働き**
しっかり脚を上げる走行時や姿勢の維持に貢献する。特に坂を上ったり階段を上る際に強く働く。

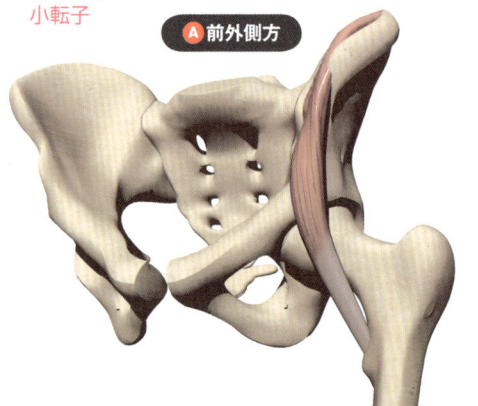

# 大殿筋 (だいでんきん)
## gluteus maximus (グルティアス マキシマス)

**暗記のツボ**　gluteusはギリシャ語から由来し、「**殿筋**」を意味する。
maximusは「**最大**」を意味する。

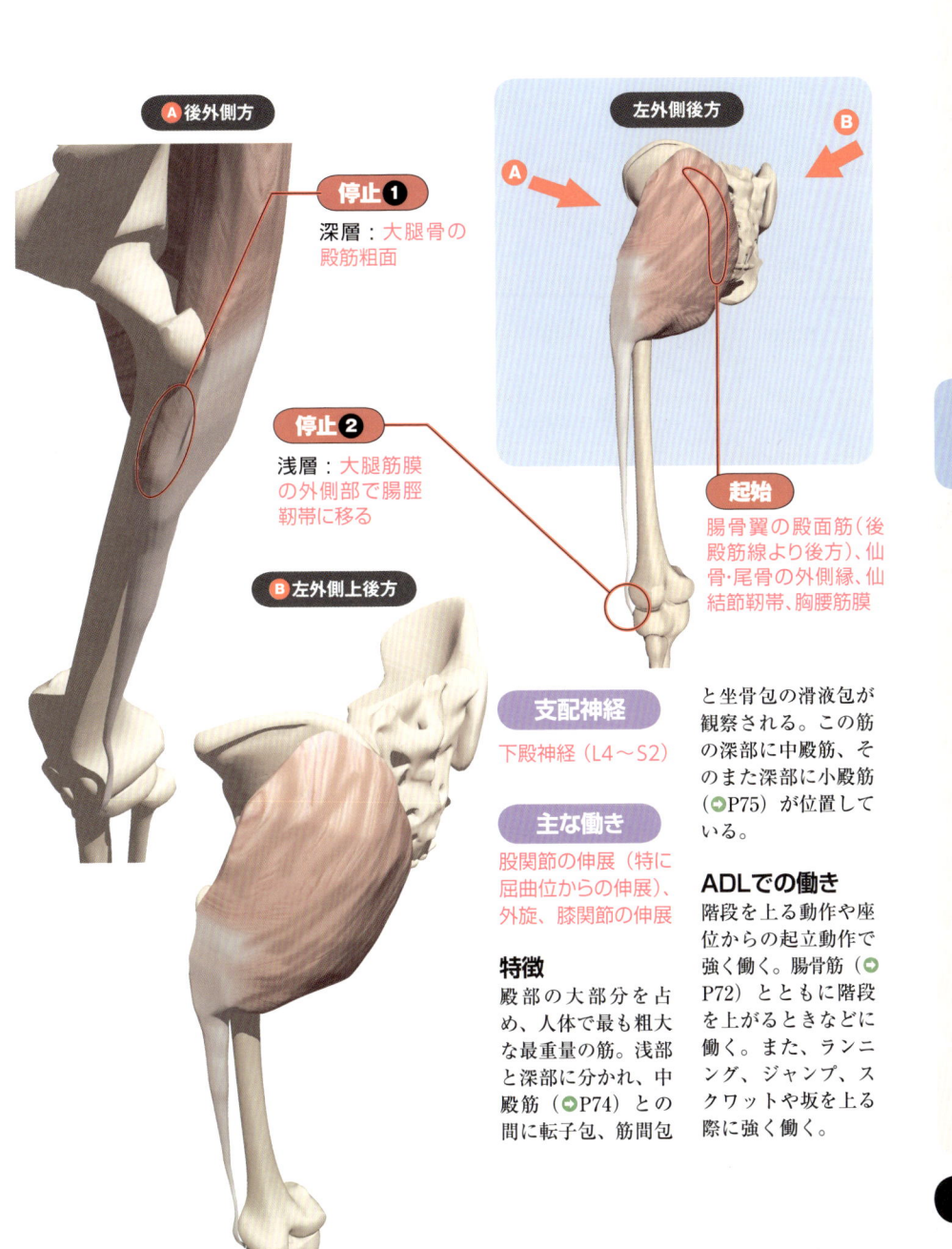

**Ⓐ 後外側方**

**左外側後方** Ⓑ

**停止❶**
深層：大腿骨の殿筋粗面

**停止❷**
浅層：大腿筋膜の外側部で腸脛靭帯に移る

**起始**
腸骨翼の殿面筋（後殿筋線より後方）、仙骨・尾骨の外側縁、仙結節靭帯、胸腰筋膜

**Ⓑ 左外側上後方**

**支配神経**
下殿神経（L4〜S2）

**主な働き**
股関節の伸展（特に屈曲位からの伸展）、外旋、膝関節の伸展

### 特徴
殿部の大部分を占め、人体で最も粗大な最重量の筋。浅部と深部に分かれ、中殿筋（●P74）との間に転子包、筋間包と坐骨包の滑液包が観察される。この筋の深部に中殿筋、そのまた深部に小殿筋（●P75）が位置している。

### ADLでの働き
階段を上る動作や座位からの起立動作で強く働く。腸骨筋（●P72）とともに階段を上るときなどに働く。また、ランニング、ジャンプ、スクワットや坂を上る際に強く働く。

第5章　股関節

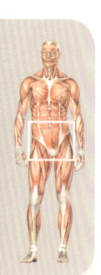

# 中殿筋
ちゅうでんきん
グルティアス ミディアス
gluteus medius

**暗記のツボ** gluteusはギリシャ語から由来し、「殿筋」を意味する。
mediusは「中程度」を意味する。

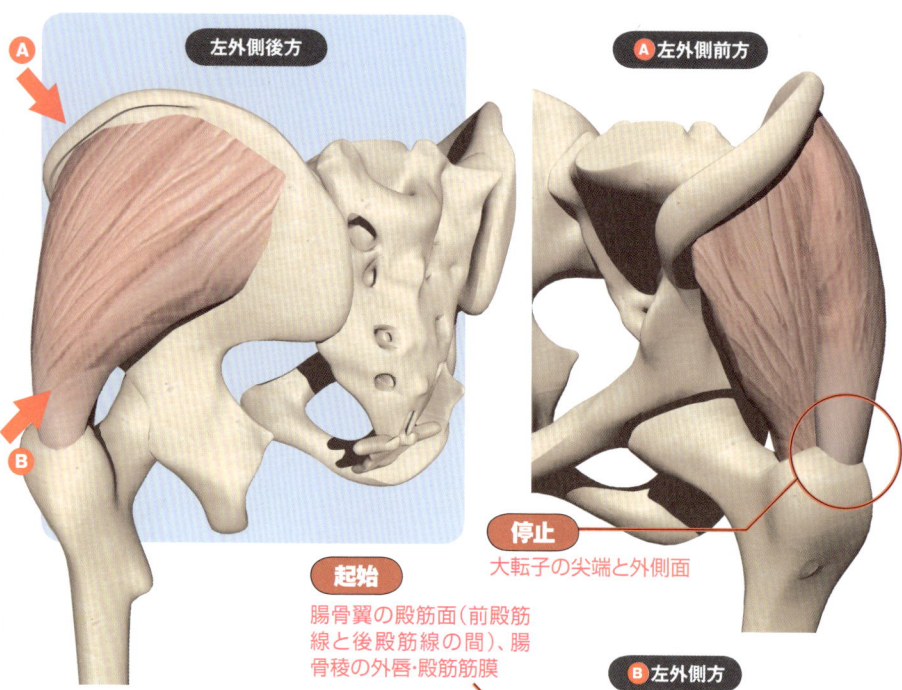

股関節に働く筋 ▼ 中殿筋・小殿筋

左外側後方

左外側前方

**停止**
大転子の尖端と外側面

**起始**
腸骨翼の殿筋面（前殿筋線と後殿筋線の間）、腸骨稜の外唇・殿筋筋膜

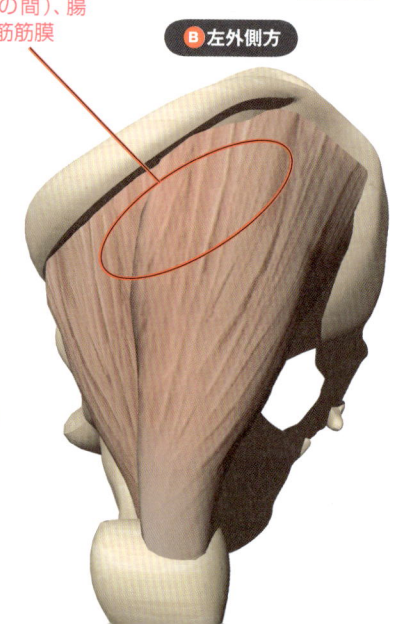

B 左外側方

**支配神経**
上殿神経（L4〜S1）

**主な働き**
股関節の外転、（前部）内旋・（後部）外旋

**特徴**
この筋の大部分が大殿筋（●P73）より深部にあり、上外側部以外は大殿筋に被われている。筋腹は厚い三角形をなし、頑丈な筋膜を持ち併せている。筋全体としては大腿を外転するときに働く。

**ADLでの働き**
歩行中に、遊離脚（地につかない脚）の殿部が下がらないように支える働きがある。また直立のとき骨盤を支え、片脚加重の際、骨盤の安定化をはかる。

074

# 小殿筋 gluteus minimus
しょうでんきん　　グルティアス ミニマス

**暗記のツボ** gluteusはギリシャ語から由来し、「**殿筋**」を意味する。
minimusは「**最小**」を意味する。

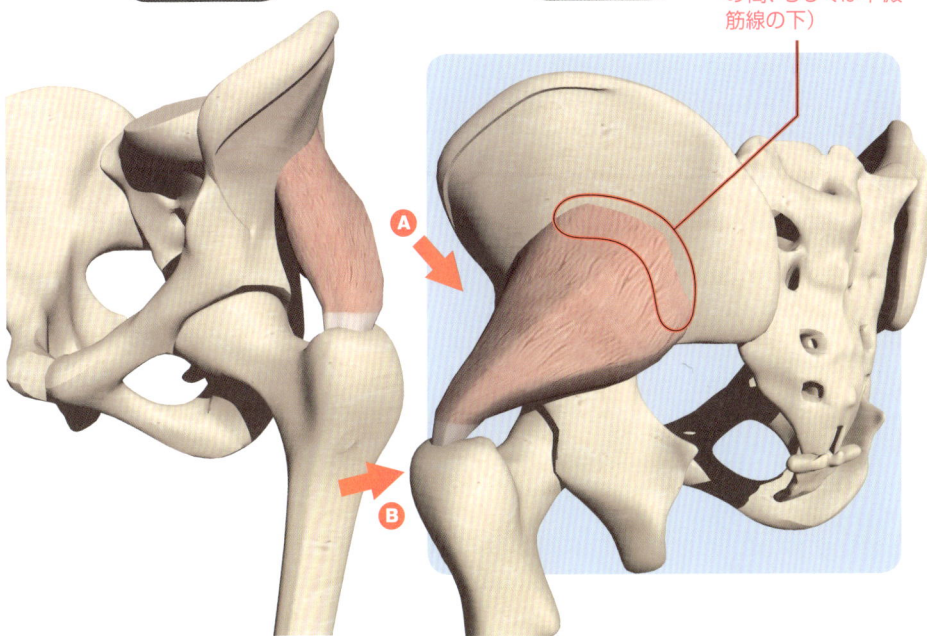

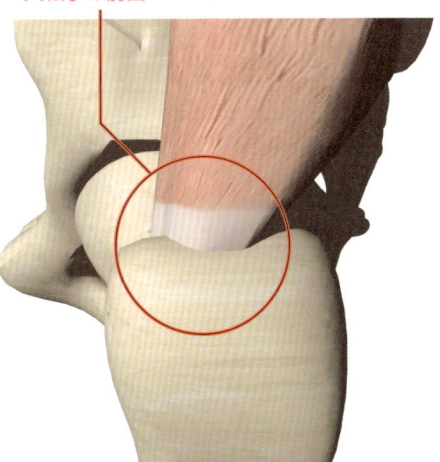

**A** 左外側前方

左外側後方

**起始**
腸骨翼の殿筋面（前殿筋線と下殿筋線との間、もしくは下殿筋線の下）

第5章 股関節

**停止**
大転子の前面

**B** 左側方

**支配神経**
上殿神経（L4〜S1）

**主な働き**
股関節の外転、僅かな内旋

**特徴**
大殿筋（●P73）・中殿筋（●P74）に被われる扇型の筋。この筋は殿筋の中で最も深部に位置するため、体表からの観察は難しい。

**ADLでの働き**
大腿の外転、特に片脚加重のときの骨盤の安定化をはかる。低い障害物を避けて横に踏み出す動作などで強く働く。また直立のときに骨盤を支える。

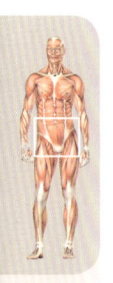

# 大腿筋膜張筋
## tensor fasciae latae

**暗記のツボ** tensorは「張筋」を意味し、fascia lataは「大腿筋膜」を意味する語の所有格。

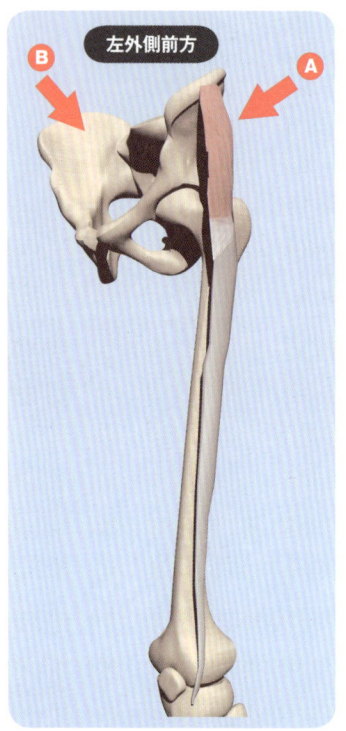

股関節に働く筋 ▶ 大腿筋膜張筋・梨状筋

Ⓑ 左外側前方
Ⓐ 左外側後方
Ⓑ 左上方

**起始**：上前腸骨棘、大腿筋膜の内面

**停止**：腸脛靭帯を介して脛骨外側顆の下方につく

### 支配神経
上殿神経（L4〜S1）

### 主な働き
股関節の外転・屈曲・内旋。膝関節の伸展、大腿筋膜の緊張

### 特徴
中殿筋（◎P74）の前面に位置し、大腿の外側面にある扁平な筋。

### ADLでの働き
大腿の屈曲、外転、内旋を補助し、膝や股関節を安定させる。また歩行や走行時にまっすぐ足を出すために大切な働きをする。

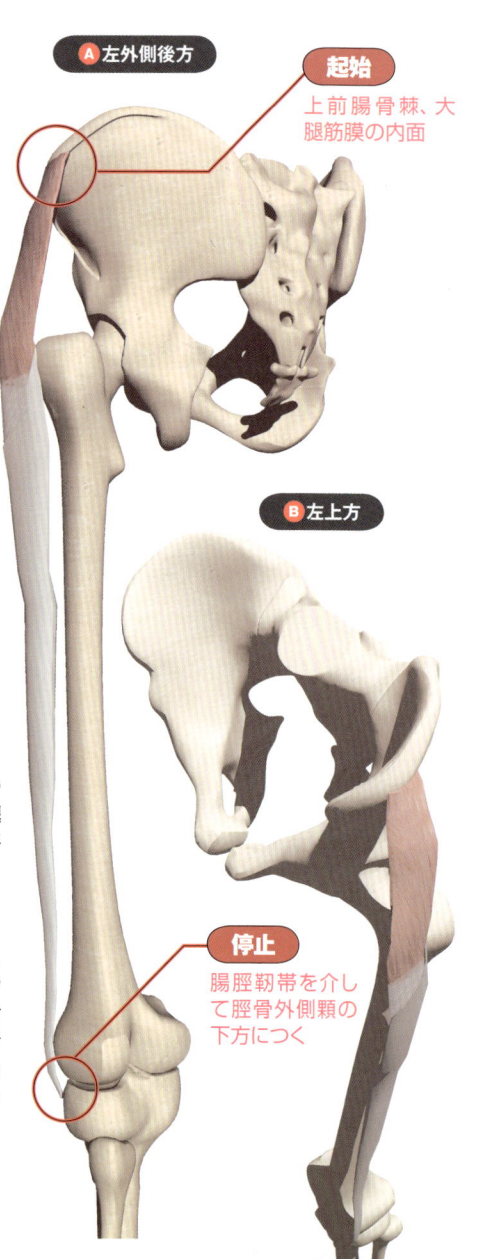

# 梨状筋 piriformis
りじょうきん / ピリフォーミス

**暗記のツボ** ラテン語pirum「梨（なし）」にforma「形、品種」が合わさり、「梨の形をした（筋）」と理解するとよい。

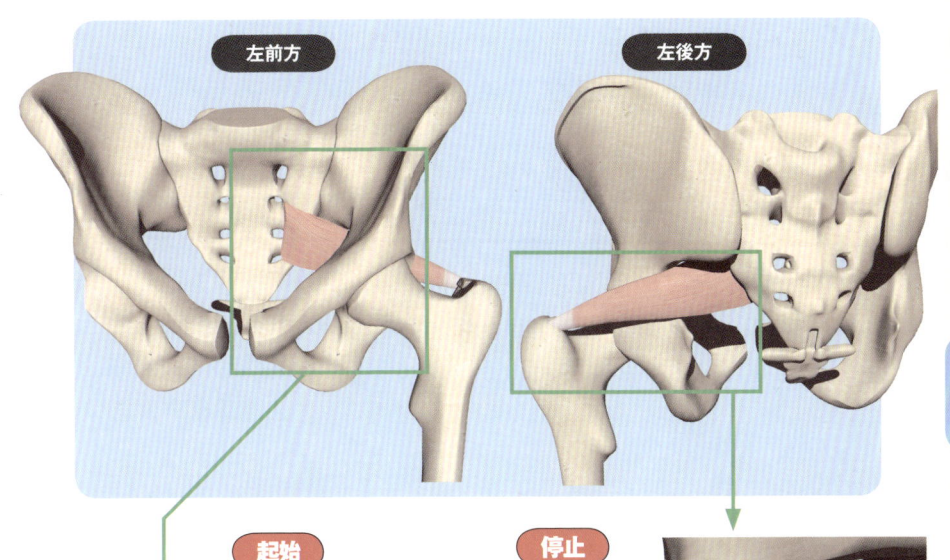

左前方　　左後方

第5章 股関節

**起始**
仙骨の前面で第2〜4前仙骨孔の間とその外側

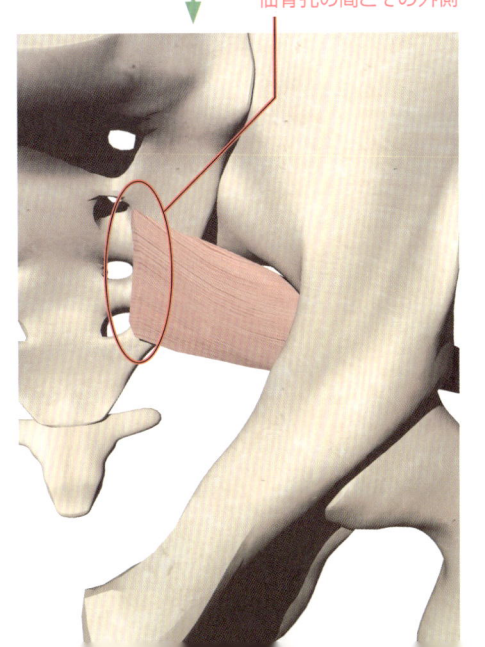

**停止**
大転子の尖端

**支配神経**
坐骨神経叢（S1〜S2）

**主な働き**
股関節の外旋

**特徴**
この筋は殿筋群に属し、起始部は数個の筋先に分かれる。大坐骨孔を貫通して骨盤の外に出る。

**ADLでの働き**
平泳ぎの脚の動きなどで強く働く。

077

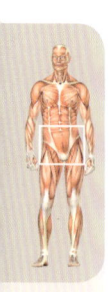

# 上双子筋 superior gemellus
じょうそうしきん / スーピァリア ジェメラス

**暗記のツボ** superiorは、superの比較級で「〜より上の」を意味する。gemellusは、ラテン語のgeminus「双子の兄弟」に由来する。

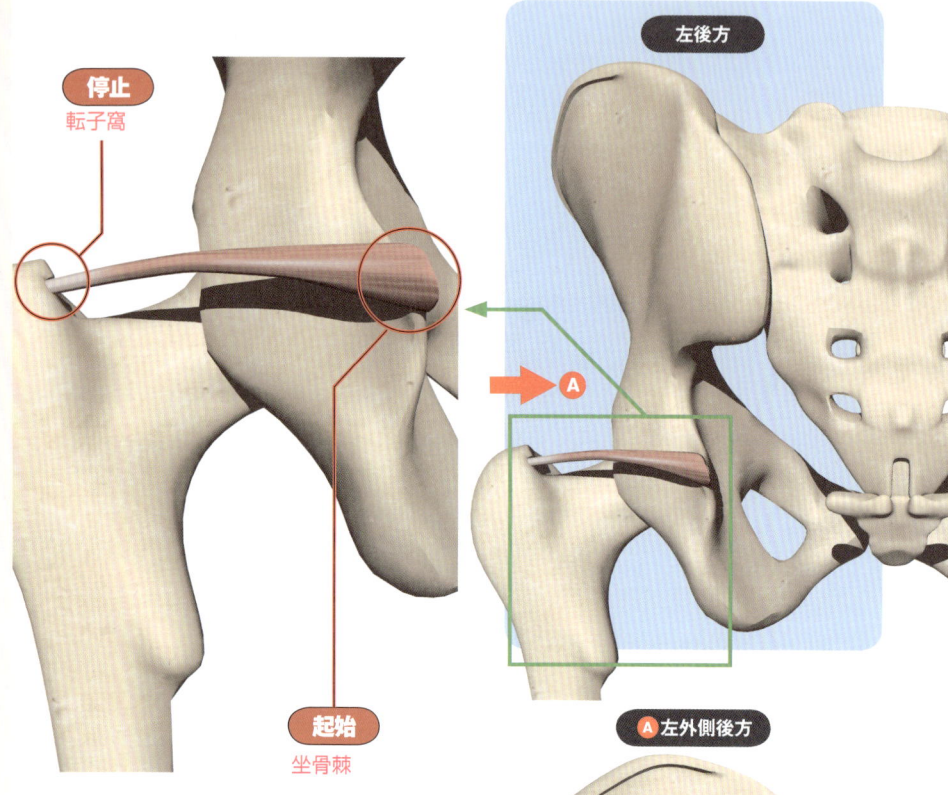

股関節に働く筋 ▶ 上双子筋・内閉鎖筋

**停止** 転子窩

**起始** 坐骨棘

左後方

Ⓐ 左外側後方

**支配神経**
仙骨神経叢（L4〜S2）

**主な働き**
股関節の外旋

**特徴**
梨状筋（→P77）と内閉鎖筋（→P79）の間に存在する。

**ADLでの働き**
バイクや自転車から降りる際、足を踏み出すときに働く。

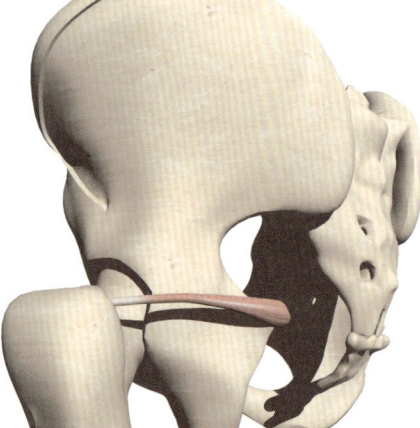

# 内閉鎖筋
## obturator internus
オブチュレター インターナス

**暗記のツボ** obturatorはラテン語で「**閉鎖する、閉じる**」に由来する。internusは「**内側の**」を意味する。

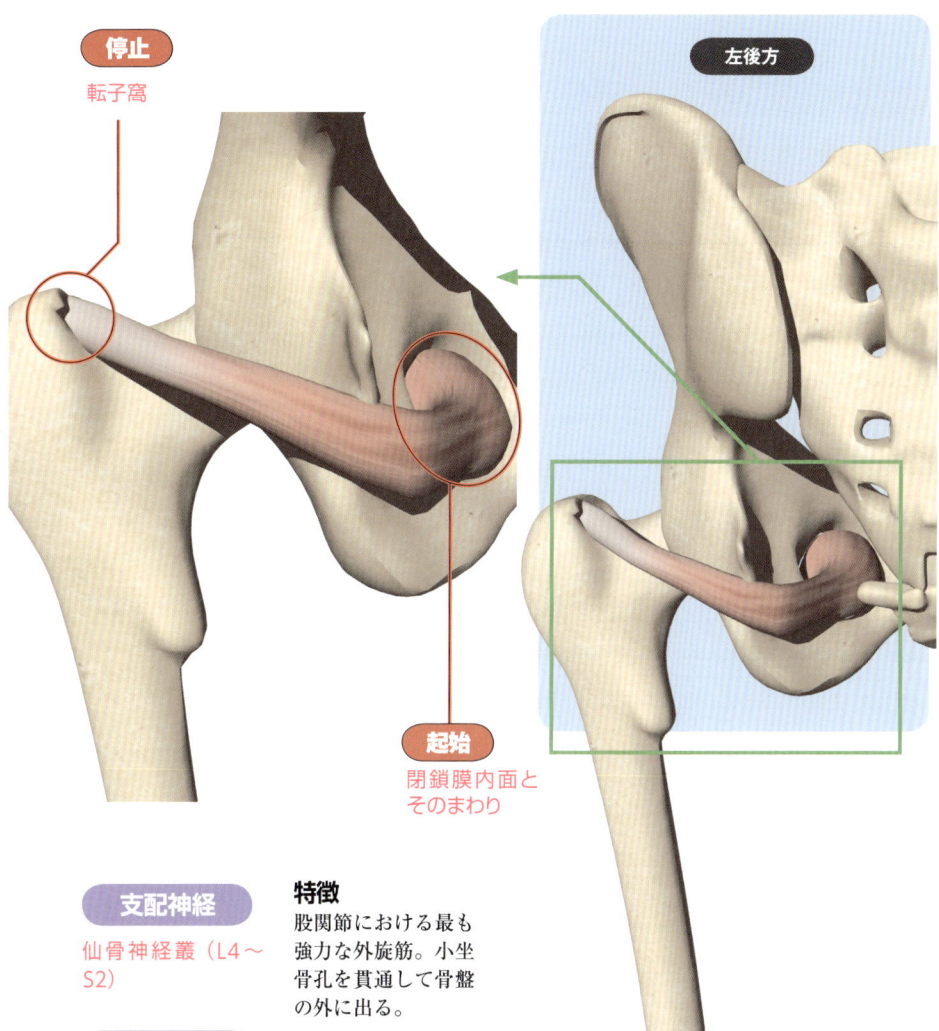

**停止**
転子窩

左後方

**起始**
閉鎖膜内面とそのまわり

**支配神経**
仙骨神経叢（L4～S2）

**主な働き**
股関節の外旋

**特徴**
股関節における最も強力な外旋筋。小坐骨孔を貫通して骨盤の外に出る。

**ADLでの働き**
平泳ぎの脚の動きなどで強く働く。

第5章 股関節

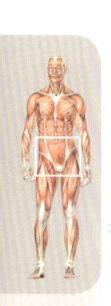

# 下双子筋 inferior gemellus
かそうしきん　インフィアリア ジェメラス

**暗記のツボ**　inferiorは「〜より下の」を意味する。gemellusは、ラテン語のgeminus「双子の兄弟」から由来する。

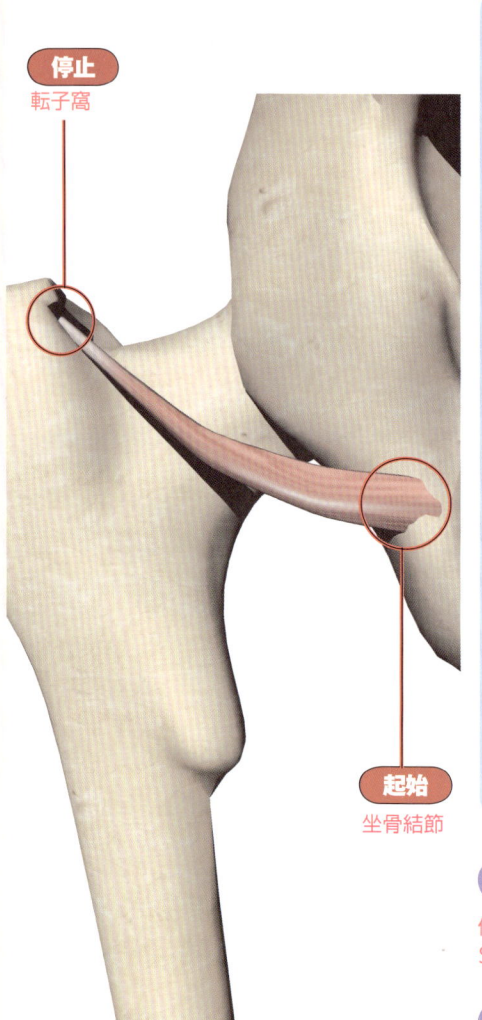

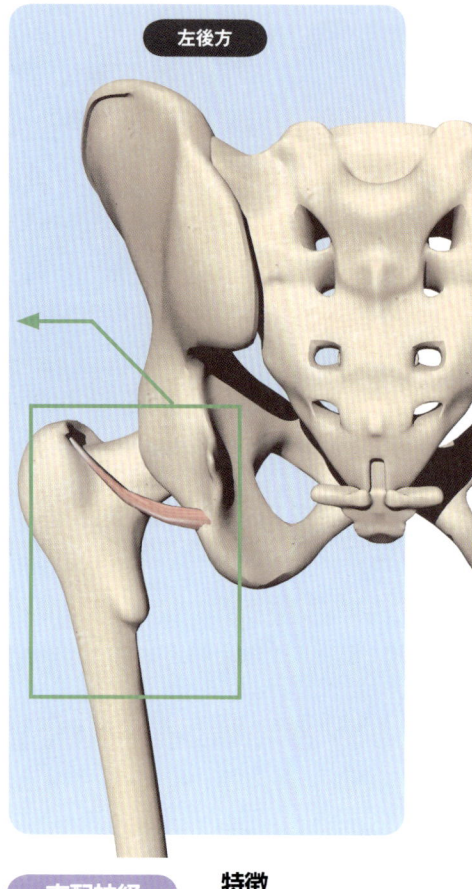

股関節に働く筋 → 下双子筋・大腿方形筋

**停止**
転子窩

**起始**
坐骨結節

左後方

**支配神経**
仙骨神経叢（L4〜S2）

**主な働き**
股関節の外旋

**特徴**
内閉鎖筋（●P79）の下縁に位置する小さな筋で内閉鎖筋を補助する。

**ADLでの働き**
バイクや自転車から降りる際、足を踏み出すときに働く。

# 大腿方形筋 quadratus femoris
だいたいほうけいきん / クワドラタス フェモリス

**暗記のツボ** quadratusはラテン語のquadra「四角形のもの」に由来する。femorisはラテン語femur「大腿」に由来。

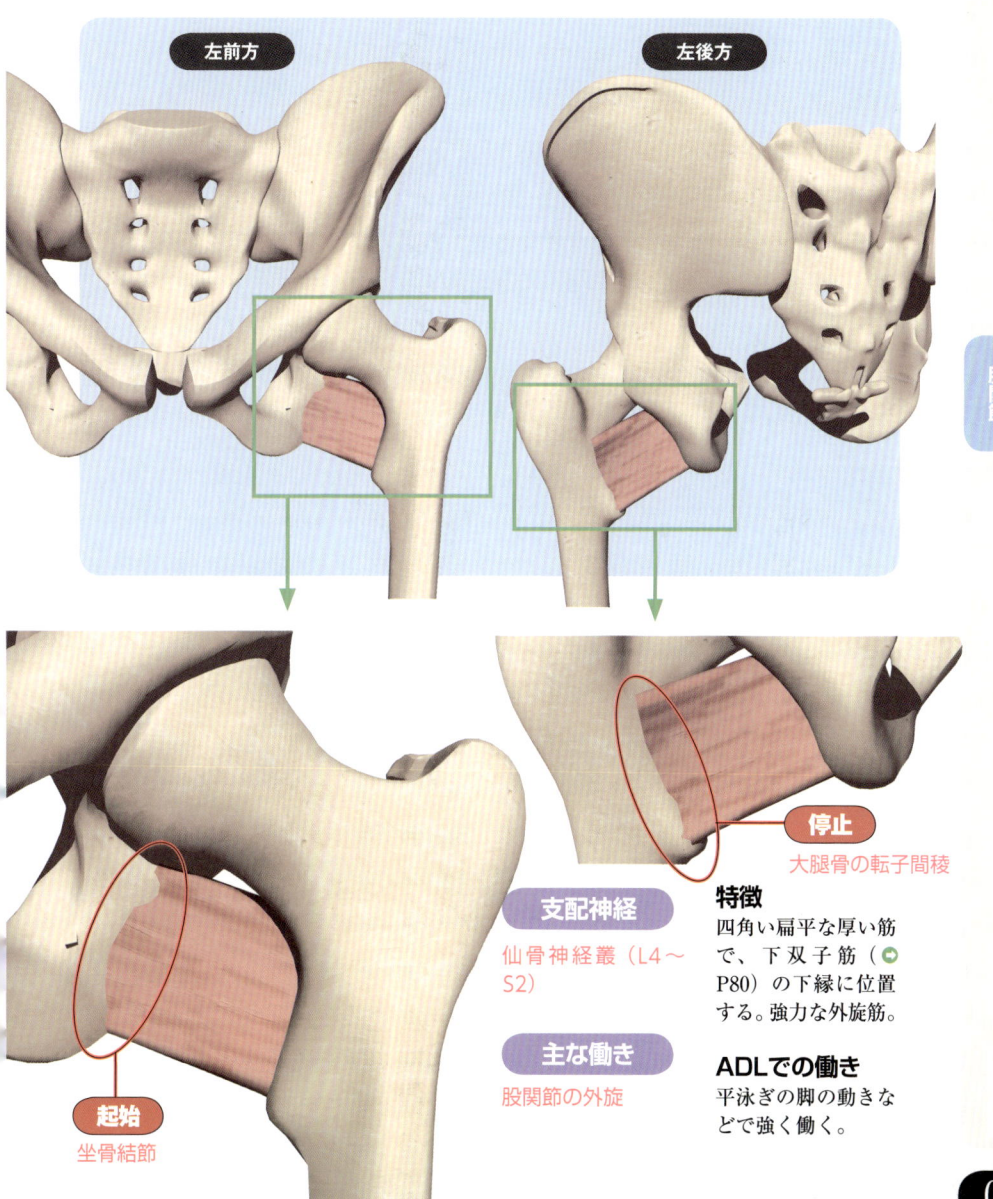

左前方　　左後方

第5章 股関節

**停止**
大腿骨の転子間稜

**支配神経**
仙骨神経叢（L4〜S2）

**主な働き**
股関節の外旋

**起始**
坐骨結節

**特徴**
四角い扁平な厚い筋で、下双子筋（○P80）の下縁に位置する。強力な外旋筋。

**ADLでの働き**
平泳ぎの脚の動きなどで強く働く。

081

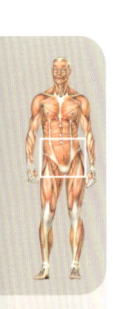

# 縫工筋 sartorius
### ほうこうきん / サートリアス

**暗記のツボ**　ラテン語のsartor「仕立て屋、裁縫師」が、この筋を働かせて足を組んで仕事をすることが多かったため、名付けられた。

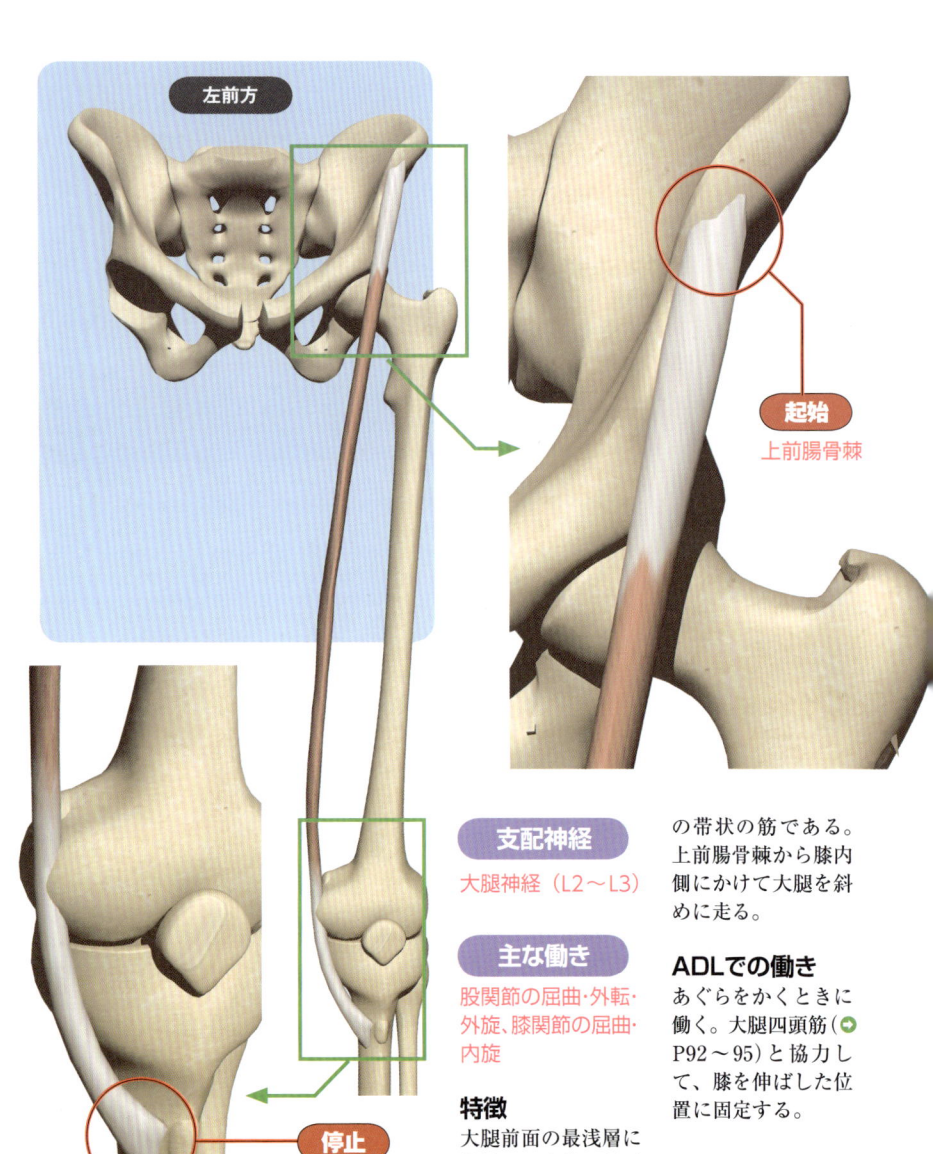

**股関節に働く筋**
→ 縫工筋・恥骨筋

左前方

**起始**
上前腸骨棘

**停止**
脛骨粗面の内側
（鵞足を形成）

**支配神経**
大腿神経（L2〜L3）

**主な働き**
股関節の屈曲・外転・外旋、膝関節の屈曲・内旋

**特徴**
大腿前面の最浅層に位置し、人体で最長の帯状の筋である。上前腸骨棘から膝内側にかけて大腿を斜めに走る。

### ADLでの働き
あぐらをかくときに働く。大腿四頭筋（→P92〜95）と協力して、膝を伸ばした位置に固定する。

# 恥骨筋 pectineus
ちこつきん　ペクティニアス

**暗記のツボ**　ラテン語のpecten「櫛（くし）」に由来。家畜の手入れの際に、鉄櫛に残る獣毛を連想させることから命名された。

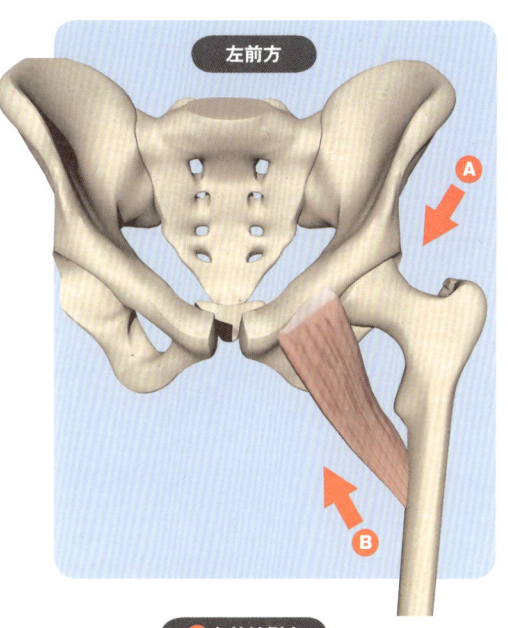

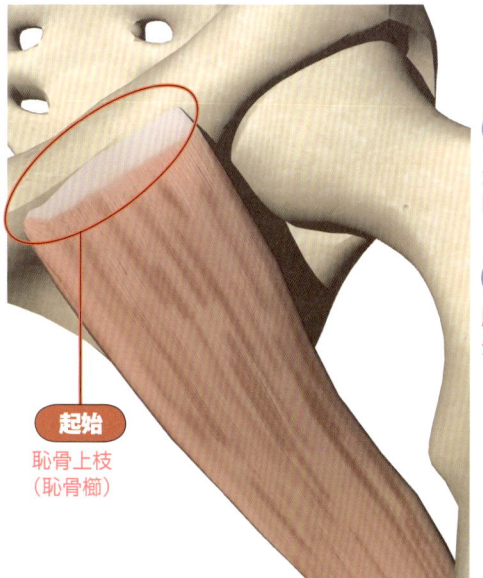

**左前方**

**A 左後方**

第5章　股関節

**B 左前外側方**

**停止**
大腿骨
（恥骨筋線）

**支配神経**
大腿神経（L2〜4）
閉鎖神経（L2〜3）

**主な働き**
股関節の内転、屈曲、外旋

**特徴**
扁平な方形筋。大腰筋（→P70）と長内転筋（→P84）の間に挟まれ、内転筋の中で最も上部に位置する。

**ADLでの働き**
腰の回転に影響する。またまっすぐな線上を歩くときに主に働く。

**起始**
恥骨上枝
（恥骨櫛）

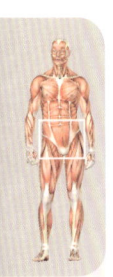

# 長内転筋 adductor longus
ちょうないてんきん　アダクターロンガス

**暗記のツボ** adductorはラテン語に由来し、「**内転筋**」を意味する。longusは「**長い**」を意味する。

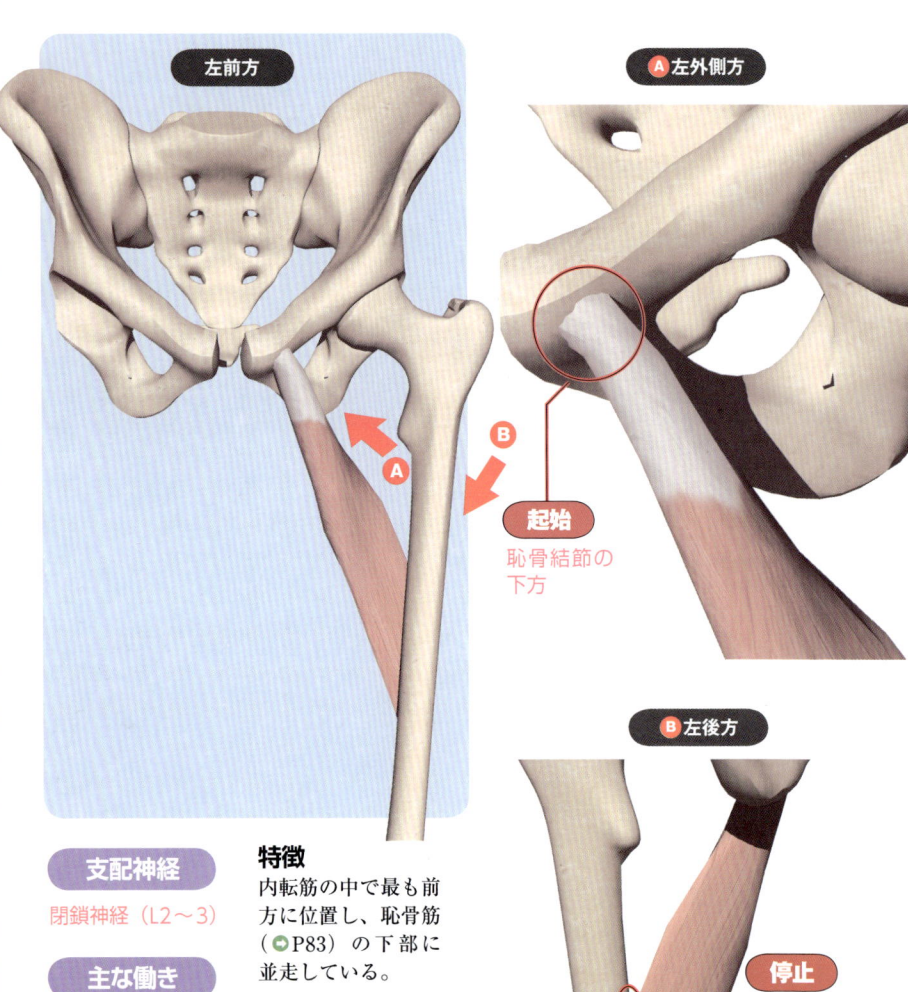

股関節に働く筋
▼
長内転筋・短内転筋

左前方

Ⓐ 左外側方

Ⓑ 左後方

**起始**
恥骨結節の下方

**停止**
大腿骨の後面中央（内側唇の中部1/3）

**支配神経**
閉鎖神経（L2〜3）

**主な働き**
股関節の内転・屈曲

**特徴**
内転筋の中で最も前方に位置し、恥骨筋（●P83）の下部に並走している。

**ADLでの働き**
大腿の引き付けおよび膝を閉じる際に働く。また腰の回転にも影響する。

# 短内転筋 adductor breivis
### アダクター ブレビス

**暗記のツボ**　adductorはラテン語に由来し、**「内転筋」**を意味する。
breivis は**「短い」**を意味する。

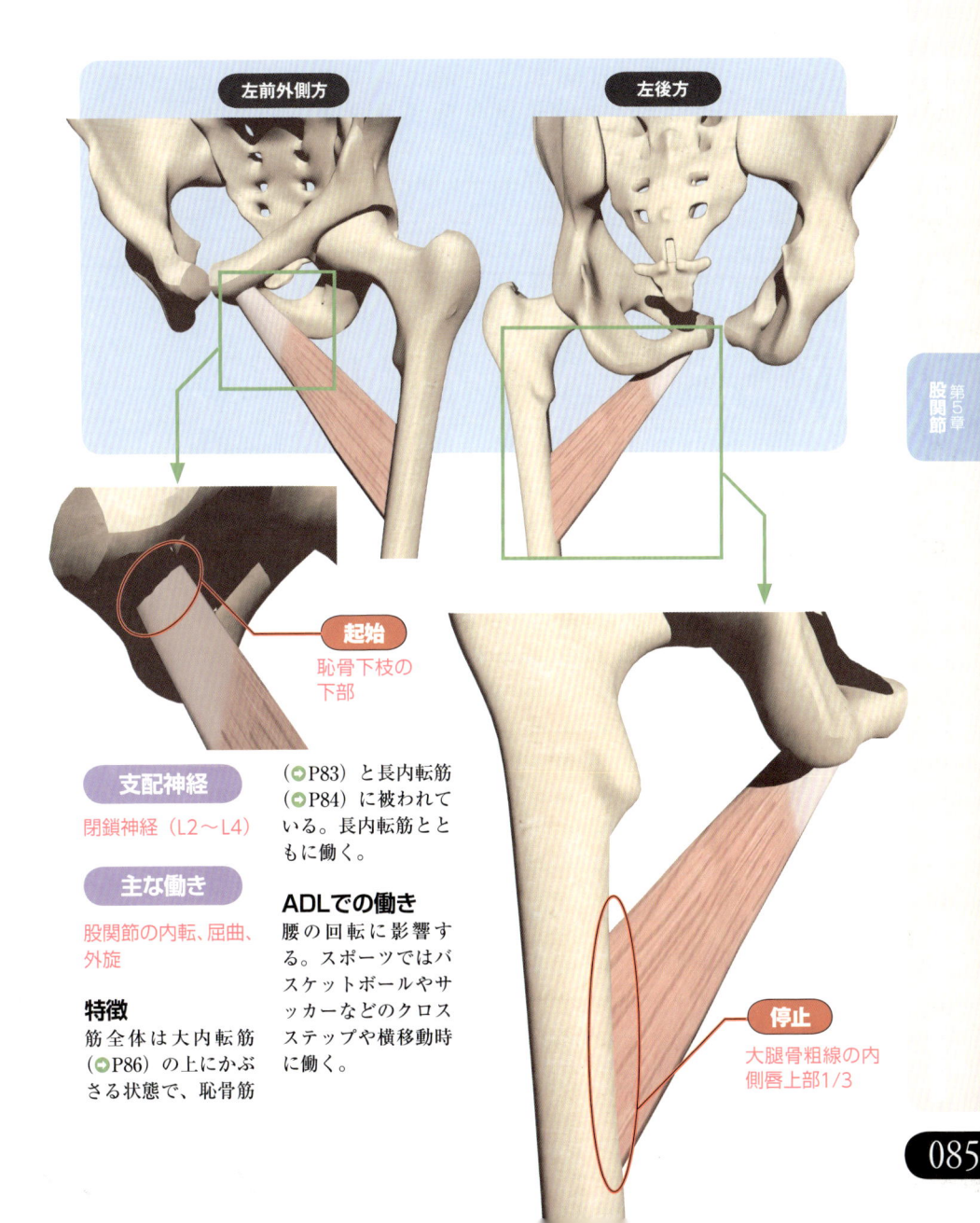

左前外側方　左後方

**起始**
恥骨下枝の下部

**支配神経**
閉鎖神経（L2〜L4）

**主な働き**
股関節の内転、屈曲、外旋

**特徴**
筋全体は大内転筋（●P86）の上にかぶさる状態で、恥骨筋（●P83）と長内転筋（●P84）に被われている。長内転筋とともに働く。

**ADLでの働き**
腰の回転に影響する。スポーツではバスケットボールやサッカーなどのクロスステップや横移動時に働く。

**停止**
大腿骨粗線の内側唇上部1/3

第5章 股関節

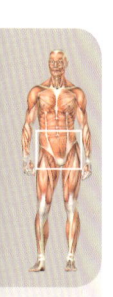

# 大内転筋 adductor magnus
### だいないてんきん / アダクター マグナス

**暗記のツボ** adductorはラテン語に由来し、「**内転筋**」を意味する。
magnusはラテン語で「**大きな**」を意味する。

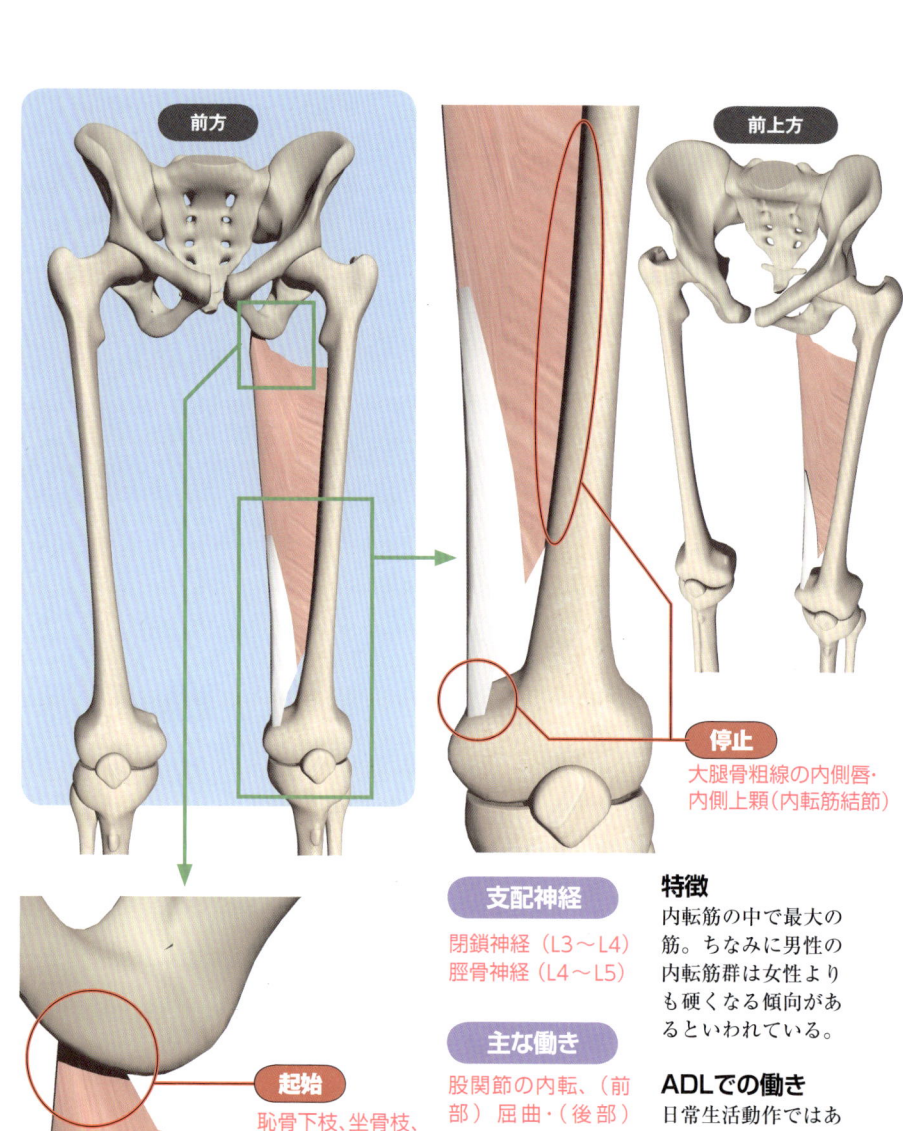

股関節に働く筋 ▶ 大内転筋・薄筋

前方 / 前上方

**停止**
大腿骨粗線の内側唇・内側上顆（内転筋結節）

**起始**
恥骨下枝、坐骨枝、坐骨結節

**支配神経**
閉鎖神経（L3～L4）
脛骨神経（L4～L5）

**主な働き**
股関節の内転、（前部）屈曲・（後部）伸展

**特徴**
内転筋の中で最大の筋。ちなみに男性の内転筋群は女性よりも硬くなる傾向があるといわれている。

**ADLでの働き**
日常生活動作ではあまり使われず、乗馬や平泳ぎの脚の動きなどで強く働く。

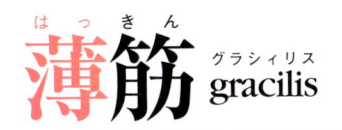

# 薄筋 gracilis

**暗記のツボ** ラテン語gracilis「薄い、細い」に由来している。

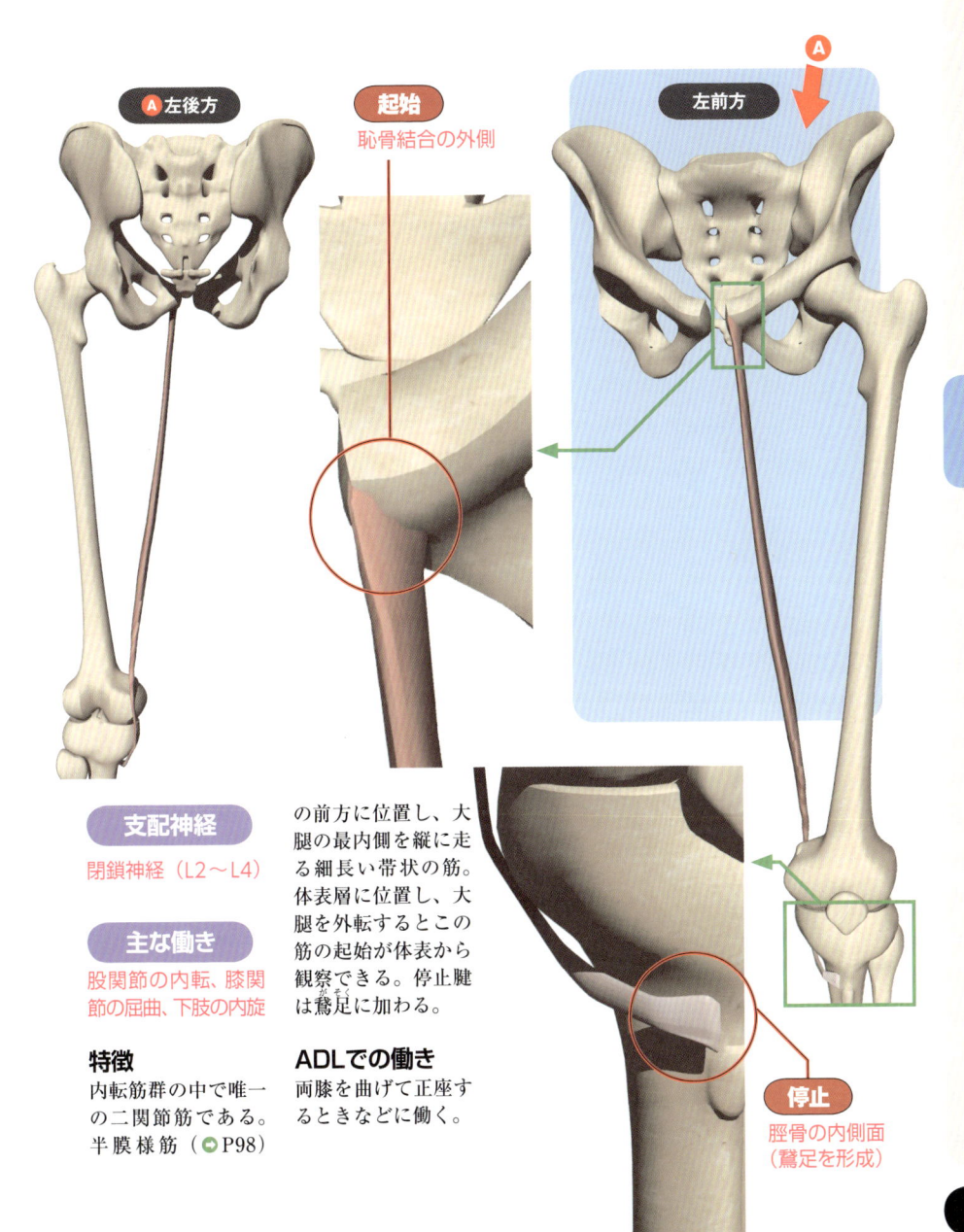

**A 左後方**

**起始**
恥骨結合の外側

**左前方**

**支配神経**
閉鎖神経（L2～L4）

**主な働き**
股関節の内転、膝関節の屈曲、下肢の内旋

**特徴**
内転筋群の中で唯一の二関節筋である。半膜様筋（○P98）

の前方に位置し、大腿の最内側を縦に走る細長い帯状の筋。体表層に位置し、大腿を外転するとこの筋の起始が体表から観察できる。停止腱は鵞足に加わる。

**ADLでの働き**
両膝を曲げて正座するときなどに働く。

**停止**
脛骨の内側面
（鵞足を形成）

第5章 股関節

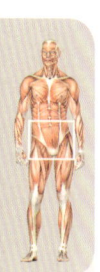

# 外閉鎖筋（がいへいさきん）
### オブテュレイター イクスターナス
## obturator externus

**暗記のツボ** obturatorはラテン語で**「閉鎖する、閉じる」**に由来する。externusは**「外側の」**を意味する。

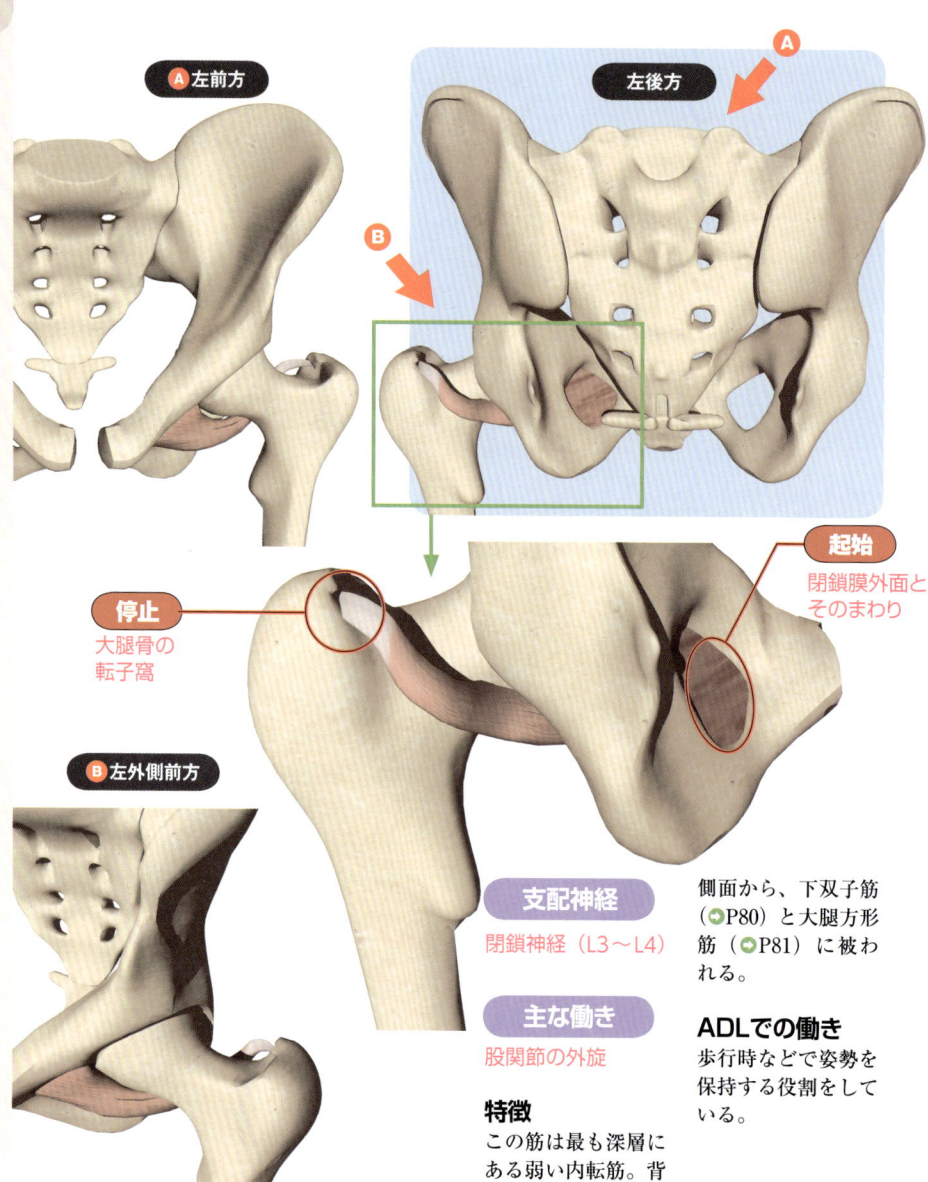

股関節に働く筋 …… 外閉鎖筋

Ⓐ 左前方

Ⓐ 左後方

Ⓑ

**起始**
閉鎖膜外面とそのまわり

**停止**
大腿骨の転子窩

Ⓑ 左外側前方

**支配神経**
閉鎖神経（L3〜L4）

**主な働き**
股関節の外旋

**特徴**
この筋は最も深層にある弱い内転筋。背側面から、下双子筋（●P80）と大腿方形筋（●P81）に被われる。

**ADLでの働き**
歩行時などで姿勢を保持する役割をしている。

088

Knee Joint

## 第6章
# 膝関節に働く筋

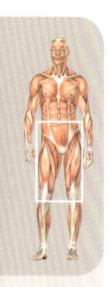

# 膝関節に働く筋の複合図

膝関節に働く筋の筋腹は主に大腿に位置する。代表的な筋は前面の大腿四頭筋、後面の大腿二頭筋、半腱様筋、半膜様筋がある。膝関節の屈曲・伸展、下腿の内旋・外旋に作用する。

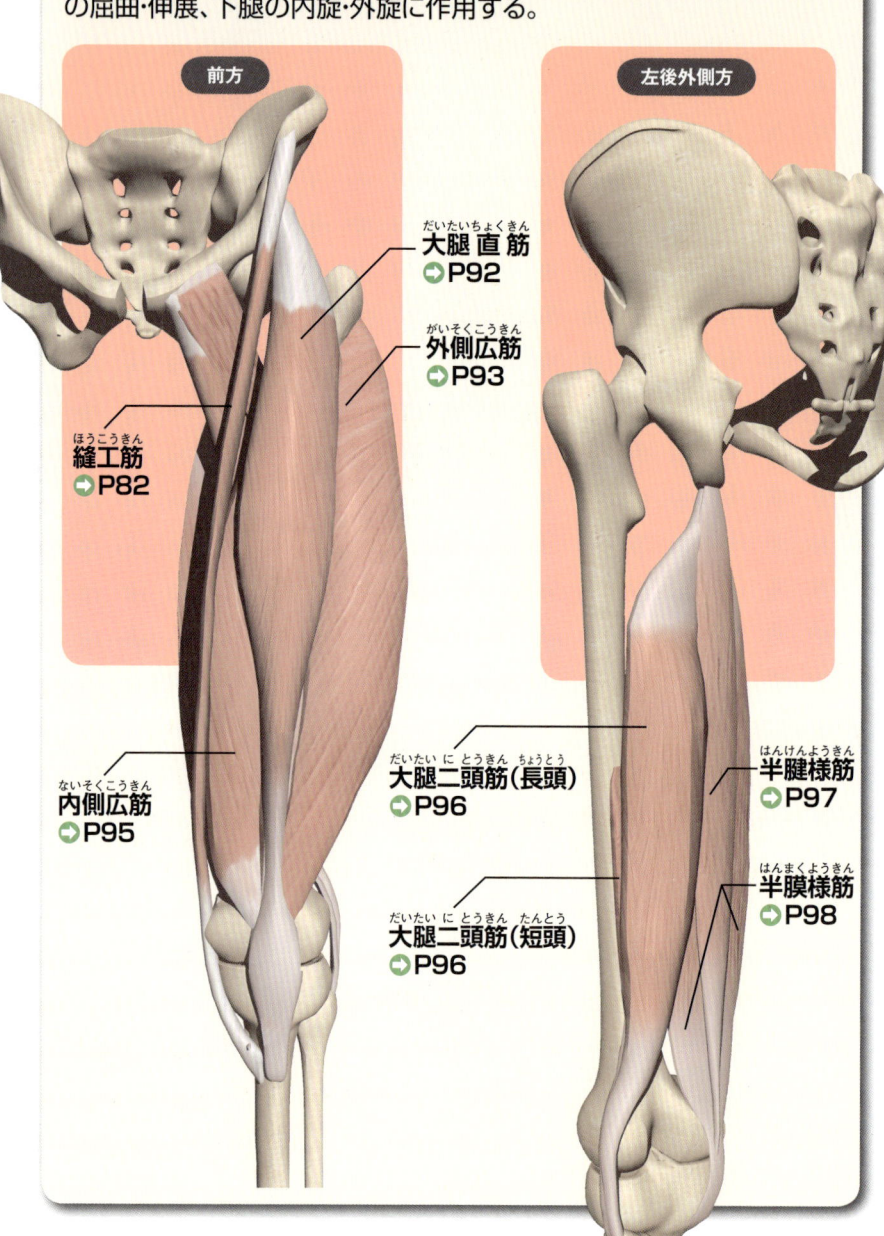

前方

左後外側方

**大腿直筋（だいたいちょっきん）** ➡P92
**外側広筋（がいそくこうきん）** ➡P93
**縫工筋（ほうこうきん）** ➡P82
**内側広筋（ないそくこうきん）** ➡P95
**大腿二頭筋（長頭）（だいたいにとうきん ちょうとう）** ➡P96
**大腿二頭筋（短頭）（だいたいにとうきん たんとう）** ➡P96
**半腱様筋（はんけんようきん）** ➡P97
**半膜様筋（はんまくようきん）** ➡P98

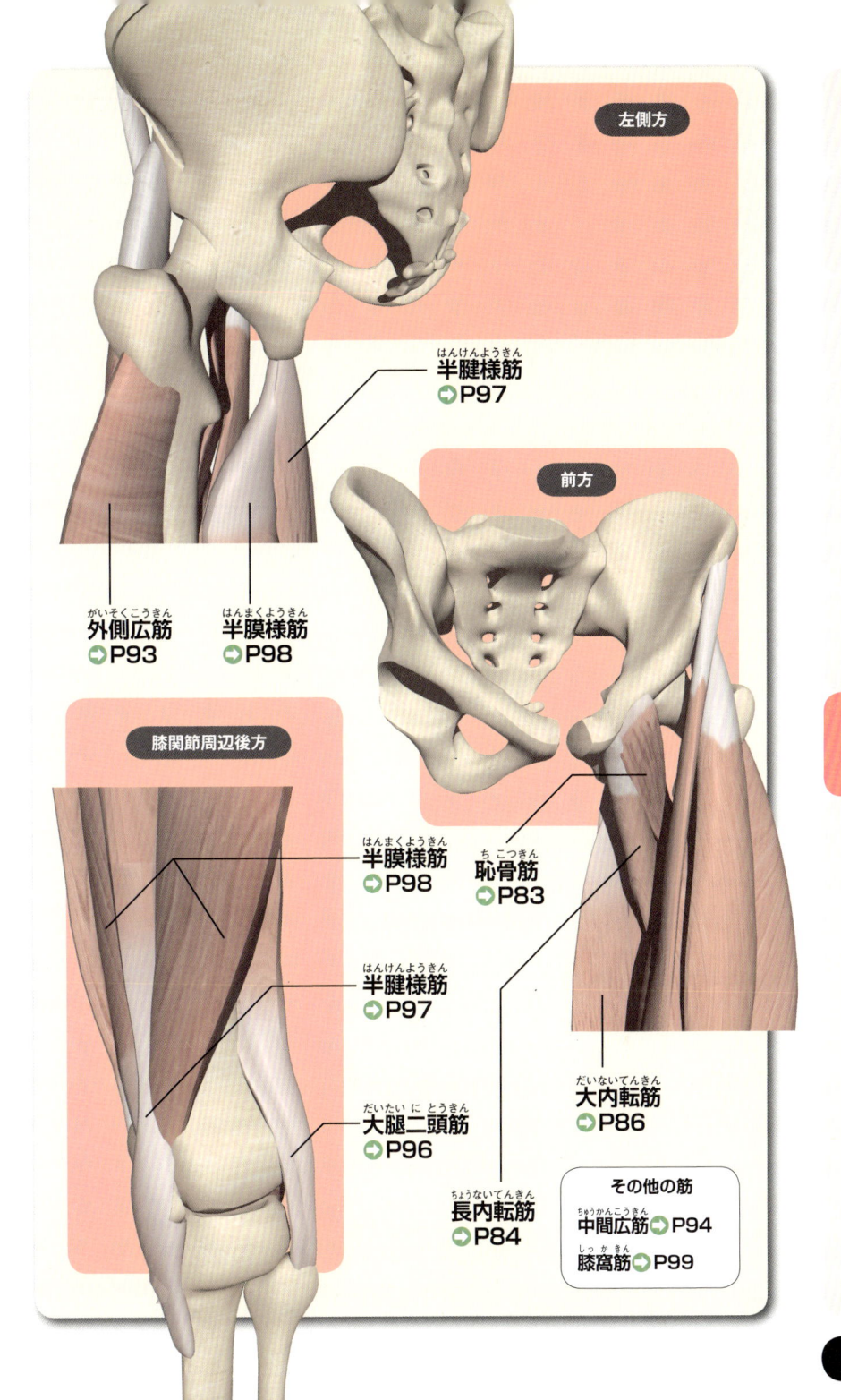

| 左側方 |

半腱様筋
➡P97

| 前方 |

外側広筋
➡P93

半膜様筋
➡P98

| 膝関節周辺後方 |

半膜様筋
➡P98

恥骨筋
➡P83

半腱様筋
➡P97

大腿二頭筋
➡P96

長内転筋
➡P84

大内転筋
➡P86

その他の筋
中間広筋 ➡P94
膝窩筋 ➡P99

第6章 膝関節

# 大腿直筋 rectus femoris
## だいたいちょっきん / レクタス フェモリス

> **暗記のツボ**　rectusは「直筋」を意味する。femorisはラテン語fe-mur「大腿」に由来する。

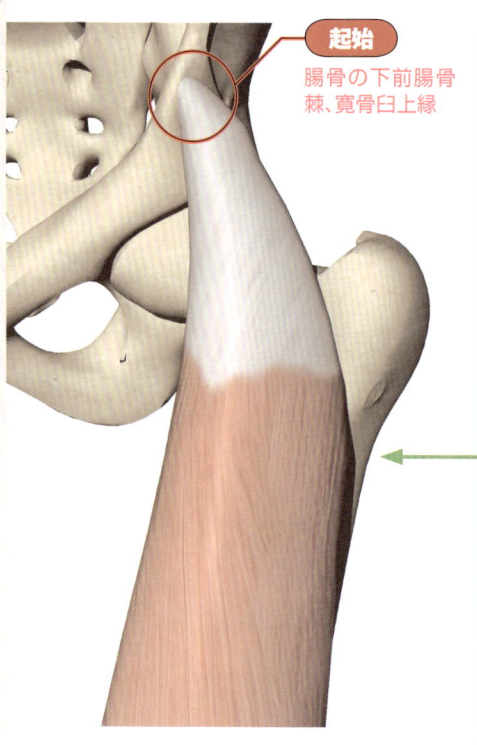

**膝関節に働く筋** ▼ 大腿直筋・外側広筋

**起始**
腸骨の下前腸骨棘、寛骨臼上縁

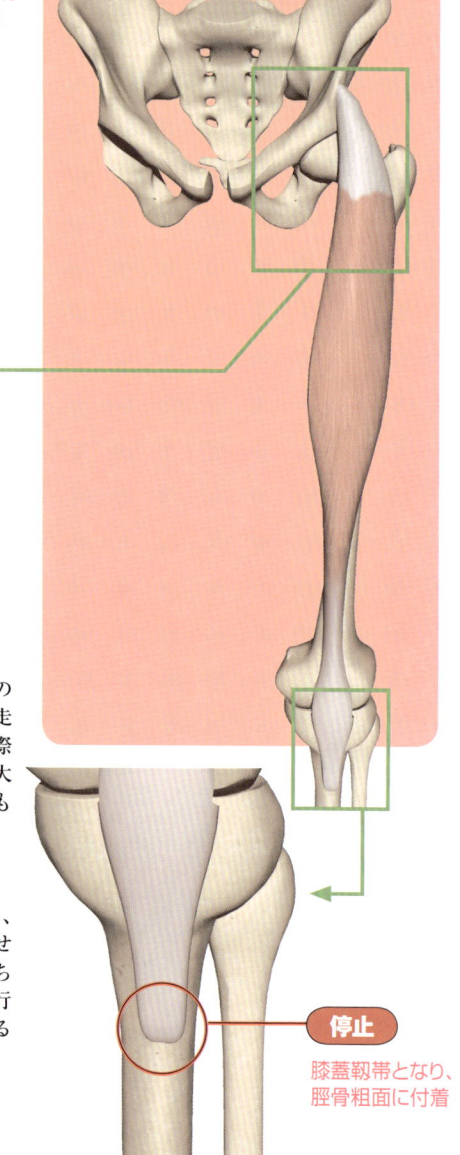

**下肢前方**

**停止**
膝蓋靭帯となり、脛骨粗面に付着

### 支配神経
大腿神経（L2〜4）

### 主な働き
膝関節の伸展、股関節の屈曲

### 特徴
大腿前面にある強大な筋で、大腿四頭筋（大腿直筋・外側広筋◯P93・中間広筋◯P94・内側広筋◯P95）の中で唯一の二関節筋。歩行、走行時の足を上げる際にとても重要で、大腿四頭筋の中で最も主力的な筋。

### ADLでの働き
膝をまっすぐにし、股関節を屈曲させる。正座からの立ち上がりや歩行、走行時に膝を伸展させる際に働く。

# 外側広筋 vastus lateralis
（がいそくこうきん）
ファスタス ラテラリス

**暗記のツボ**
vastはラテン語vastus「広大な、空の」に由来する。またlateralisは英語lateral「横の、側面の」と関連付けられる。

**A 下肢後方**

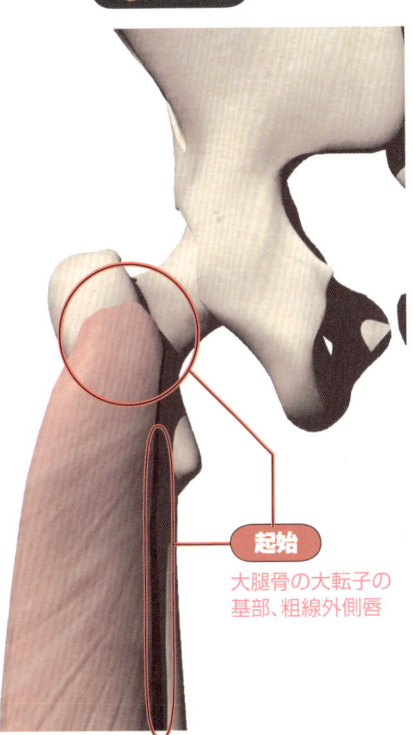

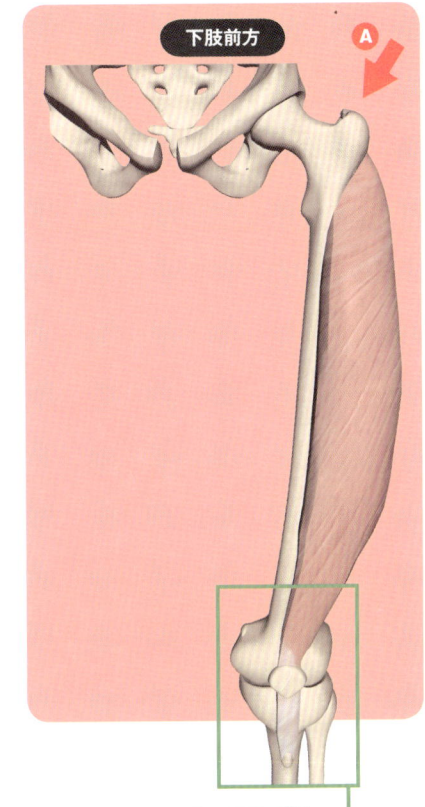

**下肢前方**

**起始**
大腿骨の大転子の基部、粗線外側唇

**支配神経**
大腿神経（L3〜4）

**主な働き**
膝関節の伸展

**特徴**
大腿骨の大転子の基部、大腿骨粗線外側唇から起こる扁平な筋である。

**ADLでの働き**
股関節の安定性を保ち、膝をまっすぐにさせる。座る動作などで下肢の動きをコントロールする助けをする。

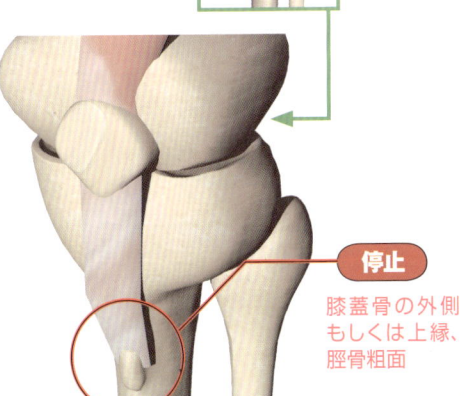

**停止**
膝蓋骨の外側もしくは上縁、脛骨粗面

第6章 膝関節

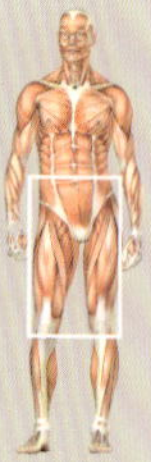

# 中間広筋
## vastus intermedius
### ファスタス インターミディアス

> **暗記のツボ**
> vastはラテン語vastus「広大な、空の」に由来する。またintermediusは英語intermediate「中間の、介在する」と関連付けられる。

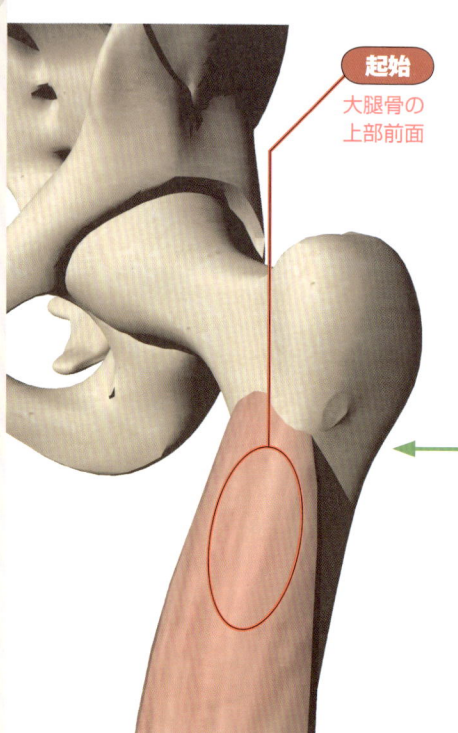

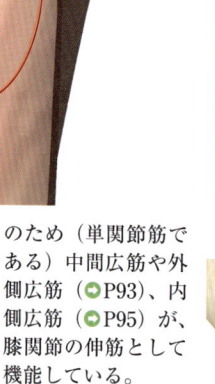

膝関節に働く筋 ▶ 中間広筋・内側広筋

**起始**
大腿骨の上部前面

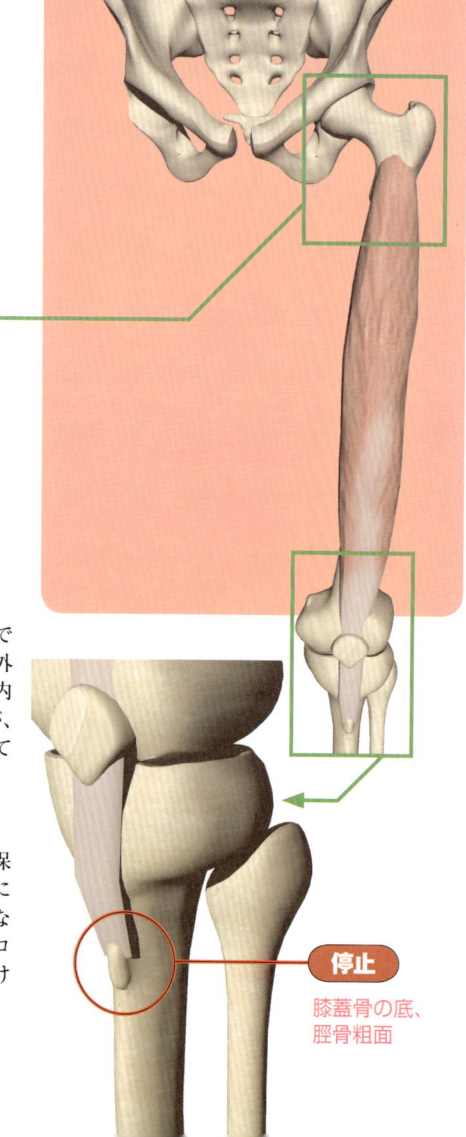

**下肢前方**

**支配神経**
大腿神経（L2～4）

**主な働き**
膝関節の伸展

**特徴**
股関節屈曲時には大腿直筋（◯P92）の長さが短くなるため膝関節の伸筋としての働きは弱まる。そのため（単関節筋である）中間広筋や外側広筋（◯P93）、内側広筋（◯P95）が、膝関節の伸筋として機能している。

**ADLでの働き**
股関節の安定性を保ち、膝をまっすぐにさせる。座る動作などで下肢の動きをコントロールする助けをする。

**停止**
膝蓋骨の底、脛骨粗面

# 内側広筋
## vastus medialis
（ファスタス ミディアリス）

**暗記のツボ**　vastはラテン語vastus「広大な、空の」に由来する。またmedialisは英語medial「中間の、中央の」と関連付けられる。

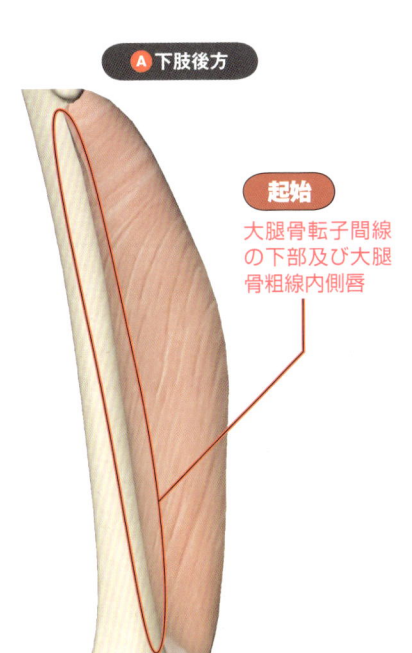

**A 下肢後方**

**A 下肢前方**

**起始**
大腿骨転子間線の下部及び大腿骨粗線内側唇

**停止**
膝蓋骨の上縁及び内側縁、脛骨粗面

**支配神経**
大腿神経（L2～3）

**主な働き**
膝関節の伸展（わずかに内旋）

**特徴**
大腿四頭筋の一部をなし、股関節を伸ばす働きがある。すなわち、下腿を固定すれば大腿を起立させる働きをする。

**ADLでの働き**
内側広筋を含む大腿四頭筋は下肢にある2つの重要な抗重力筋の1つで、もう1つは大殿筋（●P73）である。大腿四頭筋が膝関節、大殿筋が股関節にともに作用して体を持ち上げる。階段を上るときや、座位からの立ち上がり、ジャンプするときに働く。また、座るときに腰の下ろすスピードをコントロールする。

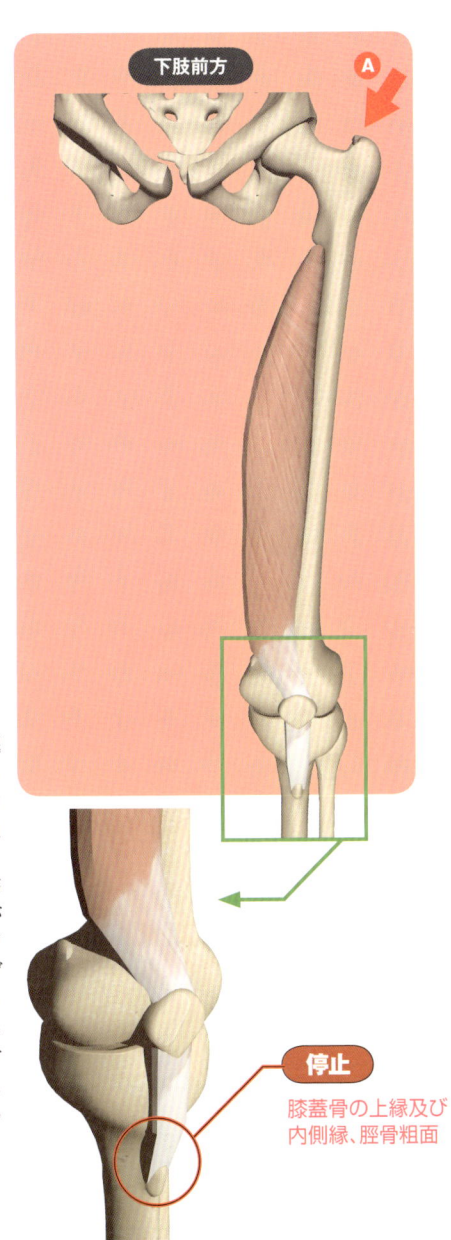

第6章　膝関節

095

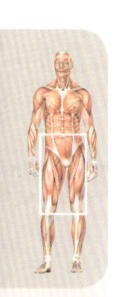

# 大腿二頭筋 biceps femoris
だいたいにとうきん / バイセップス フェモリス

**暗記のツボ** bi-は「2」を意味する接頭語。cepsはラテン語のca-put「頭」に、femorisはラテン語femur「大腿」から由来する。

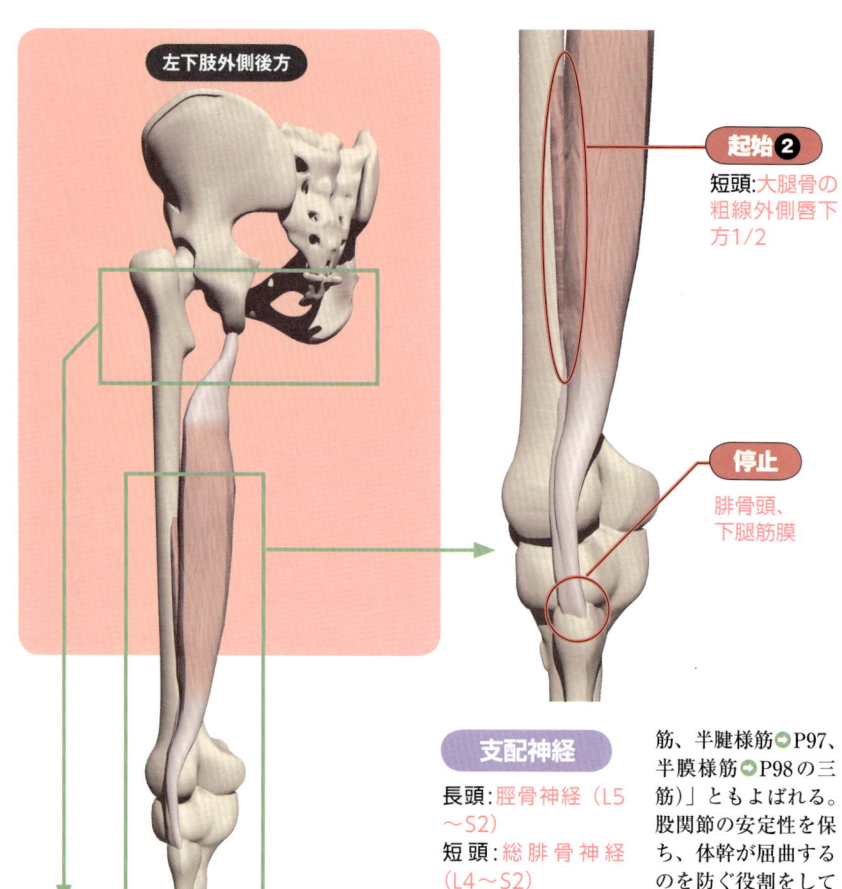

膝関節に働く筋 → 大腿二頭筋 半腱様筋

左下肢外側後方

**起始❷**
短頭：大腿骨の粗線外側唇下方1/2

**停止**
腓骨頭、下腿筋膜

**支配神経**
長頭：脛骨神経（L5～S2）
短頭：総腓骨神経（L4～S2）

**主な働き**
膝関節の屈曲、膝屈曲時に下腿を外旋、股関節の伸展

**起始❶**
長頭：坐骨結節

**特徴**
別名「外側ハムストリングス（大腿二頭筋、半腱様筋 ◯P97、半膜様筋 ◯P98の三筋）」ともよばれる。股関節の安定性を保ち、体幹が屈曲するのを防ぐ役割をしている。

**ADLでの働き**
股関節の安定性を保ち、膝を曲げたり外旋させたりする働きがある。長頭には、大腿を固定すれば骨盤を後傾させる働きがある。

# 半腱様筋 semitendinosus
はんけんようきん　セミテンディノゥサス

**暗記のツボ**　接頭語のsemi-は「半分」を意味する。tendinosusは、tendon「腱」に由来する。

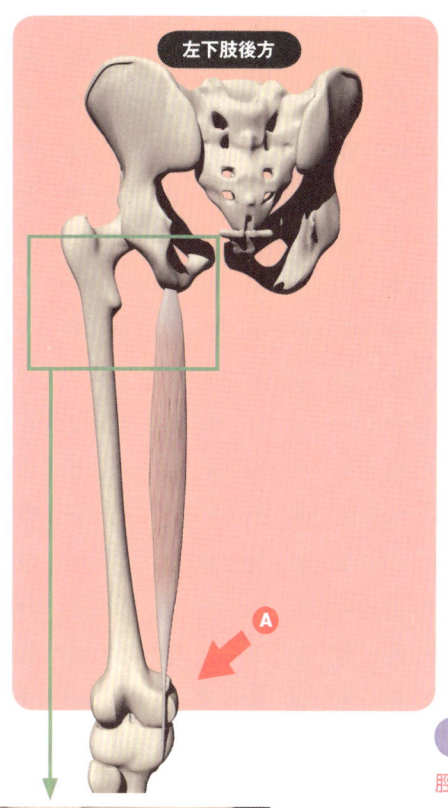

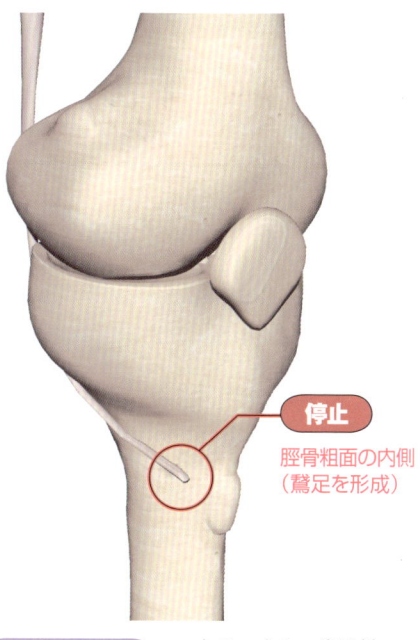

**左下肢後方**

**A 左下肢内側前方**

**停止**
脛骨粗面の内側
（鵞足を形成）

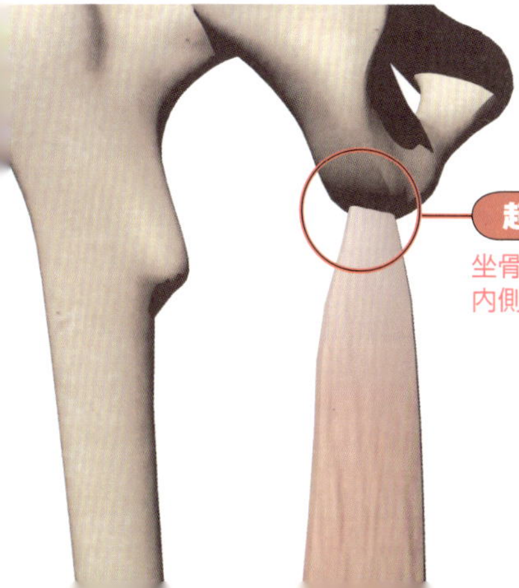

**起始**
坐骨結節の内側面

**支配神経**
脛骨神経（L4～S2）

**主な働き**
膝関節の屈曲、膝屈曲時に下腿を内旋、股関節の伸展

**特徴**
細長い筋で、その下部は長い腱である。この筋の筋腹に腱画が斜めに走る場合がある。また、半腱様筋と半膜様筋（◯P98）とを併せて「内側ハムストリングス」ともよばれる。

**ADLでの働き**
あぐらや正座からの立ち上がり動作において膝を立てる際に働く。大腿を固定すれば骨盤を後傾させる働きがある。

第6章　膝関節

# 半膜様筋 semimembranosus
はんまくようきん　セミメンブラノウサス

**暗記のツボ**　接頭語のsemi-は「半分」を意味する。membra-nosusは、membrane「膜」に由来する。

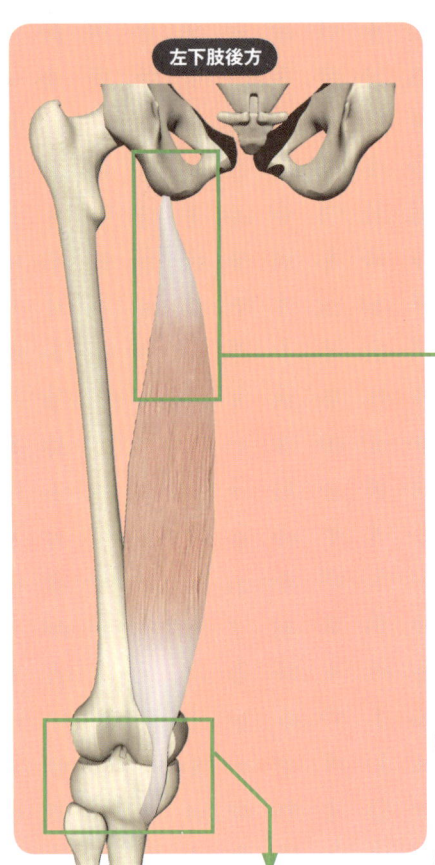

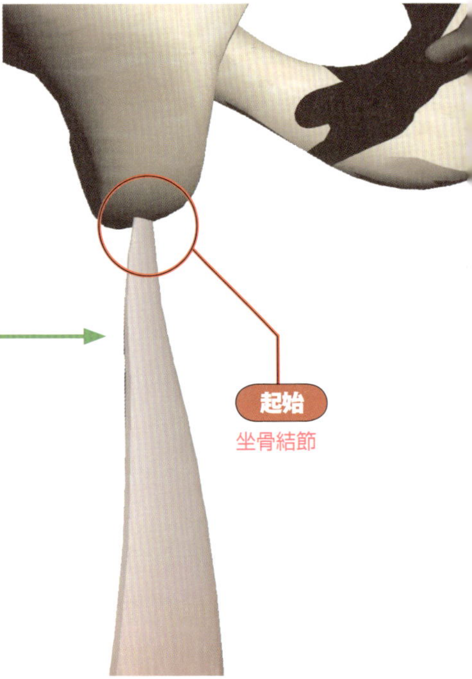

膝関節に働く筋 → 半膜様筋・膝窩筋

左下肢後方

**起始**
坐骨結節

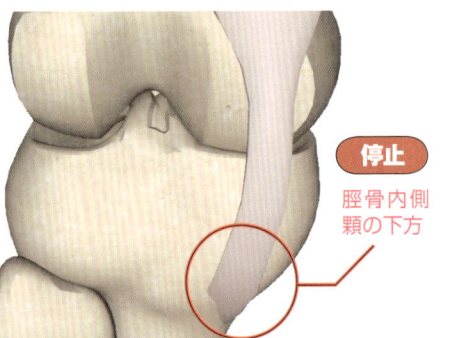

**停止**
脛骨内側顆の下方

**支配神経**
脛骨神経（L4〜S2）

**主な働き**
膝関節の屈曲、膝屈曲時に下腿を内旋、股関節の伸展

**特徴**
坐骨結節から起こり、上半分は広い腱膜からなる。中半から厚い扁平な筋腹となり、脛骨内側顆の下面に停止する。この筋は、半腱様筋（●P97）に被われている。

**ADLでの働き**
走行中、脚を前方へ踏み出す最後に減速させ、体幹が屈曲するのを防ぐ。直立時に大腿を内旋させたり、大腿を固定すれば骨盤を後傾させる働きがある。

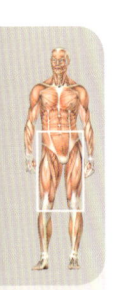

098

# 膝窩筋 popliteus
しっかきん ポプリティアス

**暗記のツボ** ラテン語poples「膝」が語源。膝窩とは**「膝部後面」**を指し、解剖学では**poples**とよばれる。

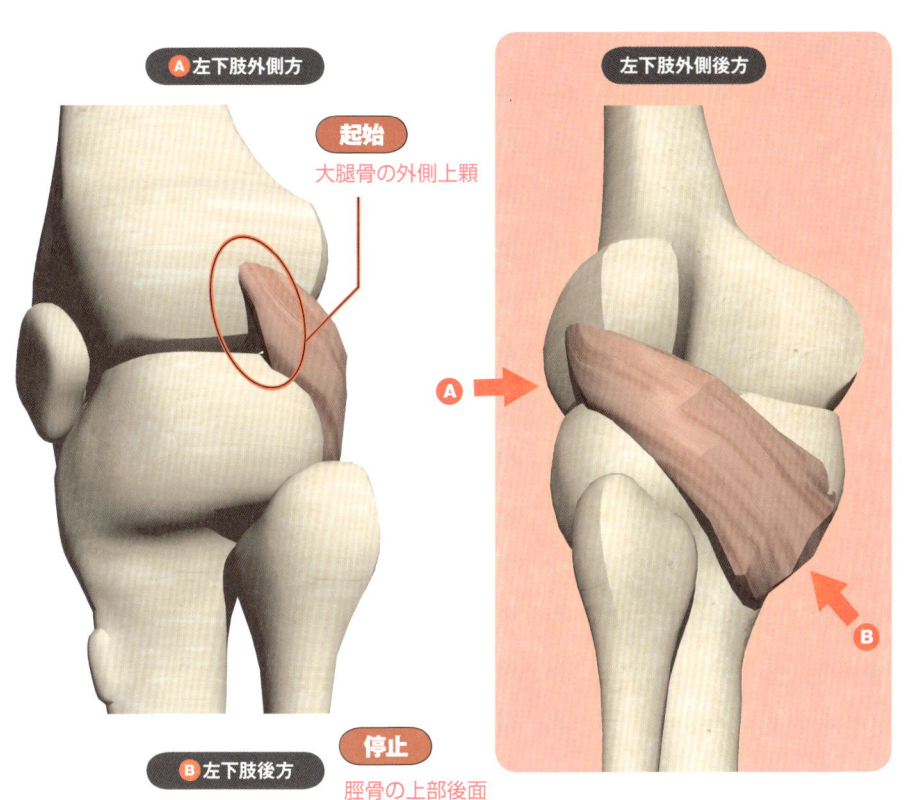

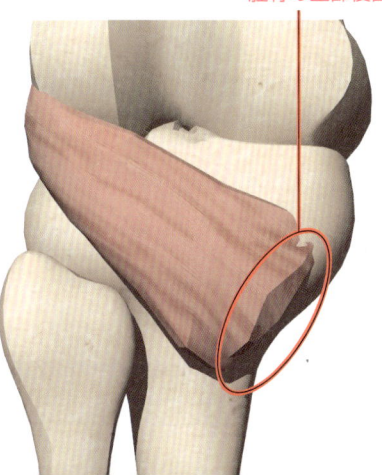

**A 左下肢外側方**

**起始** 大腿骨の外側上顆

**左下肢外側後方**

**B 左下肢後方**

**停止** 脛骨の上部後面

**支配神経**
脛骨神経（L4〜S1）

**主な働き**
膝関節の屈曲、膝屈曲時に下腿を内旋

**特徴**
膝関節後面の外側より内側に走る扁平な筋である。膝関節の屈曲時と下腿の内旋時に動く。

**ADLでの働き**
膝を曲げてかがむとき、後十字靱帯を補助し、脛骨上を大腿骨が前方にいかないように働く。

第6章 膝関節

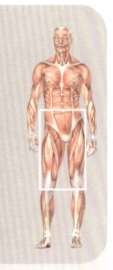

## COLUMN
# ふくらはぎの筋肉の発達度合い

コラム

　スプリンター（短距離選手）とマラソンランナー（長距離選手）のふくらはぎでは、どちらのほうが発達度合いが高く、いわゆるスポーツ選手として格好のよい形をしているのだろうか。また、特に女性スポーツ選手の中には、「運動をし過ぎるとふくらはぎが太くなるからいや」という発言をよく耳にするが、事実なのであろうか。

　スプリンターのふくらはぎの最大周径囲と足首の最小周径囲を測定した結果、一流選手であればあるほど、ふくらはぎと足首の周径囲の差が大きい傾向にあることを示した。一方、持久的な動作様式に代表されるマラソン選手、競歩などの選手などは、逆にふくらはぎの最大周径囲と足首の最小周径囲の差が縮まる傾向にあった。つまり、「実施する運動特性によって、ふくらはぎの発達度合いは異なってくる」結果になったのである。

　スプリンタータイプの選手は、マラソンタイプの選手よりも一般的にふくらはぎが太い、スポーツ選手としては格好のよい形をしている。この結果を考察すると、スプリンターは瞬発的な動作様式であり、「速筋線維」すなわち腓腹筋（●P104）がより発達するが、その下層にあるヒラメ筋（●P105）はそれほど発達しない。一方、マラソンランナーは、持久的な動作様式であり、「遅筋線維」すなわちヒラメ筋がより発達し、その上層である腓腹筋はそれほど発達しないので、ふくらはぎはそれほど太く見えないことになる。

　このようにふくらはぎの形において、同じ陸上競技のランナーであっても、競技特性においてふくらはぎの筋肉の発達度合いが反対の傾向を示したり、一般においても生活様式や職業により差が出てくるのではないかと予想される。

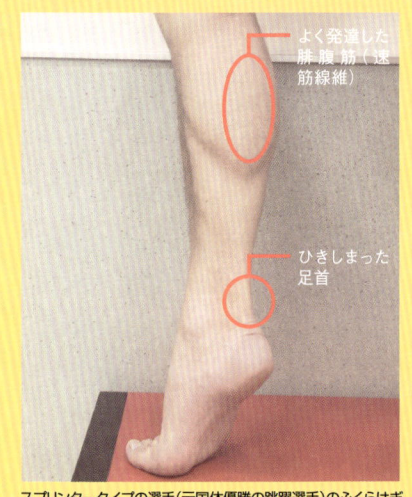

よく発達した腓腹筋（速筋線維）

ひきしまった足首

スプリンタータイプの選手（元国体優勝の跳躍選手）のふくらはぎ。

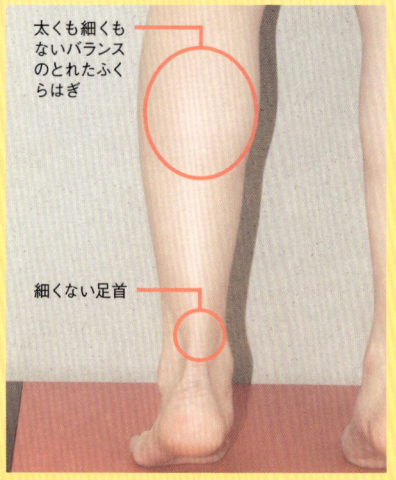

太くも細くもないバランスのとれたふくらはぎ

細くない足首

マラソンタイプの選手（現役女子スノーボーダー）のふくらはぎ。

# Joints of foot

## 第7章
# 足関節・足指に働く筋

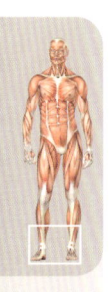

# 足関節・足指に働く筋の複合図

下腿の筋は3群に分かれる。後方の屈筋群と前方の伸筋群は足首と足趾の屈曲・伸展を行い、外側の腓骨筋群は足を外反させる。足の筋は足背の筋群と足底の筋群に分かれ、足趾の運動に作用する。

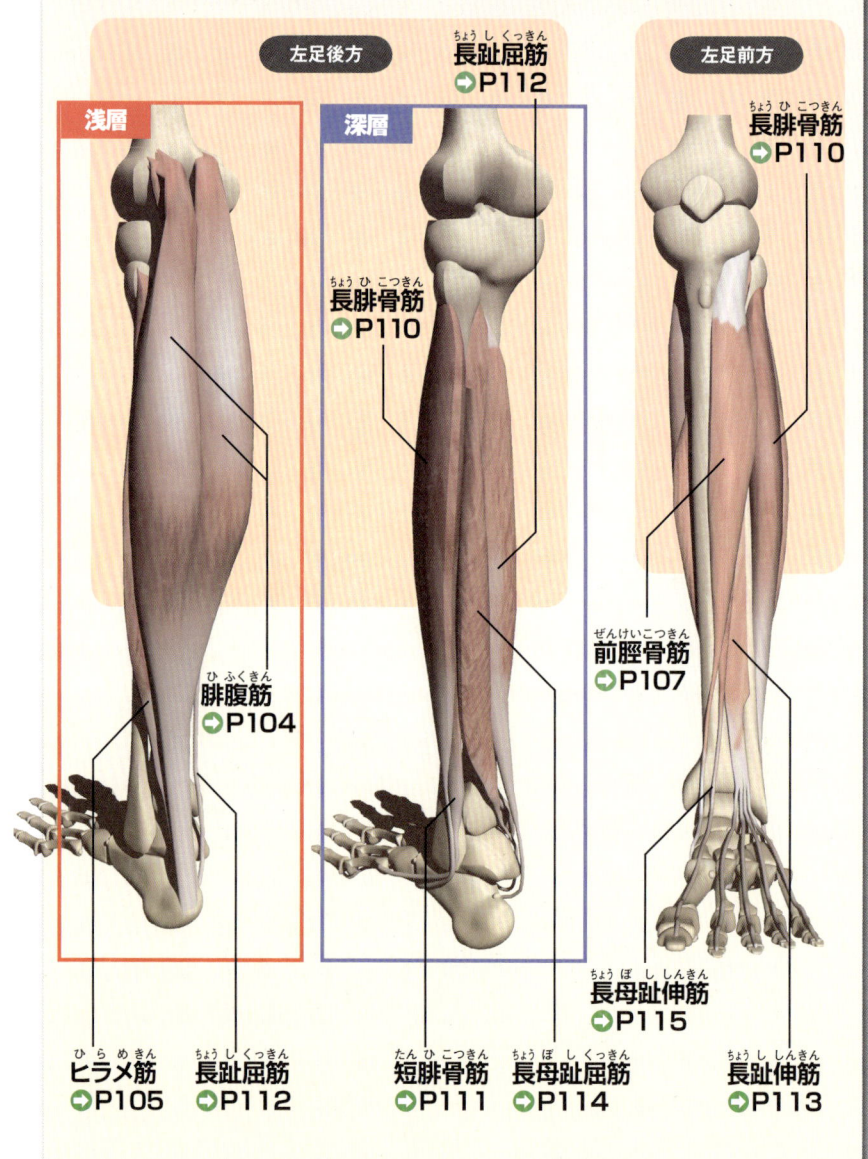

**左足後方**

浅層
- 腓腹筋（ひふくきん）➡ P104

深層
- 長趾屈筋（ちょうしくっきん）➡ P112
- 長腓骨筋（ちょうひこつきん）➡ P110

**左足前方**
- 長腓骨筋（ちょうひこつきん）➡ P110
- 前脛骨筋（ぜんけいこつきん）➡ P107
- 長母趾伸筋（ちょうぼししんきん）➡ P115

- ヒラメ筋（ひらめきん）➡ P105
- 長趾屈筋（ちょうしくっきん）➡ P112
- 短腓骨筋（たんひこつきん）➡ P111
- 長母趾屈筋（ちょうぼしくっきん）➡ P114
- 長趾伸筋（ちょうししんきん）➡ P113

## 左足前方

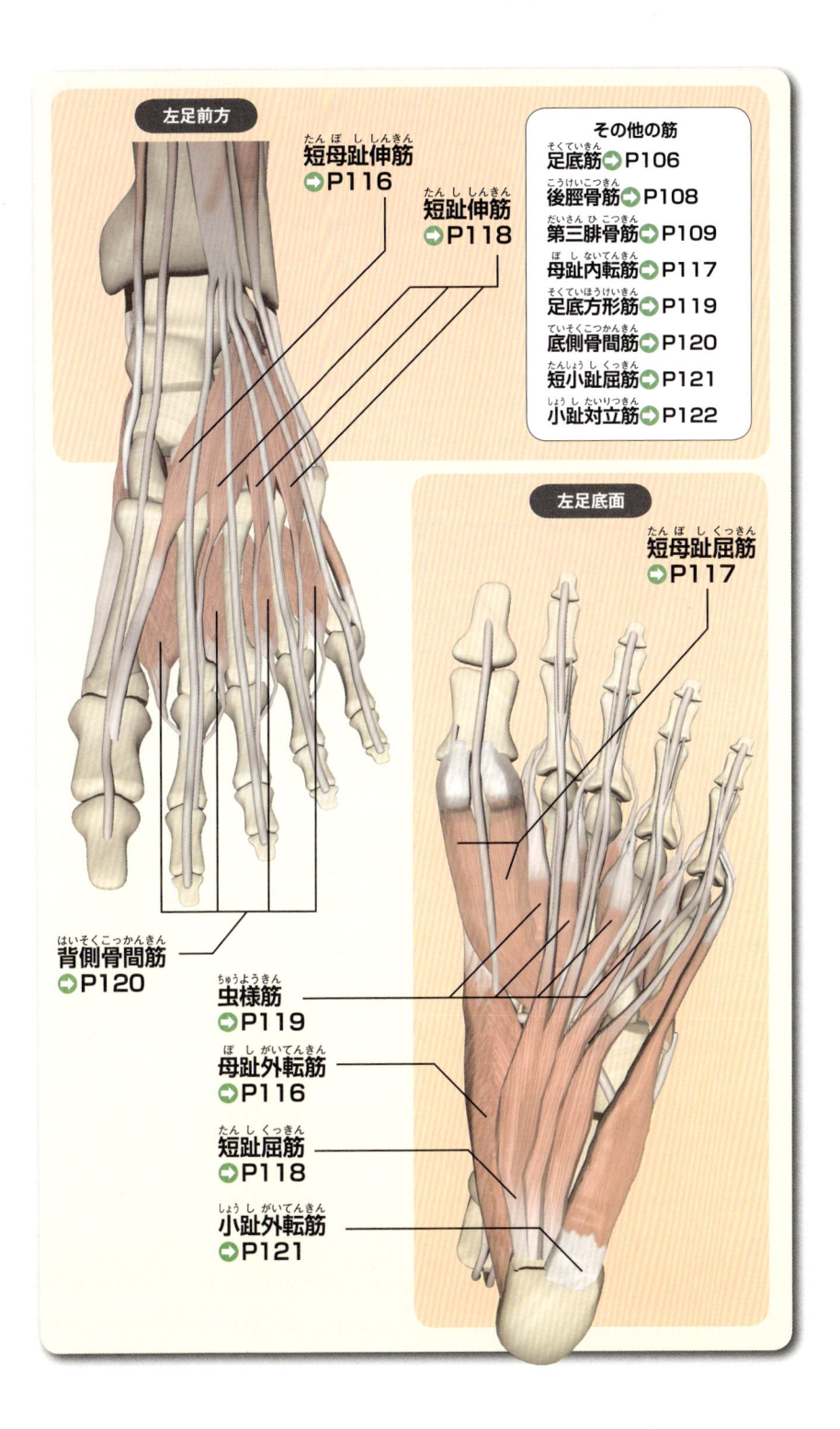

**短母趾伸筋** ➡ P116
**短趾伸筋** ➡ P118
**背側骨間筋** ➡ P120

### その他の筋
- 足底筋 ➡ P106
- 後脛骨筋 ➡ P108
- 第三腓骨筋 ➡ P109
- 母趾内転筋 ➡ P117
- 足底方形筋 ➡ P119
- 底側骨間筋 ➡ P120
- 短小趾屈筋 ➡ P121
- 小趾対立筋 ➡ P122

## 左足底面

**短母趾屈筋** ➡ P117
**虫様筋** ➡ P119
**母趾外転筋** ➡ P116
**短趾屈筋** ➡ P118
**小趾外転筋** ➡ P121

第7章 足関節・足指

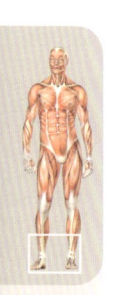

# 腓腹筋（ひふくきん）
## gastrocnemius（ガストロクニーミァス）

**暗記のツボ**　gastroはギリシャ語 γαστηρ（ガステール）「腹、胃」を意味し、cnemiusはκνημιζ（クネーミス）「脛（すね）」を意味する。

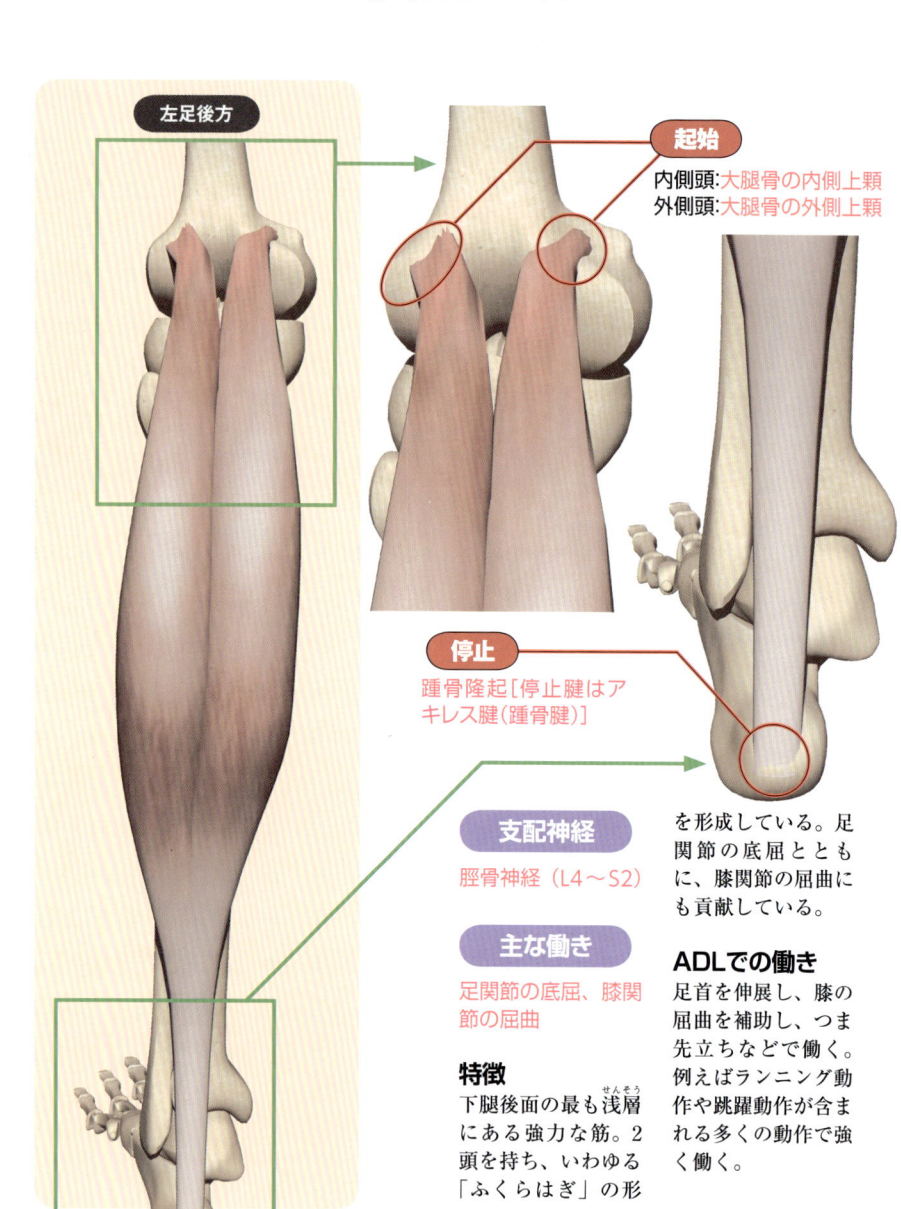

足関節・足指に働く筋
▶ 腓腹筋・ヒラメ筋

左足後方

**起始**
内側頭：大腿骨の内側上顆
外側頭：大腿骨の外側上顆

**停止**
踵骨隆起［停止腱はアキレス腱（踵骨腱）］

**支配神経**
脛骨神経（L4〜S2）

**主な働き**
足関節の底屈、膝関節の屈曲

**特徴**
下腿後面の最も浅層にある強力な筋。2頭を持ち、いわゆる「ふくらはぎ」の形を形成している。足関節の底屈とともに、膝関節の屈曲にも貢献している。

**ADLでの働き**
足首を伸展し、膝の屈曲を補助し、つま先立ちなどで働く。例えばランニング動作や跳躍動作が含まれる多くの動作で強く働く。

# ヒラメ筋 soleus

**暗記のツボ**　ラテン語solea「**サンダル、靴底**」に由来したもの。ちなみにサンダルを想起させる「**舌ビラメ**」を英語で**sole**という。

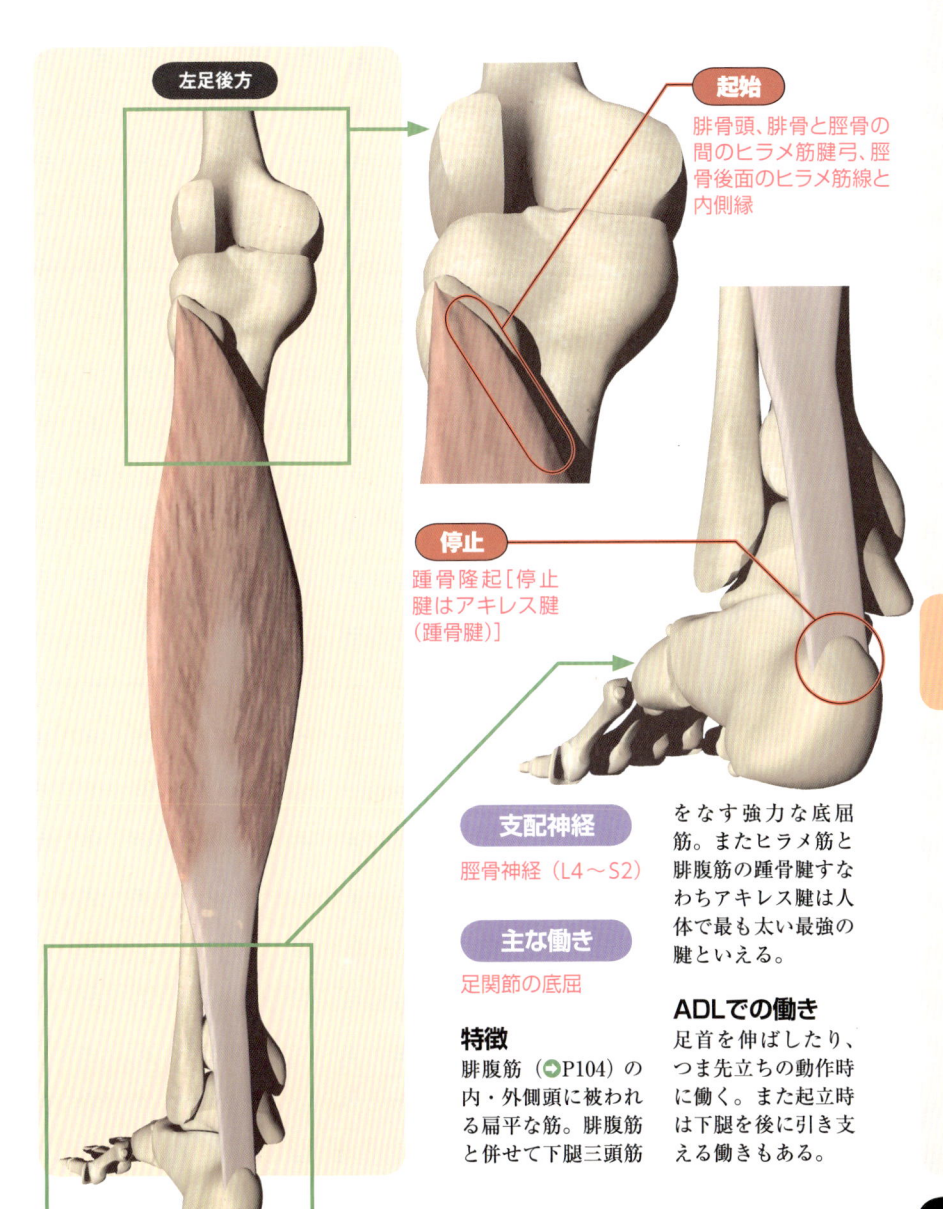

**左足後方**

**起始**
腓骨頭、腓骨と脛骨の間のヒラメ筋腱弓、脛骨後面のヒラメ筋線と内側縁

**停止**
踵骨隆起［停止腱はアキレス腱（踵骨腱）］

**支配神経**
脛骨神経（L4〜S2）

**主な働き**
足関節の底屈

**特徴**
腓腹筋（→P104）の内・外側頭に被われる扁平な筋。腓腹筋と併せて下腿三頭筋をなす強力な底屈筋。またヒラメ筋と腓腹筋の踵骨腱すなわちアキレス腱は人体で最も太い最強の腱といえる。

**ADLでの働き**
足首を伸ばしたり、つま先立ちの動作時に働く。また起立時は下腿を後に引き支える働きもある。

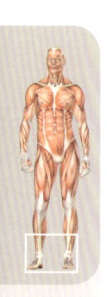

# 足底筋 plantaris
そくていきん / プランタリス

**暗記のツボ** 英語のplanterの意味の中に「植える（種子をまく）人、栽培者」がある。足底は、「**地面に足を根ざす部位**」と憶えるとよい。

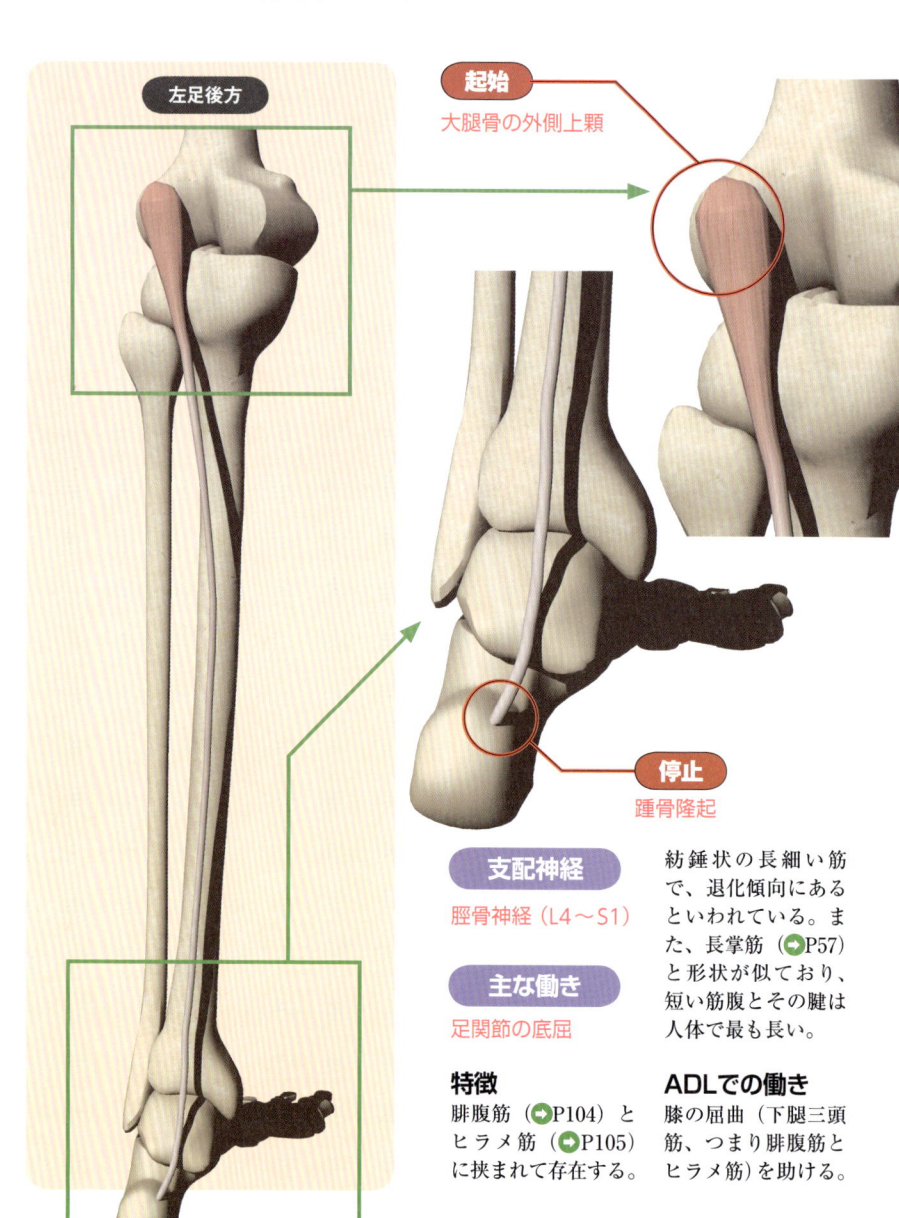

足関節・足指に働く筋 ▶ 足底筋・前脛骨筋

左足後方

**起始**
大腿骨の外側上顆

**停止**
踵骨隆起

**支配神経**
脛骨神経（L4～S1）

**主な働き**
足関節の底屈

**特徴**
腓腹筋（▶P104）とヒラメ筋（▶P105）に挟まれて存在する。

**ADLでの働き**
膝の屈曲（下腿三頭筋、つまり腓腹筋とヒラメ筋）を助ける。

紡錘状の長細い筋で、退化傾向にあるといわれている。また、長掌筋（▶P57）と形状が似ており、短い筋腹とその腱は人体で最も長い。

# 前脛骨筋 tibialis anterior

ぜんけいこつきん / ティビアリス アンティアリァ

**暗記のツボ** tibialisは、ラテン語tibia「すねの骨、脛骨」に由来し、anteriorは「前の」を意味する。

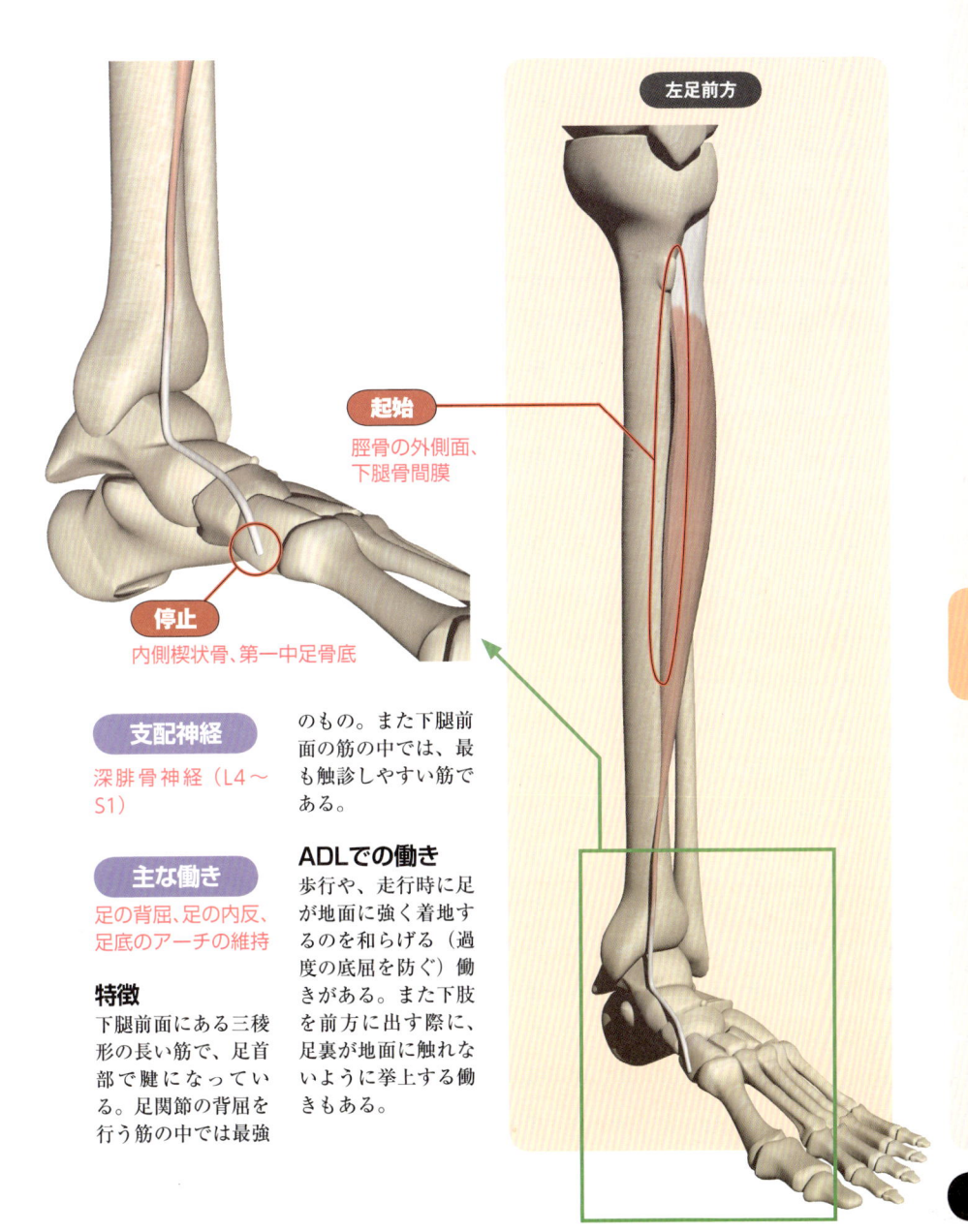

**左足前方**

**起始**
脛骨の外側面、下腿骨間膜

**停止**
内側楔状骨、第一中足骨底

**支配神経**
深腓骨神経（L4〜S1）

**主な働き**
足の背屈、足の内反、足底のアーチの維持

**特徴**
下腿前面にある三稜形の長い筋で、足首部で腱になっている。足関節の背屈を行う筋の中では最強のもの。また下腿前面の筋の中では、最も触診しやすい筋である。

**ADLでの働き**
歩行や、走行時に足が地面に強く着地するのを和らげる（過度の底屈を防ぐ）働きがある。また下肢を前方に出す際に、足裏が地面に触れないように挙上する働きもある。

第7章 足関節・足指

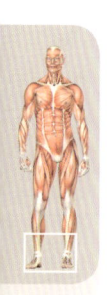

# 後脛骨筋 tibialis posterior

こうけいこつきん
ティビアリス ポスティアリア

**暗記のツボ** tibialisは、ラテン語tibia「すねの骨、脛骨」に由来し、posteriorは「後ろの」を意味する。

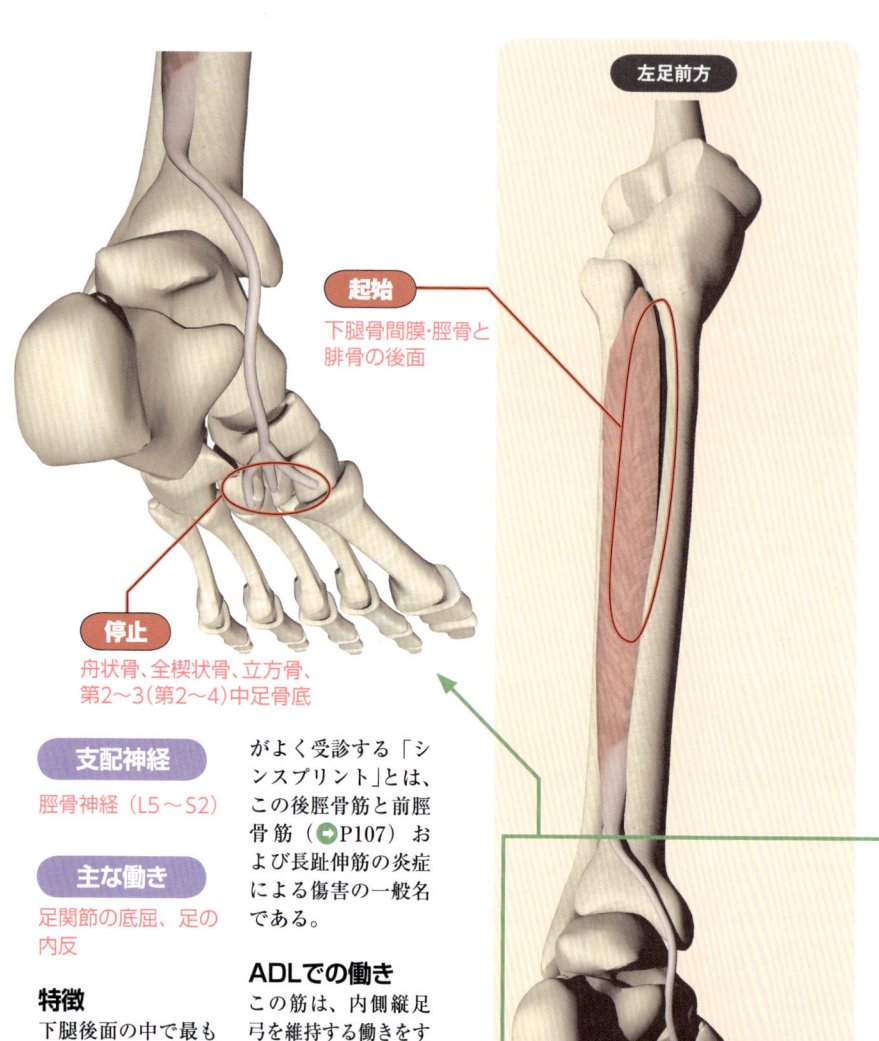

足関節・足指に働く筋 ▶ 後脛骨筋・第三腓骨筋

左足前方

**起始**
下腿骨間膜・脛骨と腓骨の後面

**停止**
舟状骨、全楔状骨、立方骨、第2〜3（第2〜4）中足骨底

**支配神経**
脛骨神経（L5〜S2）

**主な働き**
足関節の底屈、足の内反

### 特徴
下腿後面の中で最も深層に位置する筋で、長趾屈筋（▶P112）に被われる。長距離や競歩の選手がよく受診する「シンスプリント」とは、この後脛骨筋と前脛骨筋（▶P107）および長趾伸筋の炎症による傷害の一般名である。

### ADLでの働き
この筋は、内側縦足弓を維持する働きをする。つま先立ちや自転車のペダルの踏み込み動作などで働く。

# 第三腓骨筋
## fibularis tertius
（だいさんひこつきん／フィビュラリス ターシャス）

**暗記のツボ**　ラテン語fibula「留め金、ピン」の意味。すなわちfibularisは、figo「結びつける」＋接尾語-bulasと理解するとよい。ラテン語tertiusは、「第3の」という意味。

左足前面

**起始**
腓骨の下前面

**停止**
第5趾の中足骨底の背面

左足側面

**支配神経**
深腓骨神経（L4～S1）

**主な働き**
足関節の背屈、足の外反の補助

**特徴**
長趾伸筋（●P113）外側に位置する小さな筋で、長趾伸筋の一部の筋束が分かれたもの。停止腱は、長趾伸筋とともに下伸筋支帯の間にあるワナ靭帯により固定されている。

**ADLでの働き**
第三腓骨筋は長腓骨筋（●P110）、短腓骨筋（●P111）とともに腓骨筋群を形成し、外返しの働きをもつ。また内返しの筋群とともに、平坦でない地面を歩くときや、左右に傾く面の上でバランスを取りながら、まっすぐに立つ働きをする。

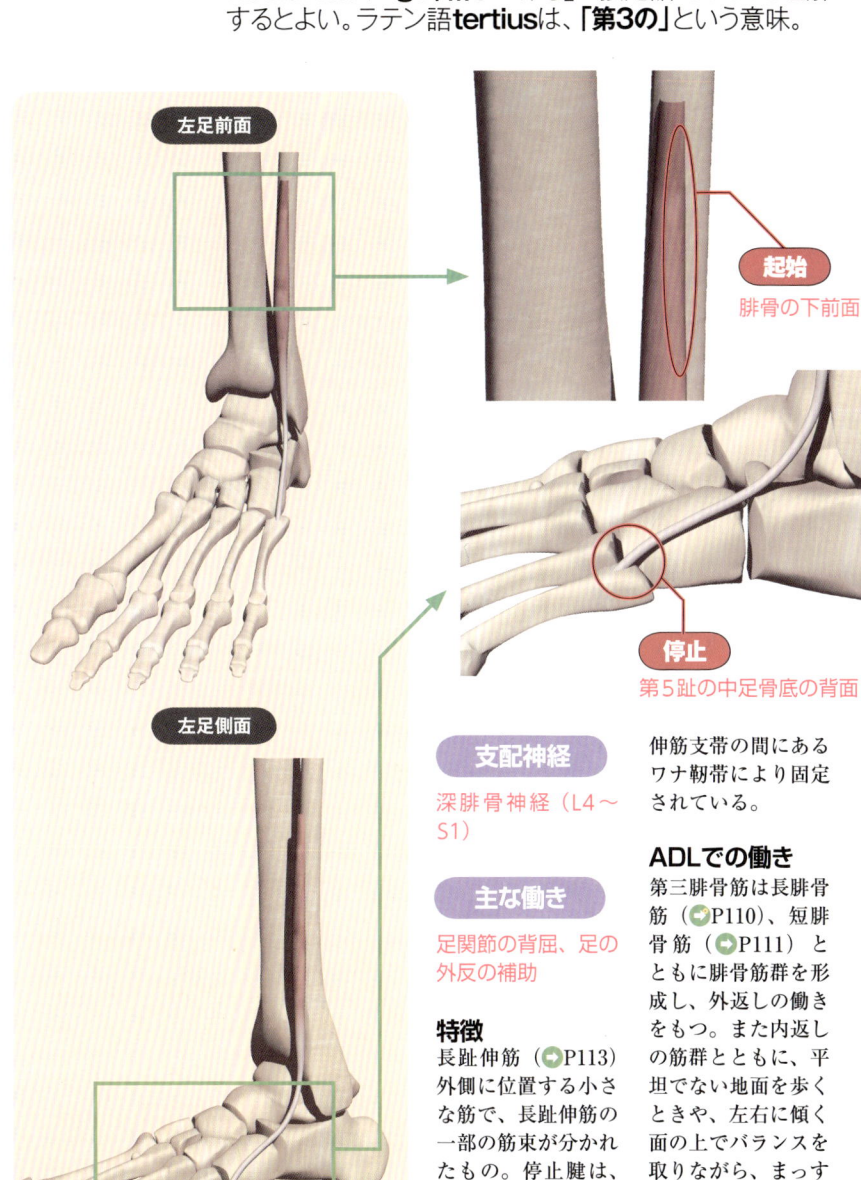

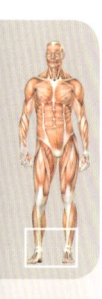

# 長腓骨筋 fibularis longus
ちょうひこつきん　フィビュラリス ロンガス

**暗記のツボ** ラテン語fibula「**留め金、ピン**」の意味。すなわちfibularisは、figo「**結びつける**」+接尾語-bulasと理解するとよい。longusはラテン語で「**長い**」を意味する。

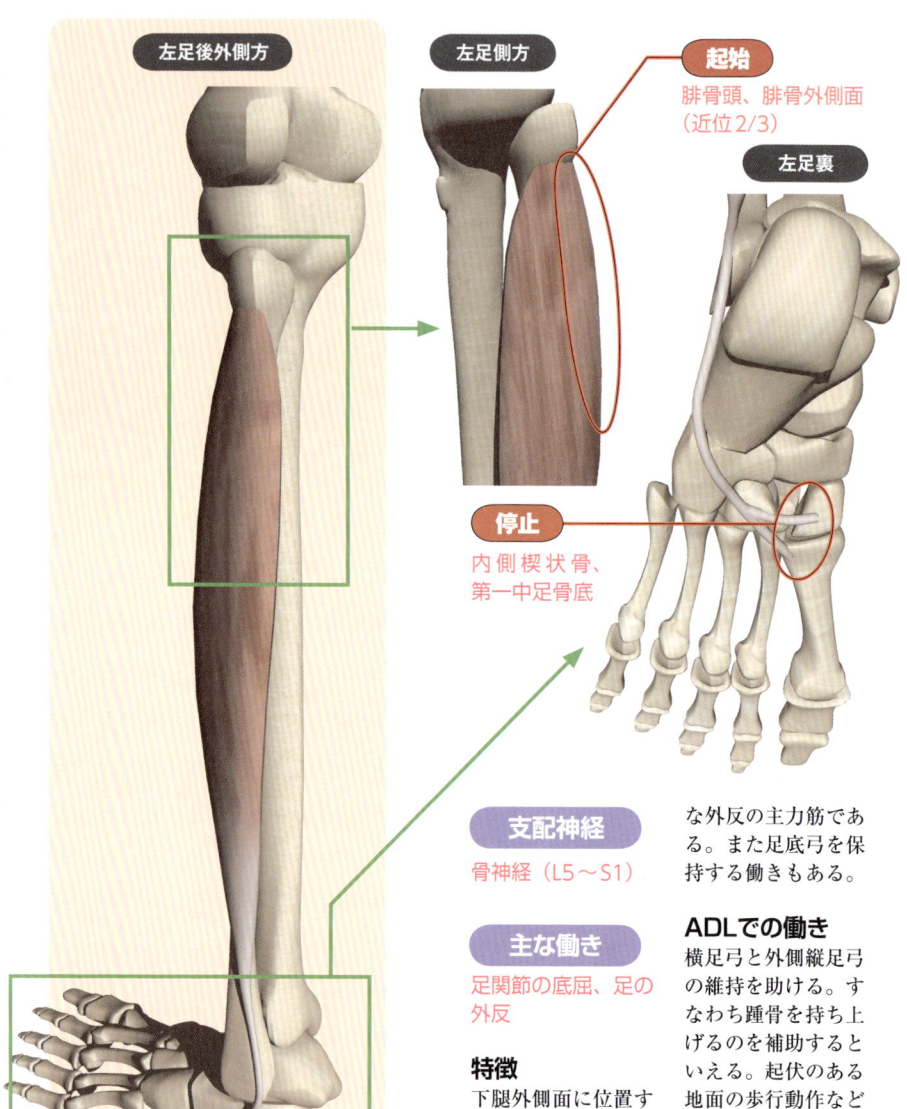

足関節・足指に働く筋 → 長腓骨筋・短腓骨筋

左足後外側方　左足側方

**起始** 腓骨頭、腓骨外側面（近位2/3）

左足裏

**停止** 内側楔状骨、第一中足骨底

**支配神経** 骨神経（L5〜S1）

**主な働き** 足関節の底屈、足の外反

**特徴** 下腿外側面に位置する。短腓骨筋（→P111）とともに強力な外反の主力筋である。また足底弓を保持する働きもある。

**ADLでの働き** 横足弓と外側縦足弓の維持を助ける。すなわち踵骨を持ち上げるのを補助するといえる。起伏のある地面の歩行動作などで働く。

# 短腓骨筋 fibularis brevis

**暗記のツボ**
ラテン語fibula「留め金、ピン」の意味。すなわちfibularisは、figo「結びつける」＋接尾語-bulasと理解するとよい。ラテン語brevisは、「短い」を意味する。

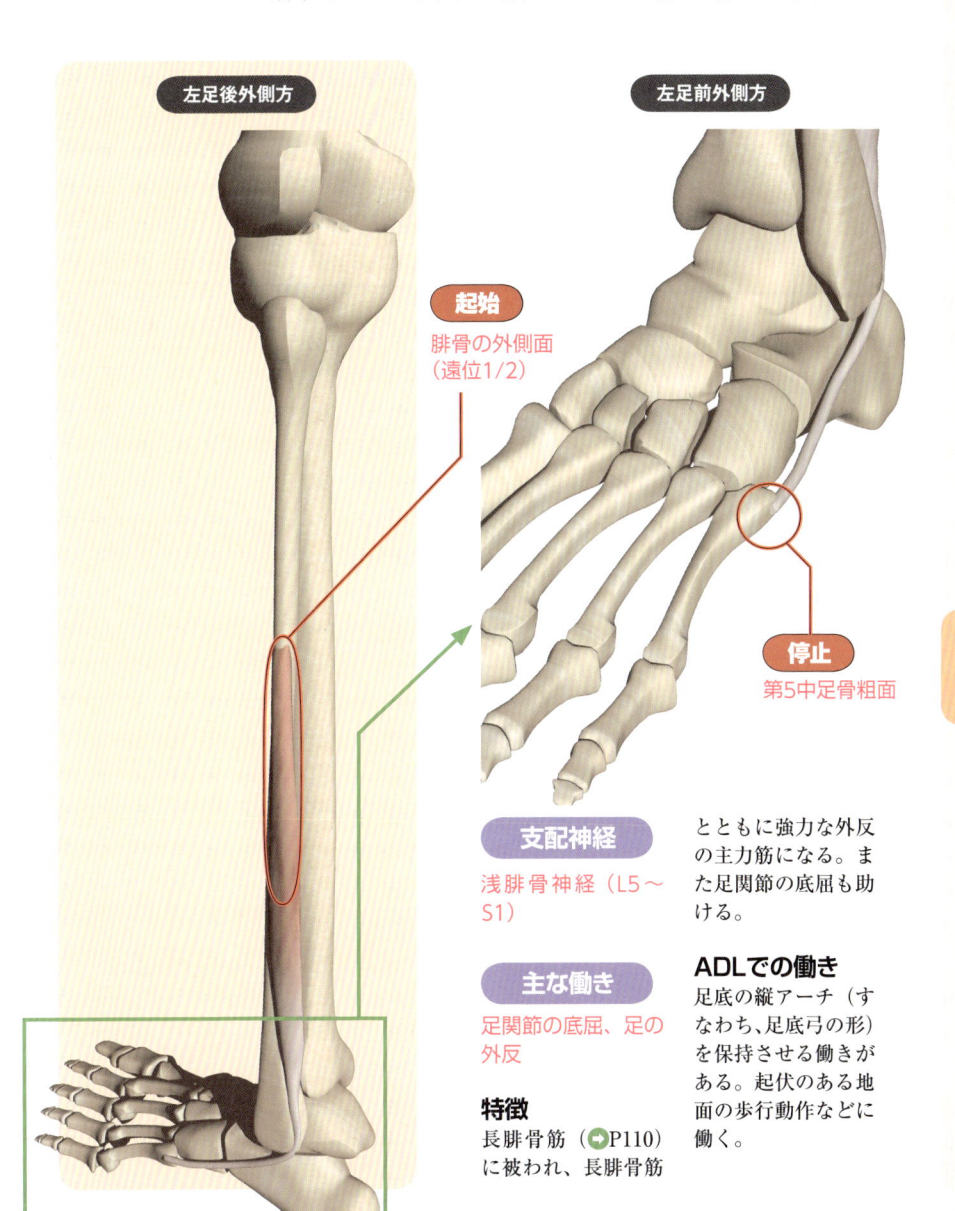

左足後外側方

左足前外側方

**起始**
腓骨の外側面（遠位1/2）

**停止**
第5中足骨粗面

**支配神経**
浅腓骨神経（L5〜S1）

**主な働き**
足関節の底屈、足の外反

**特徴**
長腓骨筋（→P110）に被われ、長腓骨筋とともに強力な外反の主力筋になる。また足関節の底屈も助ける。

**ADLでの働き**
足底の縦アーチ（すなわち、足底弓の形）を保持させる働きがある。起伏のある地面の歩行動作などに働く。

第7章 足関節・足指

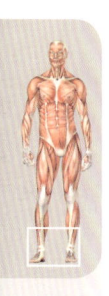

# 長趾屈筋
## flexor digitorum longus

**暗記のツボ** flexor「屈筋」はラテン語flecto「曲げる」に由来。digitorumは、digit「指」の所有格の複数形。longusはラテン語で「長い」を意味する。

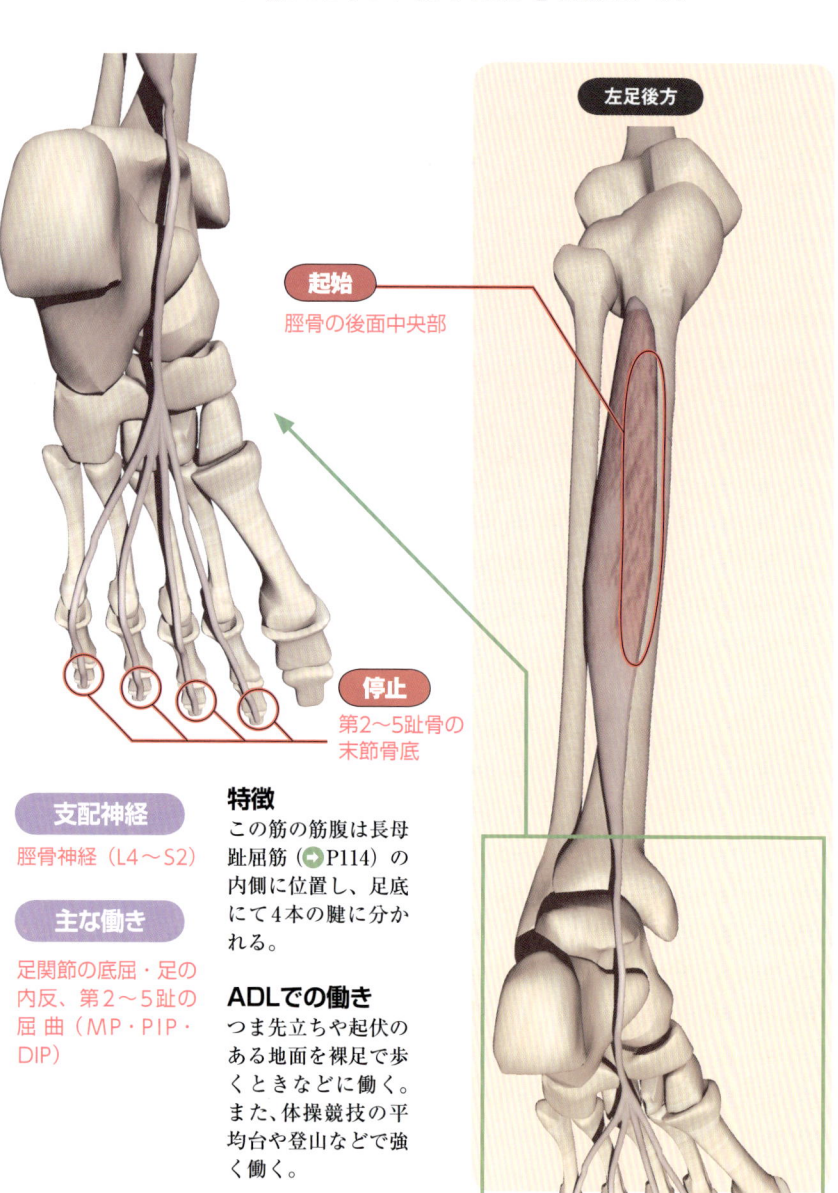

足関節・足指に働く筋 ▶ 長趾屈筋・長趾伸筋

左足後方

**起始**
脛骨の後面中央部

**停止**
第2〜5趾骨の末節骨底

**支配神経**
脛骨神経（L4〜S2）

**主な働き**
足関節の底屈・足の内反、第2〜5趾の屈曲（MP・PIP・DIP）

**特徴**
この筋の筋腹は長母趾屈筋（▶P114）の内側に位置し、足底にて4本の腱に分かれる。

**ADLでの働き**
つま先立ちや起伏のある地面を裸足で歩くときなどに働く。また、体操競技の平均台や登山などで強く働く。

# 長趾伸筋 extensor digitorum longus

**暗記のツボ** extensorは「伸筋」を意味する。digitorumは、digit「指」の所有格の複数形。longusはラテン語で「長い」を意味する。

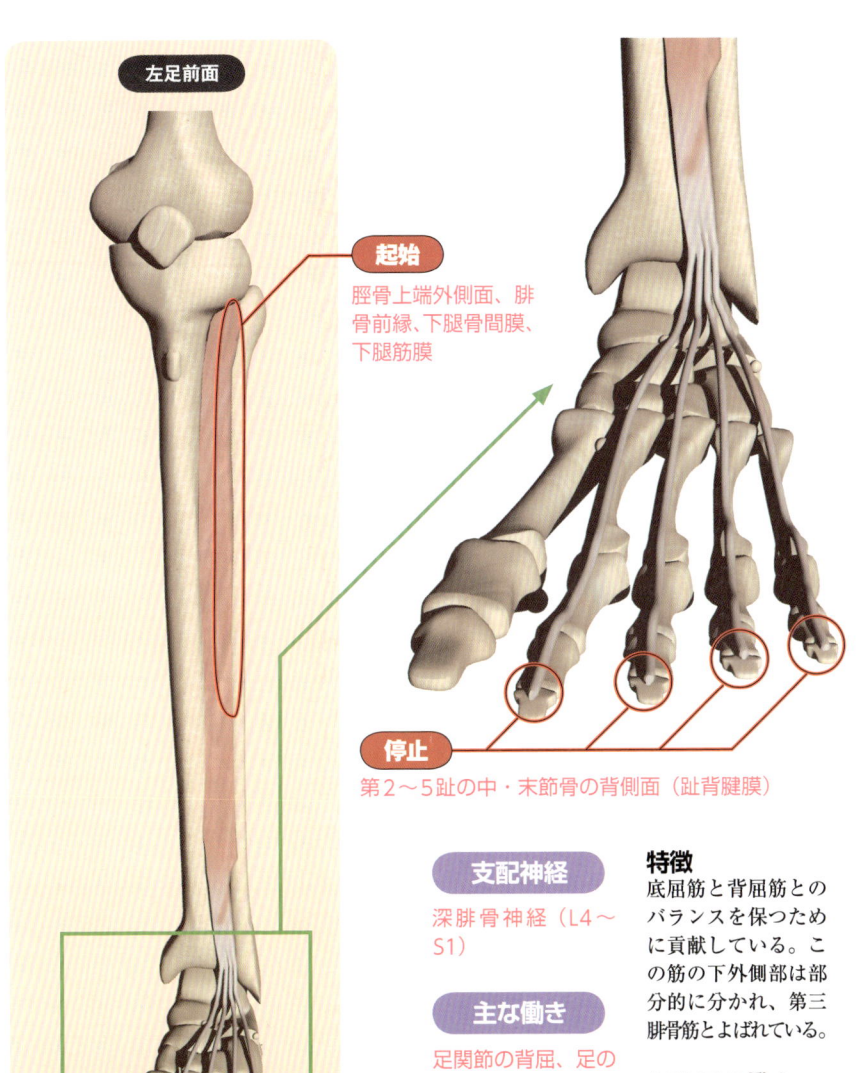

**左足前面**

**起始**
脛骨上端外側面、腓骨前縁、下腿骨間膜、下腿筋膜

**停止**
第2〜5趾の中・末節骨の背側面（趾背腱膜）

**支配神経**
深腓骨神経（L4〜S1）

**主な働き**
足関節の背屈、足の外反、第2〜5趾の伸展（MP、PIP、DIP）

**特徴**
底屈筋と背屈筋とのバランスを保つために貢献している。この筋の下外側部は部分的に分かれ、第三腓骨筋とよばれている。

**ADLでの働き**
つま先が段差を越えるのを助ける。

# 長母趾屈筋
### ちょうぼしくっきん
**フレクサー ハリューシィス ロンガス**
**flexor hallucis longus**

**暗記のツボ**　flexor「屈筋」はラテン語flecto「曲げる」に由来する。hallucisは「母趾」を、longusはラテン語で「長い」を意味する。

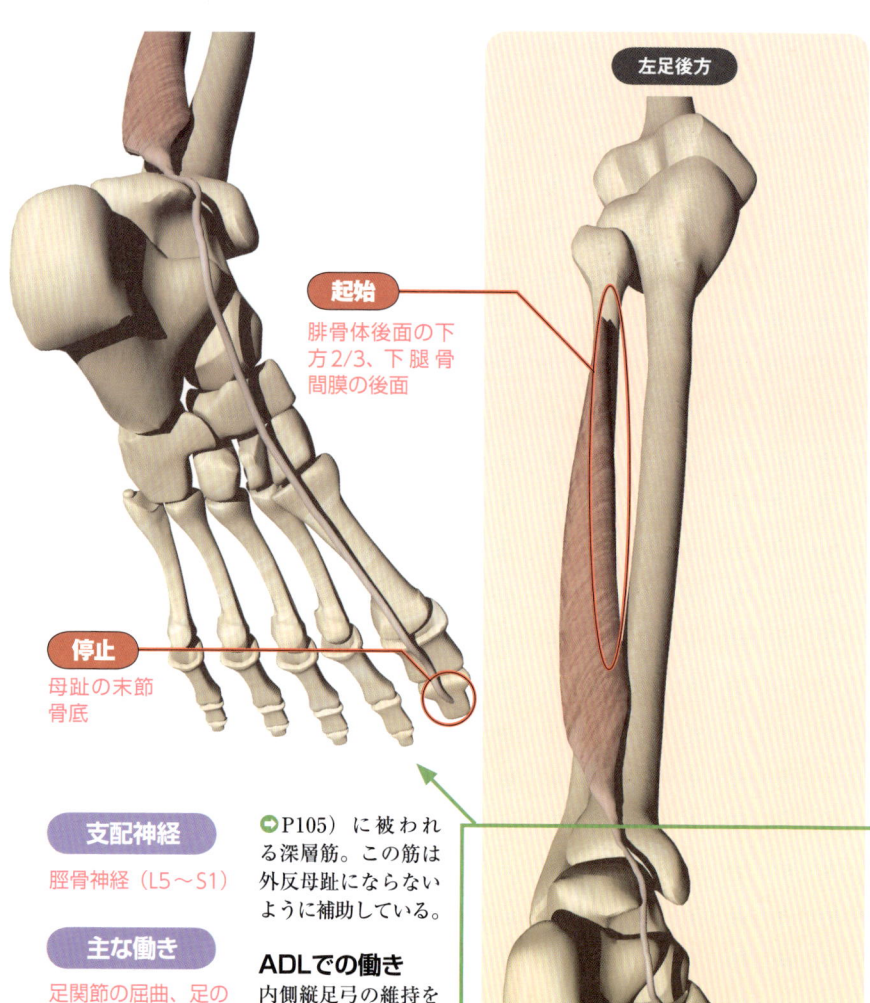

足関節・足指に働く筋 ▶ 長母趾屈筋・長母趾伸筋

左足後方

**起始**
腓骨体後面の下方2/3、下腿骨間膜の後面

**停止**
母趾の末節骨底

**支配神経**
脛骨神経（L5〜S1）

**主な働き**
足関節の屈曲、足の内反、母趾の屈曲（IP関節）

**特徴**
下腿三頭筋（腓腹筋 ➡P104とヒラメ筋 ➡P105）に被われる深層筋。この筋は外反母趾にならないように補助している。

**ADLでの働き**
内側縦足弓の維持を補助する。また、つま先立ちや起伏のある地面を裸足で歩く際に働く。

114

# 長母趾伸筋

イクステンサー ハリューシィス ロンガス
extensor hallucis longus

**暗記のツボ** extensorは「伸筋」を意味する。hallucisは「母趾」を、longusはラテン語で「長い」を意味する。

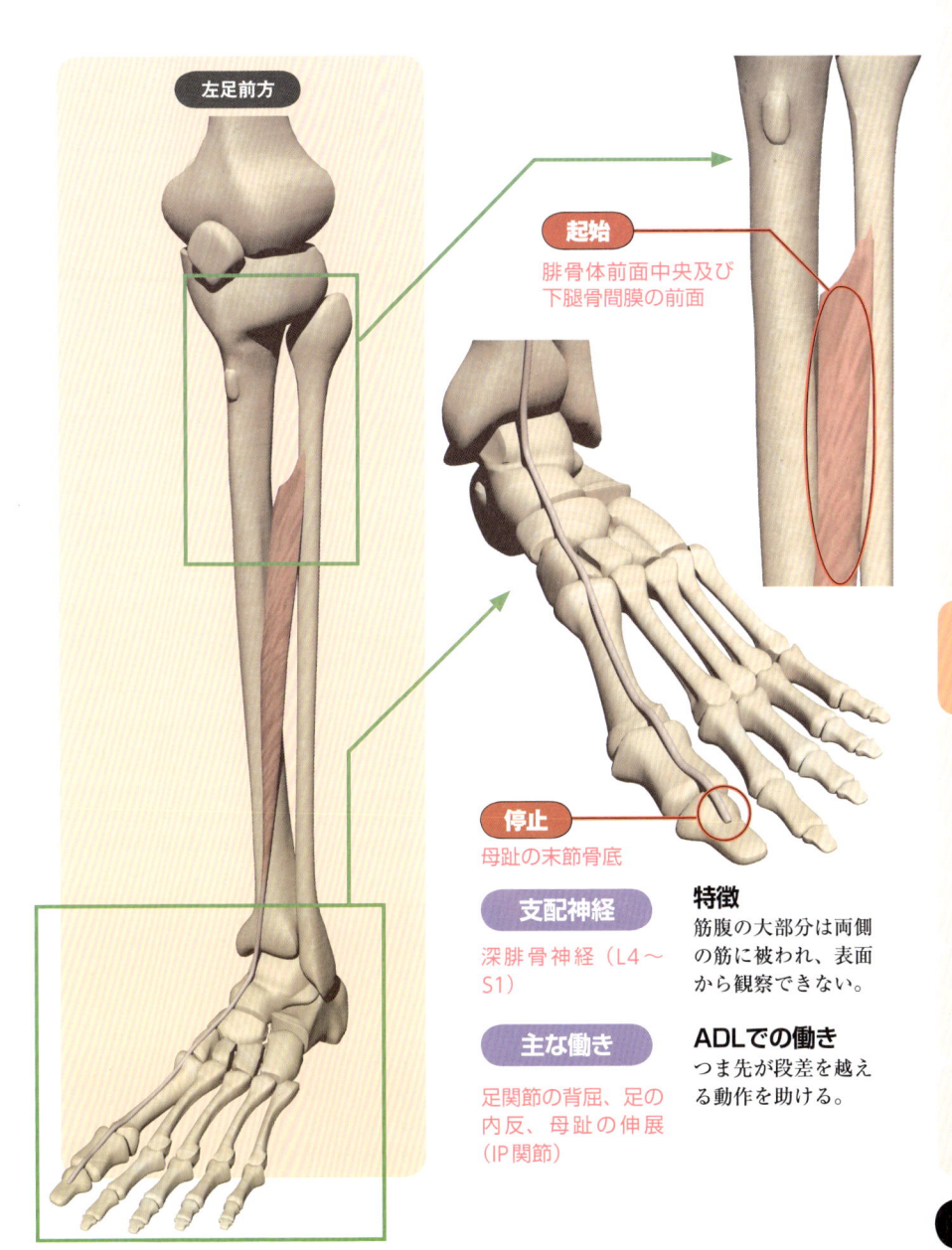

**左足前方**

**起始**
腓骨体前面中央及び下腿骨間膜の前面

**停止**
母趾の末節骨底

**支配神経**
深腓骨神経（L4〜S1）

**主な働き**
足関節の背屈、足の内反、母趾の伸展（IP関節）

**特徴**
筋腹の大部分は両側の筋に被われ、表面から観察できない。

**ADLでの働き**
つま先が段差を越える動作を助ける。

第7章 足関節・足指

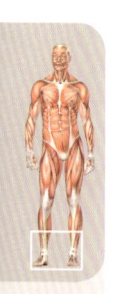

## 短母趾伸筋 extensor hallucis brevis

**支配神経**
深腓骨神経（L4〜S1）

**主な働き**
母趾の伸展（MP関節）

**特徴**
やや太い紡錘状の筋である。

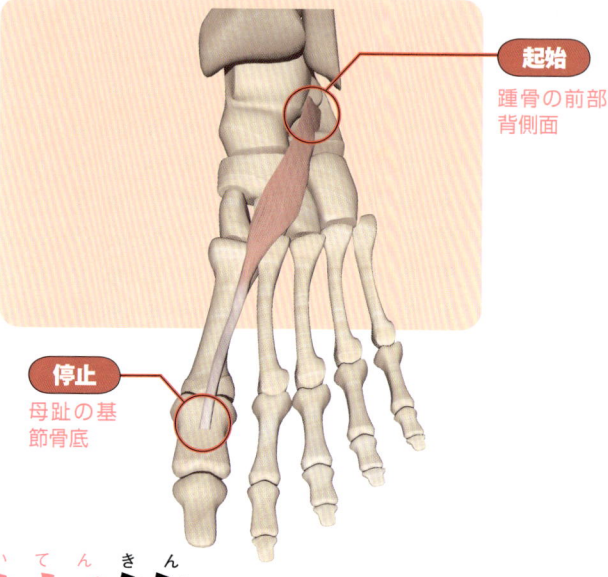

**起始**
踵骨の前部背側面

**停止**
母趾の基節骨底

---

## 母趾外転筋 abductor hallucis

**支配神経**
内側足底神経（L5〜S1）

**主な働き**
母趾の屈曲（MP関節）、外転

**特徴**
母指球の内側表面に位置し、足の内側縁のふくらみを作っている。

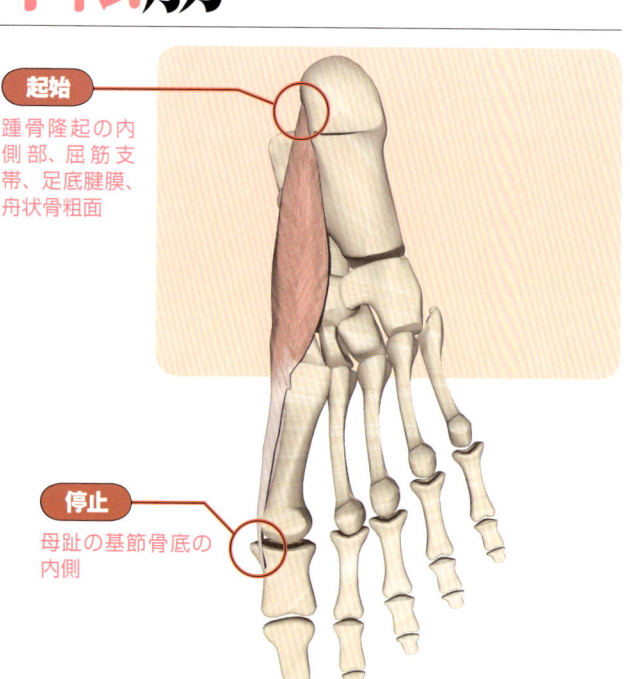

**起始**
踵骨隆起の内側部、屈筋支帯、足底腱膜、舟状骨粗面

**停止**
母趾の基節骨底の内側

---

足関節・足指に働く筋
短母趾伸筋・母趾外転筋・短母趾屈筋・母趾内転

# 短母趾屈筋 flexor hallucis brevis

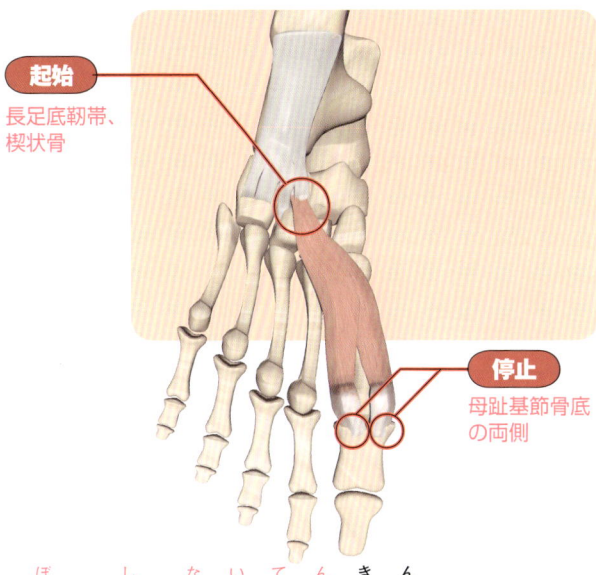

**起始**
長足底靭帯、楔状骨

**停止**
母趾基節骨底の両側

### 支配神経
内側足底神経（L5～S1）、外側足底神経（S1～2）

### 主な働き
母趾の屈曲（MP関節）

### 特徴
母趾外転筋（→P116）の深層に位置し、筋腹を長母趾屈筋腱が通る。内側腹は母趾外転筋に大部分を被われている。

# 母趾内転筋 adductor hallucis

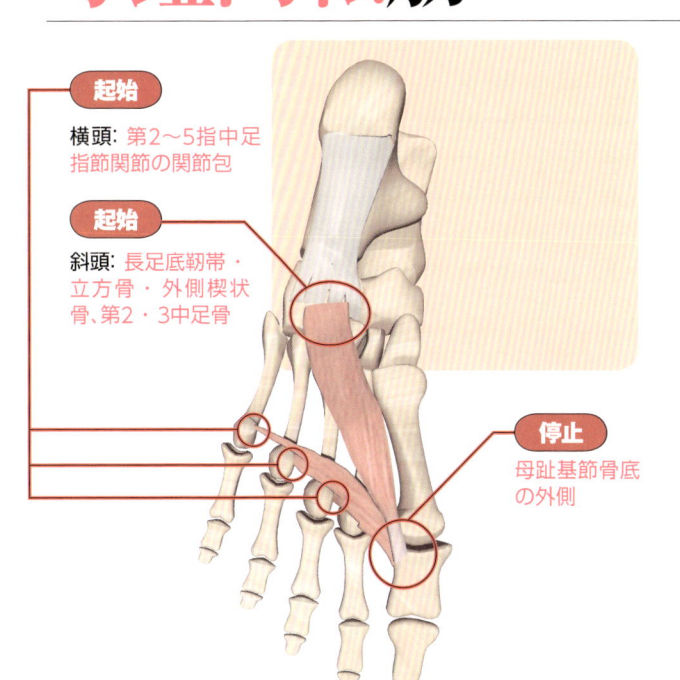

**起始**
横頭: 第2～5指中足指節関節の関節包

**起始**
斜頭: 長足底靭帯・立方骨・外側楔状骨、第2・3中足骨

**停止**
母趾基節骨底の外側

### 支配神経
外側足底神経（S1～2）

### 主な働き
母趾の内転

### 特徴
足底の最も深層に位置し、二頭を有する。

第7章 足関節・足指

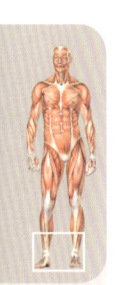

## 短趾伸筋 extensor digitorum brevis

**支配神経**
深腓骨神経（L4～S1）

**主な働き**
第2～4趾の伸展（5趾に存在する場合あり）

**特徴**
足背の外側に位置し、背屈すると丸いふくらみをつくる。足の背側に筋腹が位置するのは、この筋と短母趾伸筋（→P116）・背側骨間筋（→P120）の三筋。

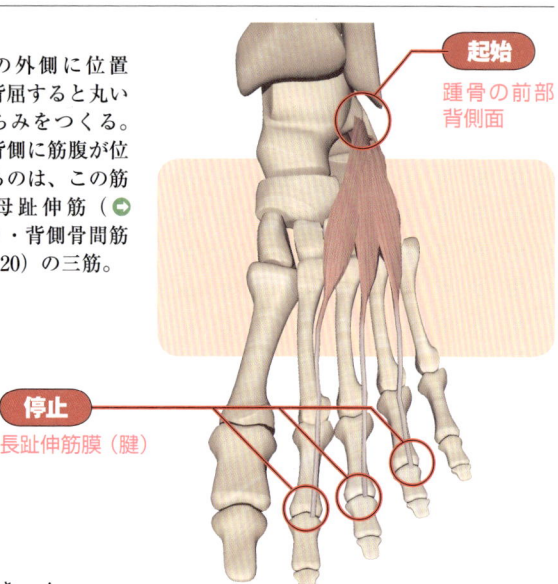

**起始**
踵骨の前部背側面

**停止**
長趾伸筋膜（腱）

---

足関節・足指に働く筋 → 短趾伸筋・短趾屈筋・足底方形筋・虫様筋

---

## 短趾屈筋 flexor digitorum brevis

**支配神経**
内側足底神経（L5～S1）

**主な働き**
第2～5趾の屈曲（MP・PIP）

**特徴**
足底腱膜に被われ、足底の中央に位置し、足の筋のうち最も表層にある。

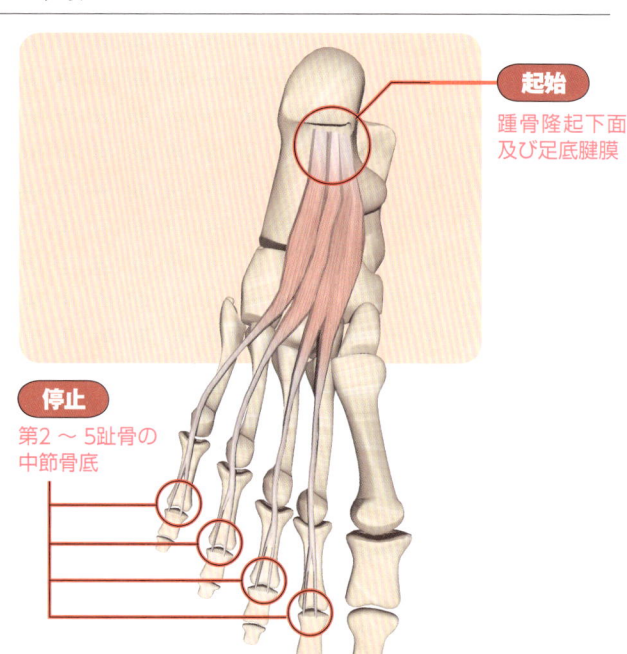

**起始**
踵骨隆起下面及び足底腱膜

**停止**
第2～5趾骨の中節骨底

# 足底方形筋 quadratus plantae

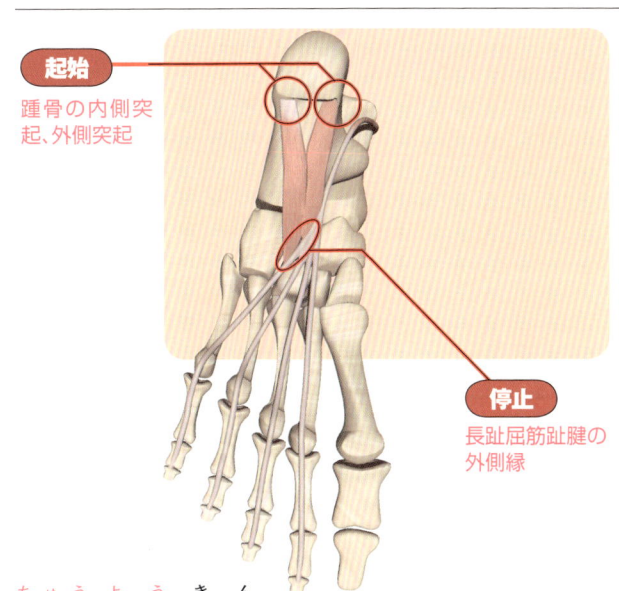

**起始**
踵骨の内側突起、外側突起

**停止**
長趾屈筋趾腱の外側縁

**支配神経**
外側足底神経（S1〜S2（S3））

**主な働き**
長趾屈筋の補強

**特徴**
短趾屈筋（→P118）の深層に位置し、内・外側頭の二頭を持つ。「趾屈補助筋」ともよばれている。

# 虫様筋 lumbricals

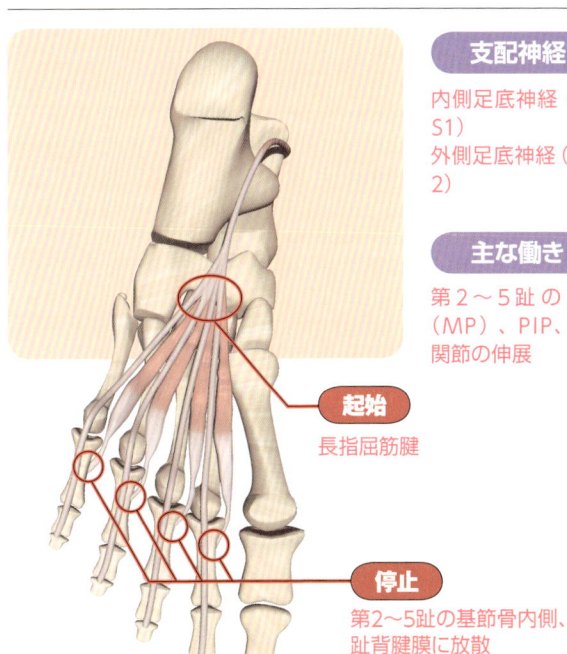

**起始**
長指屈筋腱

**停止**
第2〜5趾の基節骨内側、趾背腱膜に放散

**支配神経**
内側足底神経（L5・S1）
外側足底神経（S1・2）

**主な働き**
第2〜5趾の屈曲（MP）、PIP、DIP関節の伸展

**特徴**
長指屈筋腱の間に見られる小筋で、足底方形筋と同層に位置し、母指側から第1、2、3、4虫様筋とよばれる。移動性の起始を持つ。

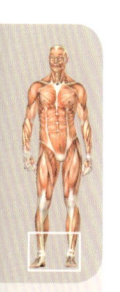

# 底側骨間筋 plantar interossei

**支配神経**
外側足底神経（S1～2）

**主な働き**
第3～5趾の内転・基節骨の屈曲（MP）

**特徴**
3つの底側骨間筋がある。

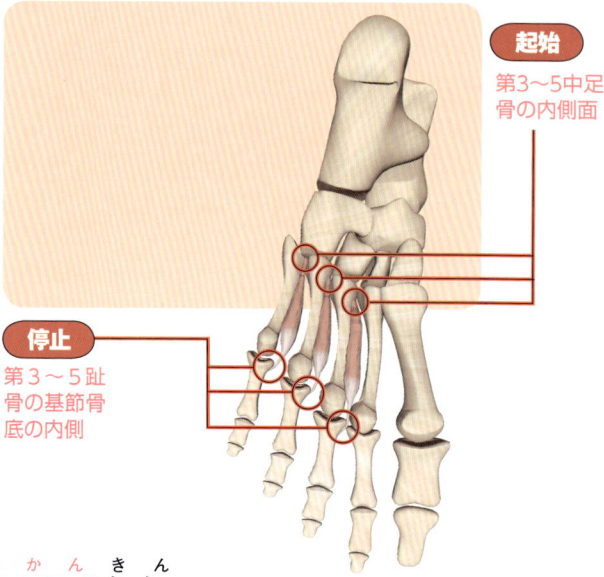

**起始**
第3～5中足骨の内側面

**停止**
第3～5趾骨の基節骨底の内側

---

足関節・足指に働く筋
底側骨間筋・背側骨間筋・小趾外転筋・短小趾屈

---

# 背側骨間筋 dorsal interossei

**支配神経**
外側足底神経（S1～2）

**主な働き**
第2～4趾の外転・基節骨の屈曲

**特徴**
4つの背側骨間筋がある。

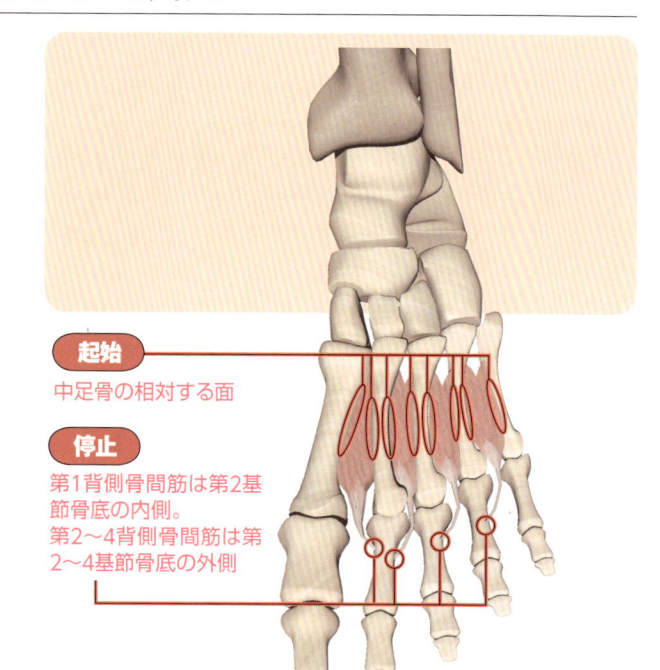

**起始**
中足骨の相対する面

**停止**
第1背側骨間筋は第2基節骨底の内側。
第2～4背側骨間筋は第2～4基節骨底の外側

# 小趾外転筋 abductor digiti minimi

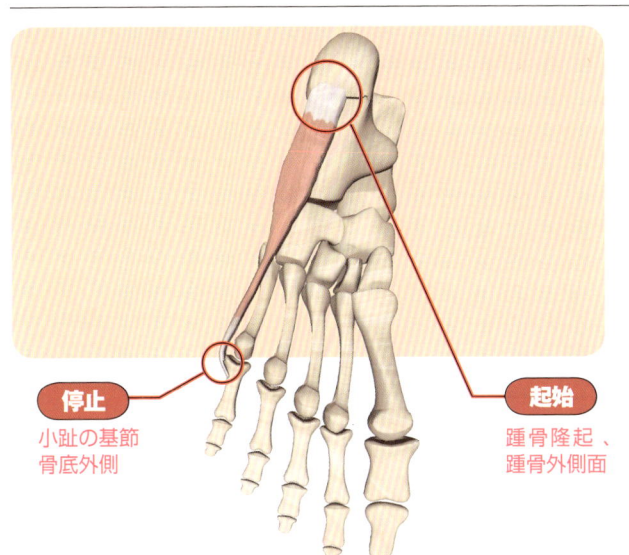

### 支配神経
外側足底神経（S1〜2）

### 主な働き
小趾の外転と屈曲（MP関節）

**特徴**
足の外側縁に位置し、足の外側縁のふくらみをつくる浅層筋。

**停止**
小趾の基節骨底外側

**起始**
踵骨隆起、踵骨外側面

# 短小趾屈筋 flexor digiti minimi brevis

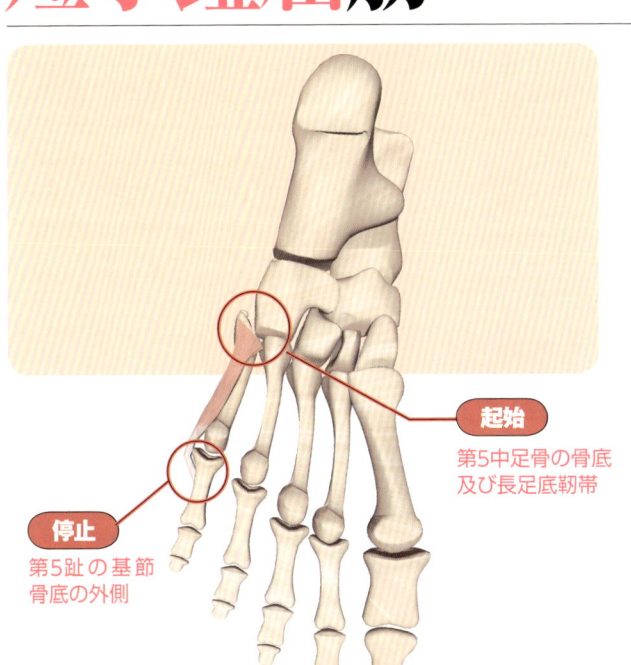

### 支配神経
外側足底神経（S1〜2）

### 主な働き
小趾の屈曲（MP関節）

**特徴**
小趾外転筋の内側に位置する浅層筋。

**起始**
第5中足骨の骨底及び長足底靭帯

**停止**
第5趾の基節骨底の外側

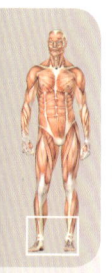

# 小趾対立筋 opponens digiti minimi

しょうしたいりつきん / オポウネンス ディジタイ ミニマイ

**起始**
第5中足骨の骨底及び長足底靭帯

**支配神経**
外側足底神経（S1～2）

**主な働き**
小趾の底屈、内転

**停止**
第5中足骨の前方端の外側

**特徴**
小指球の最も深層に位置する非常に小さな筋。第5中足骨を底屈させる働きがある。また、短小趾屈筋（→P121）の一部ともみなされている。

足関節・足指に働く筋 ▶ 小趾対立筋

## COLUMN
# 筋肉痛の原因と予防

　筋肉痛は運動後、一般的に半日以上経過してから生じるとされている。久しぶりに運動すると、筋肉中の筋線維や周囲の結合組織に小さな損傷ができて、これを修復しようと免疫システムが働いて白血球などが稼働し、炎症が起こる。現在ではこの修復の過程で出る物質や腫れ、熱が感覚神経を刺激し、筋肉痛が起こるという説が有力とされている。

　以前は「筋肉痛は疲労物質の乳酸が原因」という説も謳われてきたが、最近の研究では「確かに運動によっては乳酸などの疲労物質はたまるが、運動後長くとも2時間ほどで代謝されるため、運動翌日に起こる筋肉痛の原因とはいえない」と考えられるようになった。

　そこで、筋肉痛を予防するには、どのような対策があるのだろうか。それは同様の運動を繰り返して行うことにより、筋線維等が損傷を起こしにくいように筋肉を適応させることである。例えば、久しぶりに運動会で走るのであれば、1週間ほど前に短い距離でも1度走っておくと予防効果がある。

　では、どのような運動で筋肉痛は引き起こされるのであろうか。動的な運動すなわち等張性運動は、「短縮性運動」と「伸張性運動」に分けられるが、この伸張性運動で筋肉痛が起きやすいと考えられている。「伸張性運動」とは、力を入れて収縮している筋肉が伸ばされる動き、すなわち階段を「下りる」、バーベルを「下ろす」などの動作である。なぜなら、各々の筋線維への負荷が大きくなるため、損傷が起こりやすくなるからである。反対に筋肉が収縮して力を発揮する「短縮性運動」、すなわち階段を「上がる」、バーベルを「上げる」動作などでは筋肉痛は起きにくいとされている。

　レジスタンストレーニング実践者においては、一般的に挙上重量等、バーベルを上げることに着目しがちであるが、トレーニング効果を上げていくためにはバーベルを下ろす動作に着目すべきであるといえよう。

# 第8章
# 体幹に働く筋

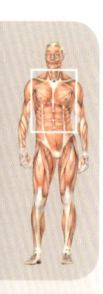

# 体幹に働く筋の複合図

背部の深層に位置する腸肋筋・最長筋・棘筋を総称して脊柱起立筋とよぶ。それよりも深層にある多裂筋や回旋筋、半棘筋などとともに、脊柱の屈曲・伸展、側屈、回旋運動に関与する。腹部の筋は脊柱運動以外に腹圧を上昇させる重要な働きをもつ。

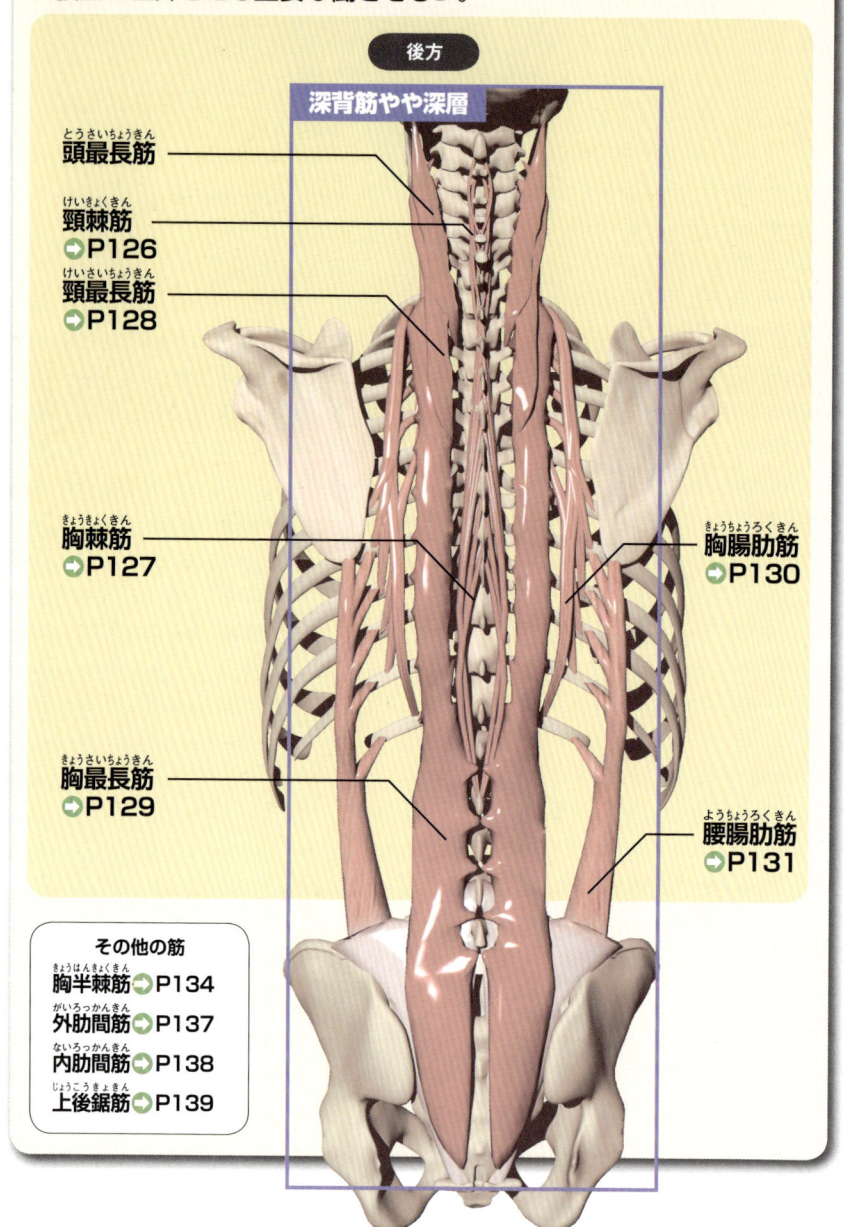

**後方**

**深背筋やや深層**

- 頭最長筋（とうさいちょうきん）
- 頸棘筋（けいきょくきん） ➡P126
- 頸最長筋（けいさいちょうきん） ➡P128
- 胸棘筋（きょうきょくきん） ➡P127
- 胸腸肋筋（きょうちょうろくきん） ➡P130
- 胸最長筋（きょうさいちょうきん） ➡P129
- 腰腸肋筋（ようちょうろくきん） ➡P131

**その他の筋**
- 胸半棘筋（きょうはんきょくきん） ➡P134
- 外肋間筋（がいろっかんきん） ➡P137
- 内肋間筋（ないろっかんきん） ➡P138
- 上後鋸筋（じょうこうきょきん） ➡P139

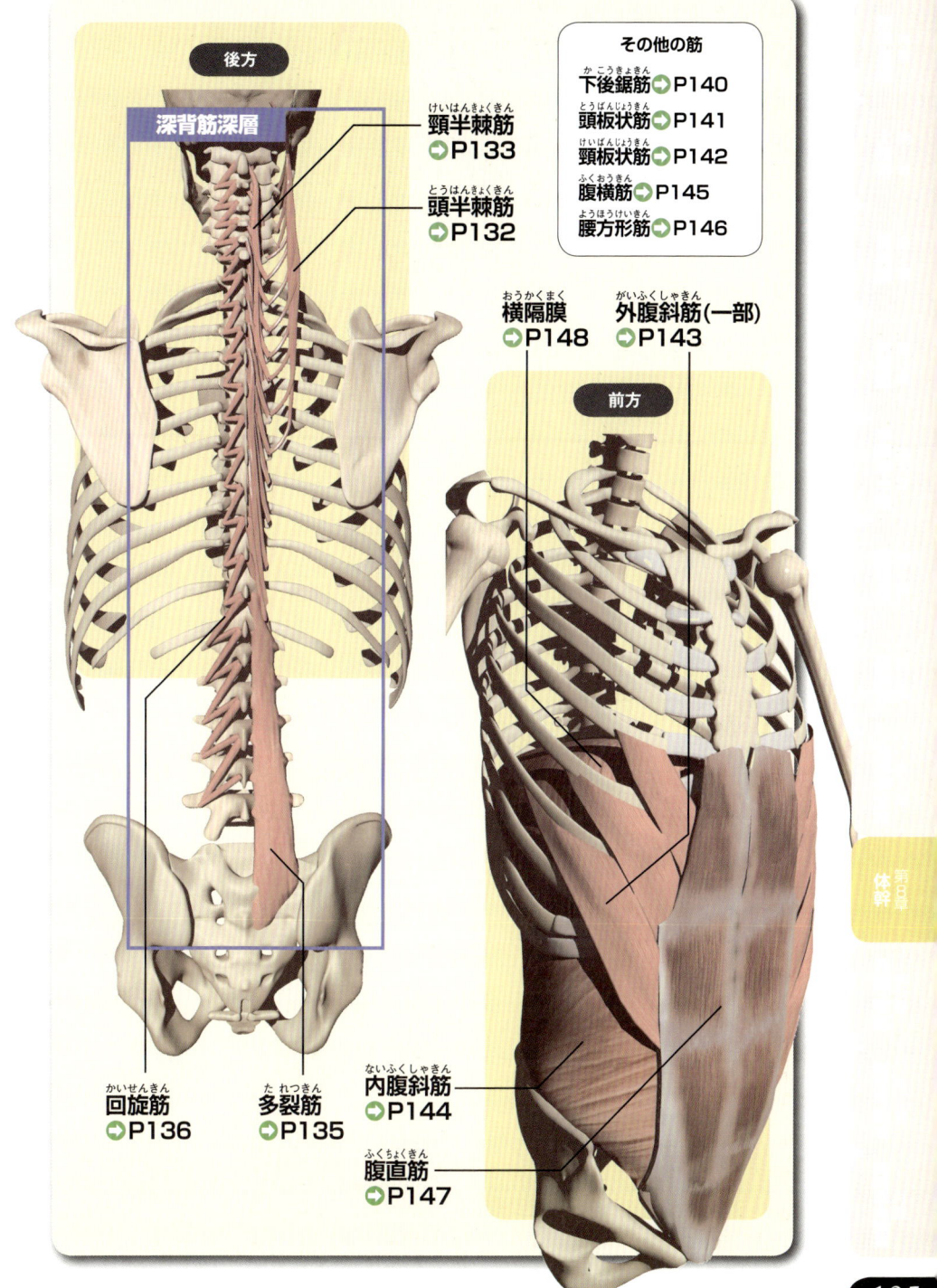

## 後方

**深背筋深層**

- 頸半棘筋 ➡P133
- 頭半棘筋 ➡P132
- 回旋筋 ➡P136
- 多裂筋 ➡P135

### その他の筋
- 下後鋸筋 ➡P140
- 頭板状筋 ➡P141
- 頸板状筋 ➡P142
- 腹横筋 ➡P145
- 腰方形筋 ➡P146

## 前方

- 横隔膜 ➡P148
- 外腹斜筋(一部) ➡P143
- 内腹斜筋 ➡P144
- 腹直筋 ➡P147

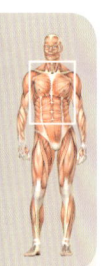

# 頸棘筋
### けいきょくきん
**spinalis cervicis** (スパイナリス サービィシィス)

**暗記のツボ**
ラテン語のspina「とげ」から派生したspinalisは「棘状」を意味し、椎骨の突起「とげ」の間を結ぶ筋と理解するとよい。ラテン語のcervicisは「頸」を意味する。

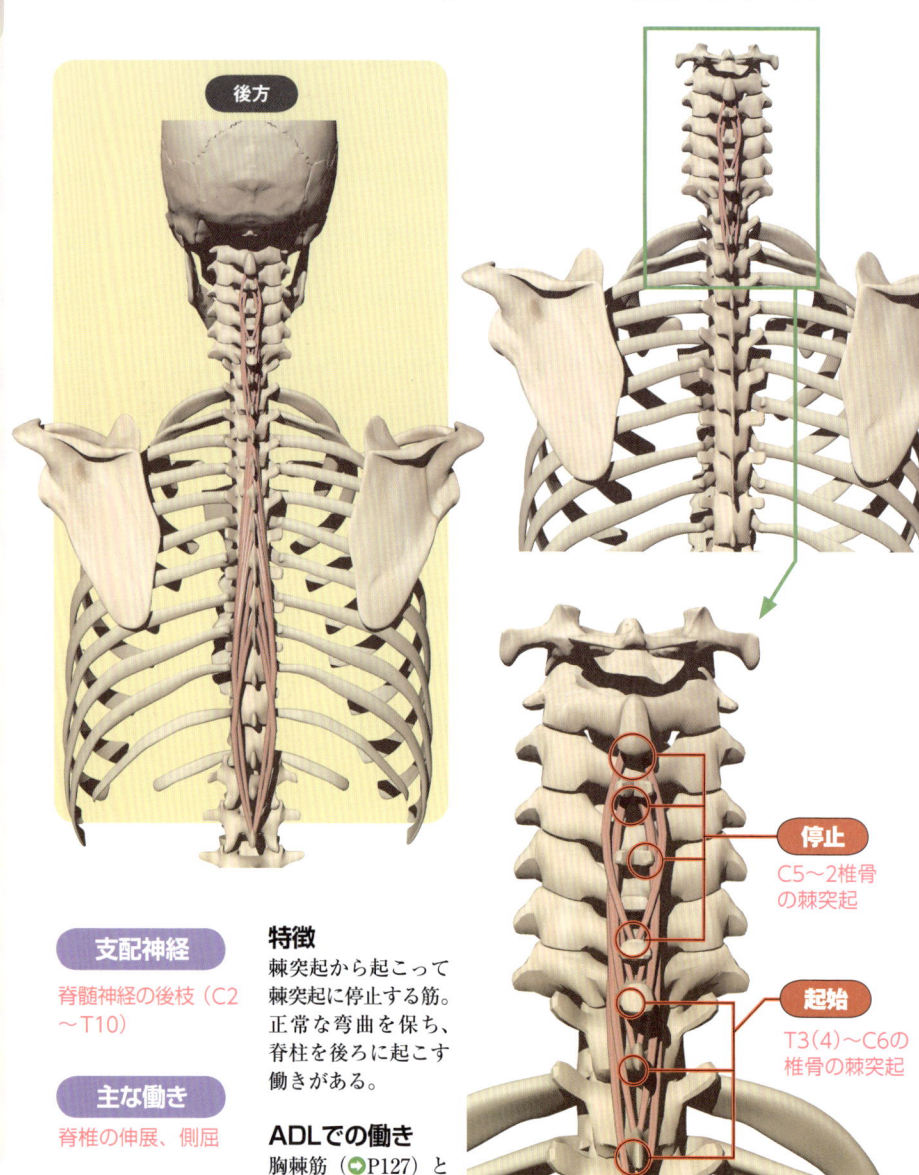

体幹に働く筋
▶ 頸棘筋・胸棘筋

後方

**停止**
C5〜2椎骨の棘突起

**起始**
T3(4)〜C6の椎骨の棘突起

**支配神経**
脊髄神経の後枝（C2〜T10）

**主な働き**
脊椎の伸展、側屈

**特徴**
棘突起から起こって棘突起に停止する筋。正常な弯曲を保ち、脊柱を後ろに起こす働きがある。

**ADLでの働き**
胸棘筋（◯P127）とともに、姿勢の維持に貢献する。

# 胸棘筋 spinalis thoracis
きょうきょくきん　スパイナリス ソラシィス

**暗記のツボ**
ラテン語のspina「とげ」から派生したspinalisは「棘状」の意味し、椎骨の突起「とげ」の間を結ぶ筋と理解するとよい。ギリシャ語のthoracisは「胸」を意味する。

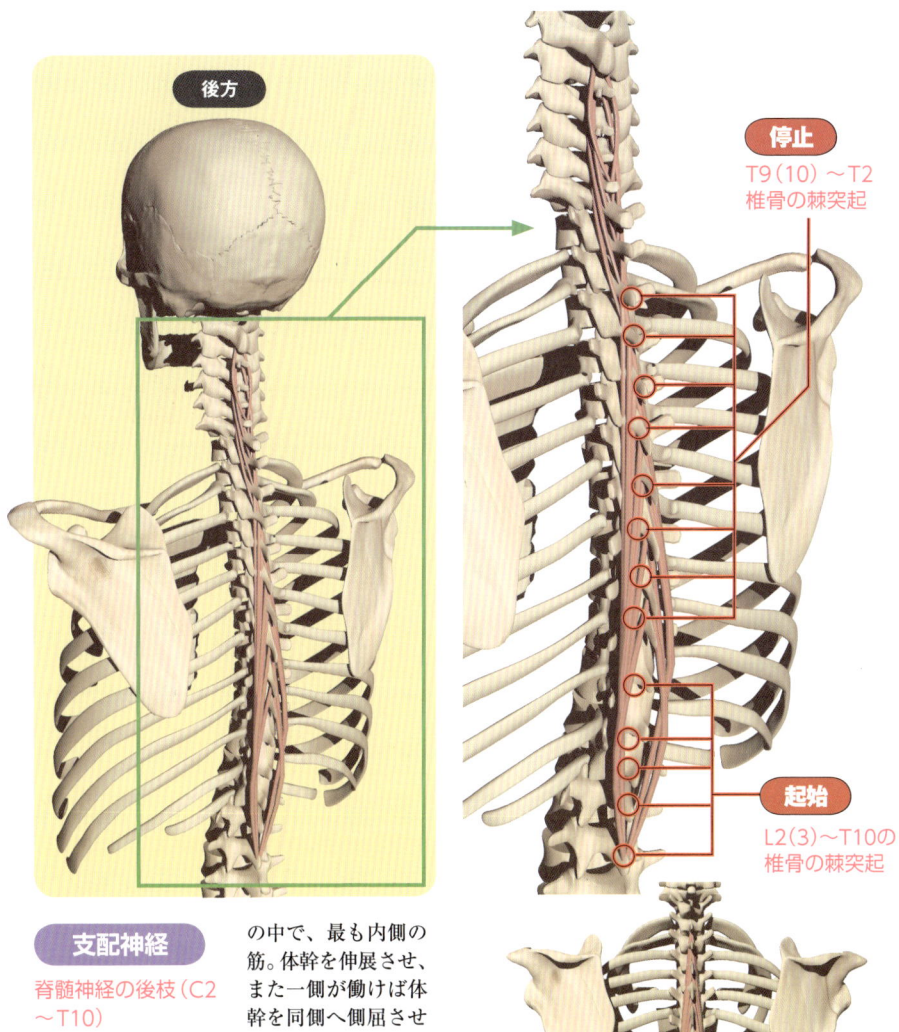

**後方**

**停止**
T9(10)〜T2椎骨の棘突起

**起始**
L2(3)〜T10の椎骨の棘突起

**支配神経**
脊髄神経の後枝（C2〜T10）

**主な働き**
脊椎の伸展、側屈

**特徴**
脊柱起立筋(→P124)の中で、最も内側の筋。体幹を伸展させ、また一側が働けば体幹を同側へ側屈させる働きがある。

**ADLでの働き**
頸棘筋（→P126）とともに、姿勢の維持に貢献する。

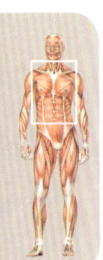

# 頸最長筋 longissimus cervicis
けいさいちょうきん　ロンジッシマス サービィシィス

**暗記のツボ** longissimusはラテン語longus「長い」の最上級（脊柱起立筋の中で最も長い）。またラテン語のcervicisは「頸」を意味する。

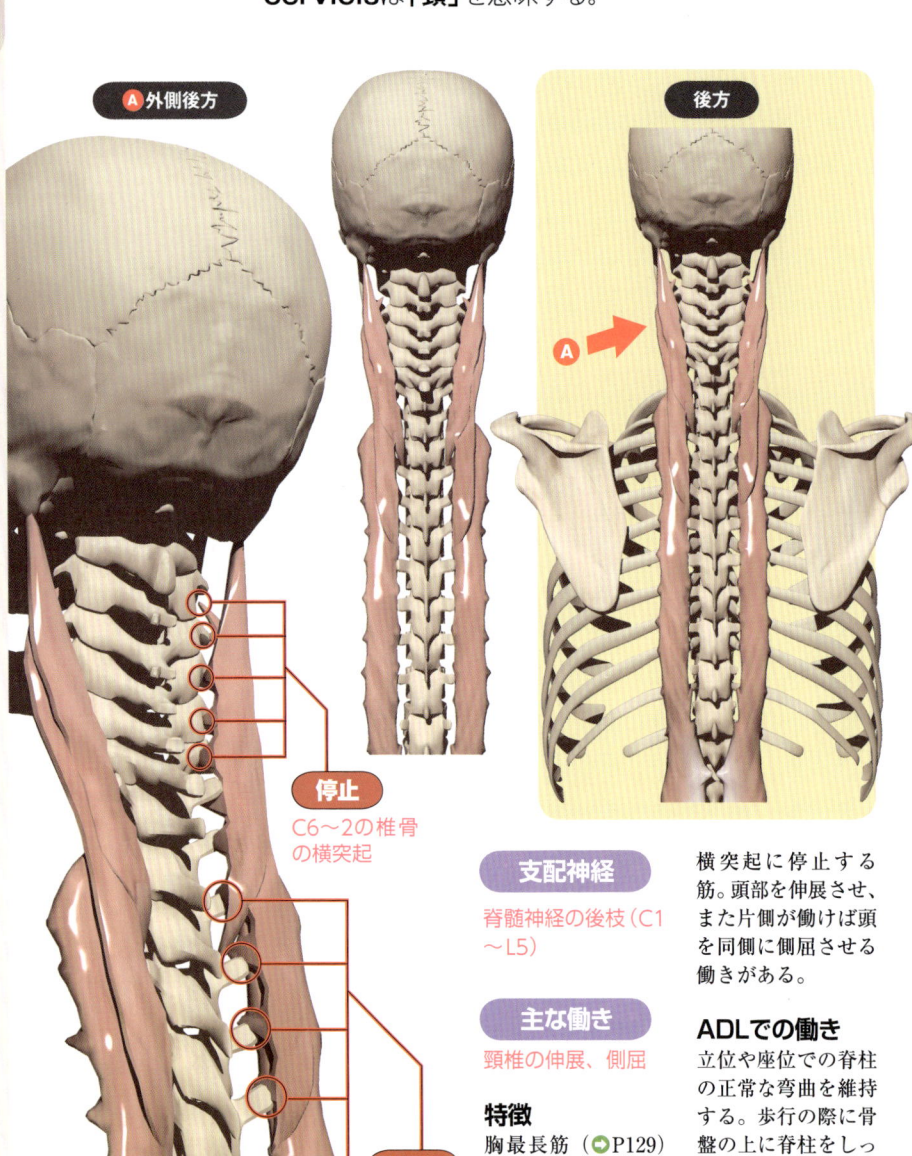

体幹に働く筋 ▶ 頸最長筋・胸最長筋

**A 外側後方**

**後方**

**停止**
C6～2の椎骨の横突起

**支配神経**
脊髄神経の後枝（C1～L5）

**主な働き**
頸椎の伸展、側屈

**特徴**
胸最長筋（→P129）の内側に位置する。横突起から起こり、横突起に停止する筋。頭部を伸展させ、また片側が働けば頭を同側に側屈させる働きがある。

**ADLでの働き**
立位や座位での脊柱の正常な弯曲を維持する。歩行の際に骨盤の上に脊柱をしっかり固定する。

**起始**
T5～1の椎骨の横突起

# 胸最長筋 longissimus thoracis

**暗記のツボ**
longissimusはラテン語longus「長い」の最上級（脊柱起立筋の中で最も長い）。またギリシャ語のthoracisは「胸」を意味する。

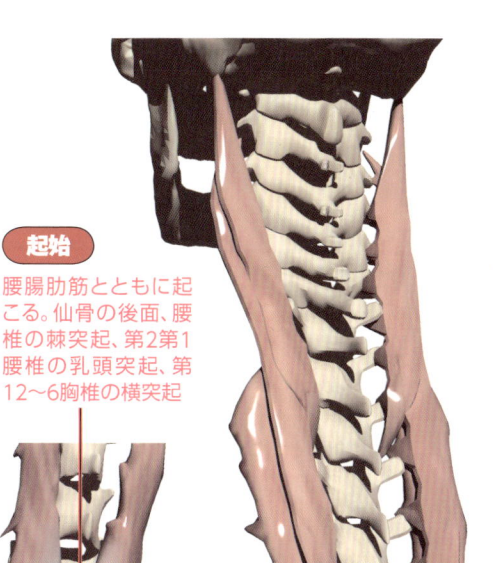

**後方**

**起始**
腰腸肋筋とともに起こる。仙骨の後面、腰椎の棘突起、第2第1腰椎の乳頭突起、第12～6胸椎の横突起

**支配神経**
脊髄神経の後枝（C1～L5）

**主な働き**
脊椎の伸展、側屈

**特徴**
脊柱起立筋（●P124）の中部に位置し、腸肋筋（●P130・131）とともに脊柱起立筋を形成する。体幹を伸展させ、また片側が働けば体幹を同側に側屈させる働きがある。

**ADLでの働き**
頸最長筋（●128）とともに、立位や座位での脊柱の正常な弯曲を維持する。歩行の際に骨盤の上に脊柱をしっかり固定する。また、脊柱の正常な弯曲を保って背部をまっすぐ保つことで、姿勢の維持に貢献する。

**停止**
内側尖：第5腰椎の乳頭突起、第4～1腰椎の副突起、胸椎の横突起
外側尖：第4～1腰椎の横突起、第12～1肋骨（肋骨角より内側）

# 胸腸肋筋 iliocostalis thoracis
きょうちょうろくきん　イリオコスタリス ソラシィス

**暗記のツボ** ilio-は「腸骨の」を意味し、腸肋筋を指す。ギリシャ語のthoracisは「胸」を意味する。

体幹に働く筋
▼
胸腸肋筋、腰腸肋筋

**後方**

**停止** 第6〜1肋骨の肋骨角

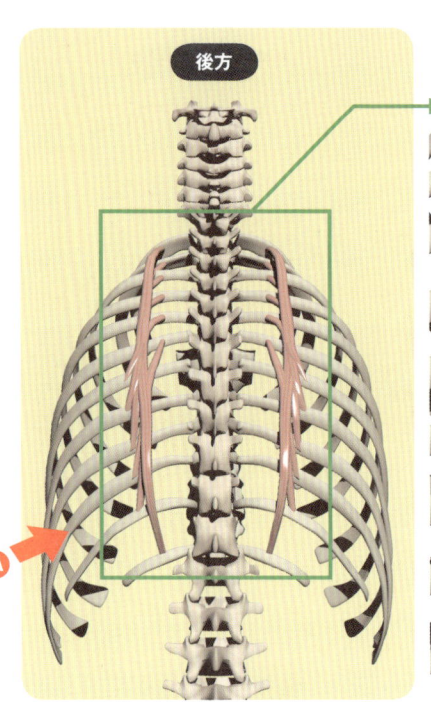

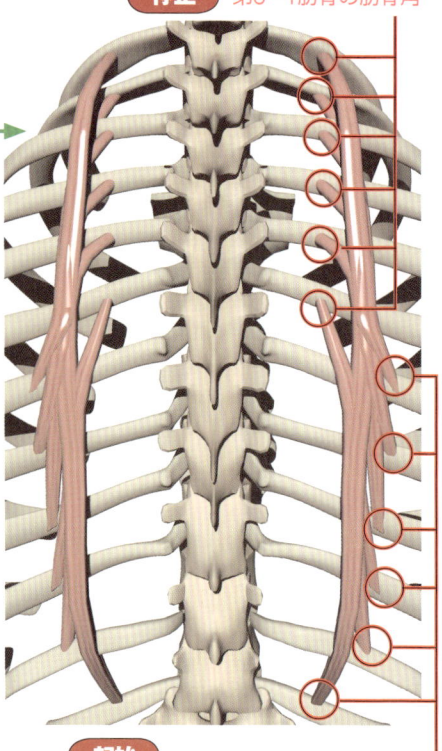

**起始** 第12〜7肋骨（肋骨角の内側）

**A 左外側後方**

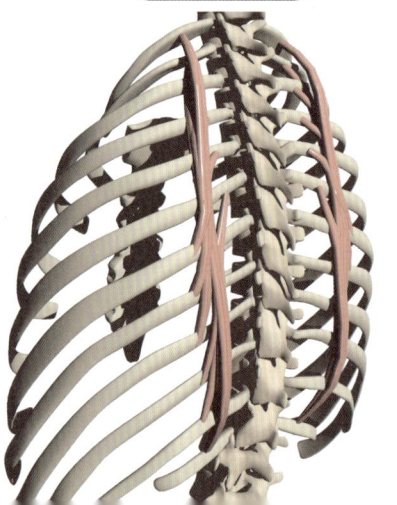

**支配神経**
脊髄神経の後枝（C8〜L1）

**主な働き**
胸椎の伸展、側屈

**特徴**
腸肋筋は脊柱起立筋（●P124）の中で最も外側の筋。胸腸肋筋はその一部で、ほかに頸腸肋筋、腰腸肋筋（●P131）がある。体幹を伸展させ、また片側が働けば体幹を同側に側屈させる働きがある。

**ADLでの働き**
脊柱の正常な弯曲を保ち、背部をまっすぐ保つことで、姿勢を保持する。座位、立位での日常動作や歩行するときに働く。

# 腰腸肋筋
## iliocostalis lumborum
（ようちょうろくきん／イリオコスタリス ランボーラム）

**暗記のツボ** ilio-は「腸骨の」を意味し、「腸肋筋」を指す。lumbarは「腰部」の意味。

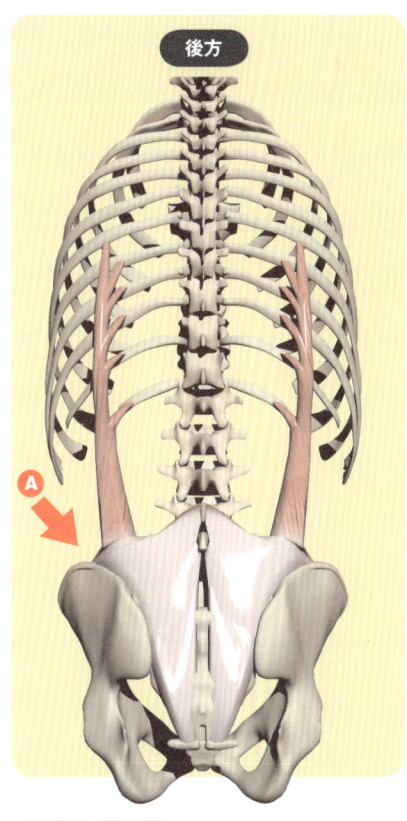

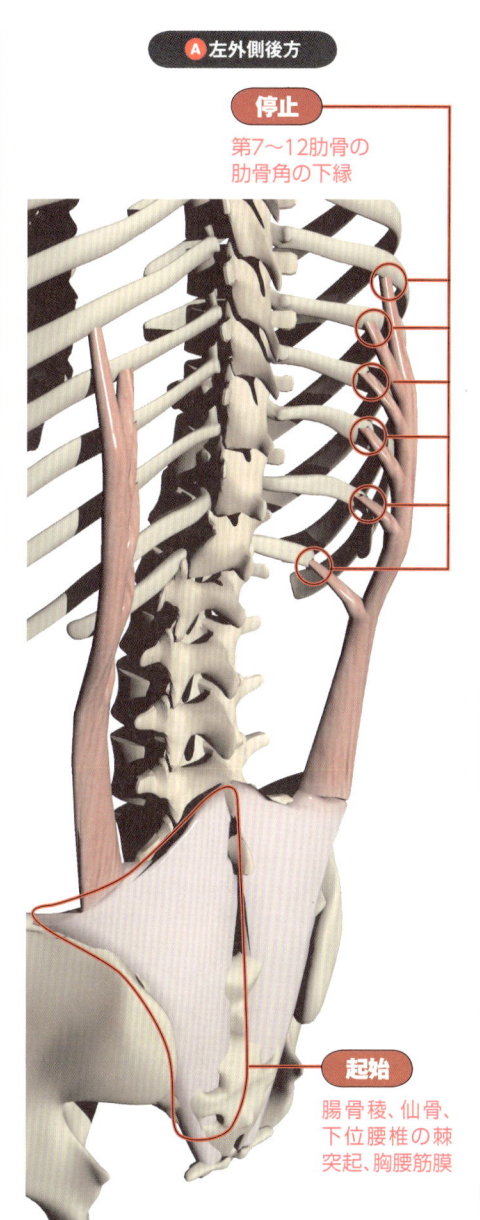

後方

A 左外側後方

**停止**
第7〜12肋骨の肋骨角の下縁

**起始**
腸骨稜、仙骨、下位腰椎の棘突起、胸腰筋膜

**支配神経**
脊髄神経の後枝（C8〜L1）

**主な働き**
腰椎の伸展、側屈

**特徴**
筋名通り、腸骨稜から起こり、肋骨に停止する筋。体幹を伸展させ、また片側が働けば体幹を同側に側屈させる働きがある。

**ADLでの働き**
胸腸肋筋（→P130）とともに脊柱の正常な弯曲を保ち、背部をまっすぐ保つことで、姿勢を保持する。座位、立位での日常動作や歩行するときに働く。

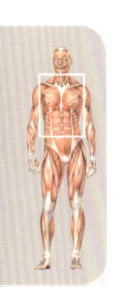

# 頭半棘筋 (とうはんきょくきん)
## semispinalis capitis (セミスパイナリス キャピティス)

> **暗記のツボ**
> spina「とげ」から派生した。椎骨の突起（とげを結ぶ筋）と解釈する。semiは「半分」を意味し、ラテン語のcapitisは「頭」を意味する。

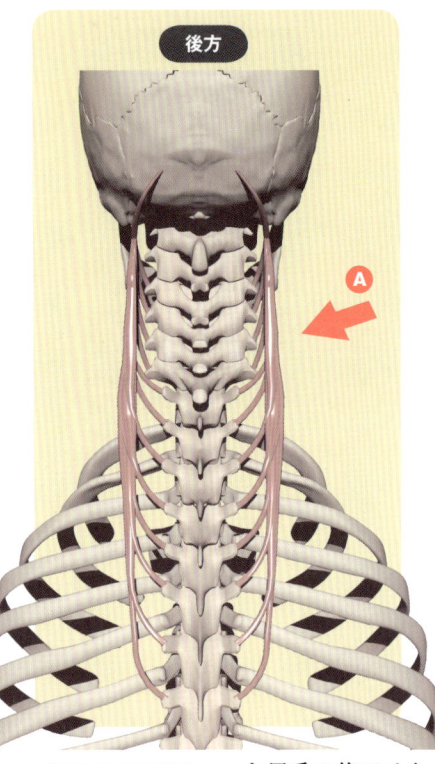

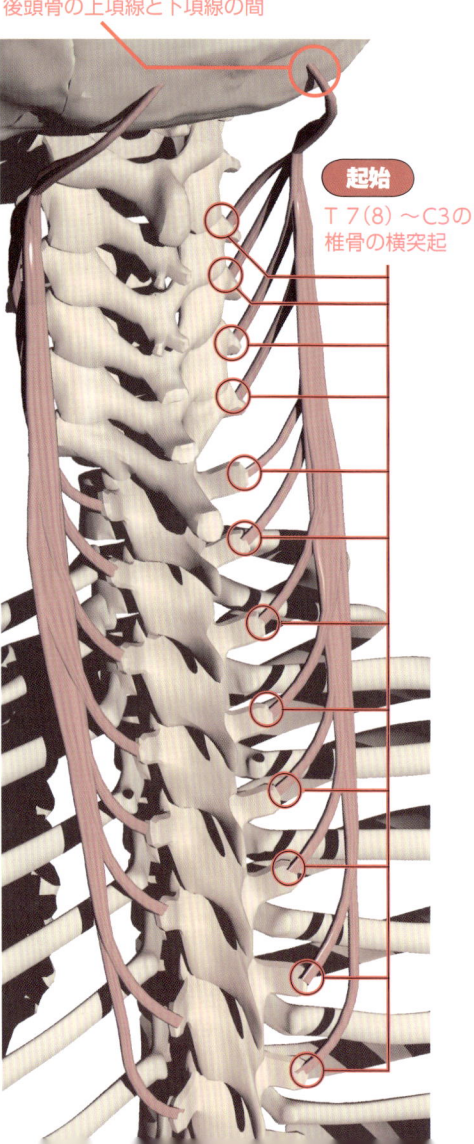

体幹に働く筋 → 頭半棘筋・頸半棘筋

**後方**

**Ⓐ 左外側後方**

**停止**
後頭骨の上項線と下項線の間

**起始**
T7(8)～C3の椎骨の横突起

**支配神経**
脊髄神経の後枝（C1～T7）

**主な働き**
頭部の伸展、回旋（対側）、側屈（同側）

**特徴**
この筋は頸・胸半棘筋（⇒P133・134）と同系の筋ではなく、外側枝支配のため最長筋系に属するといわれている。頭棘筋より頭半棘筋の方が強力である。

**ADLでの働き**
両側が働くと頭を反らせる強力な筋である。また見上げたり、頭を回旋して後方を見る際に働く。

# 頸半棘筋 semispinalis cervicis
## （けいはんきょくきん） セミスパイナリス サービシィス

**暗記のツボ**
spina「とげ」から派生した。椎骨の突起（とげを結ぶ筋）と解釈する。semiは「半分」を意味し、ラテン語のcervicisは「頸」を意味する。

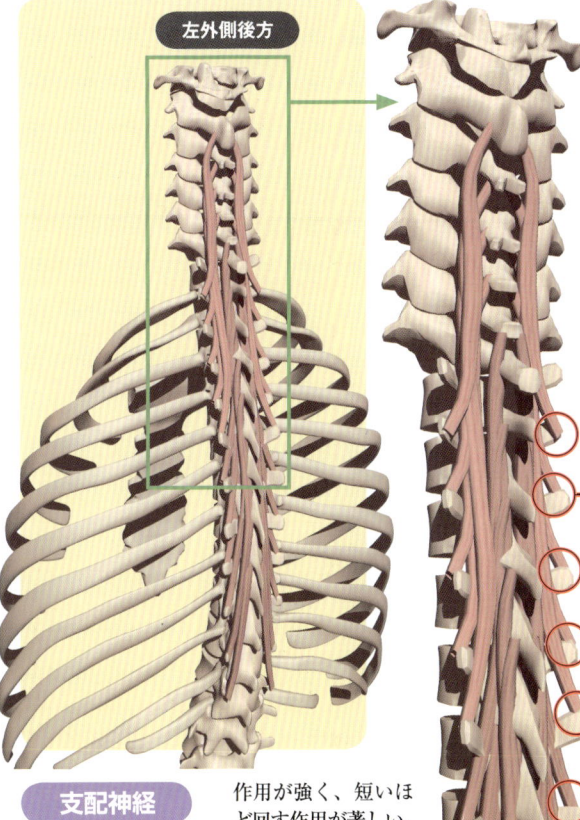

**左外側後方**

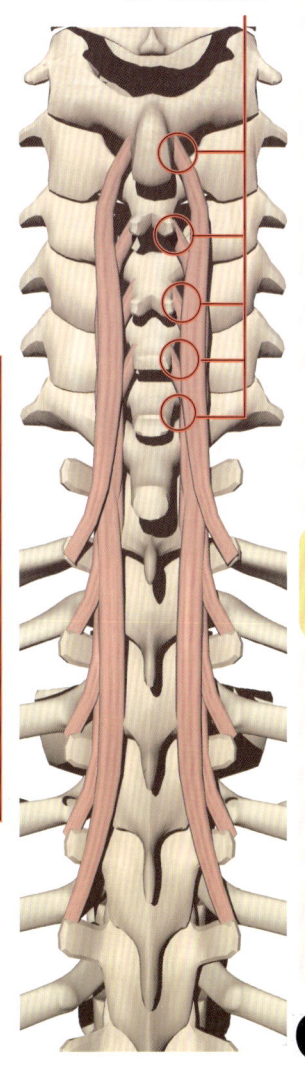

**後方**

**停止**
C6～2の棘突起

**起始**
T6(7)～C7の椎骨の横突起

**支配神経**
脊髄神経の後枝（C1～T7）

**主な働き**
頸椎の伸展、回旋（対側）、側屈（同側）

**特徴**
長い筋束ほど曲げる作用が強く、短いほど回す作用が著しい。

### ADLでの働き
ラグビーでスクラムを組むときや、アメリカンフットボール、レスリングなどのタックルをしたときに、頸を伸展させ、頸部を守る働きをする。

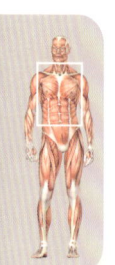

# 胸半棘筋 semispinalis thoracis

(きょうはんきょくきん / セミスパイナリス ソラシィス)

**暗記のツボ**　spina「とげ」から派生した。椎骨の突起（とげを結ぶ筋）と解釈する。semiは「半分」を意味し、ギリシャ語のthoracisは「胸」を意味する。

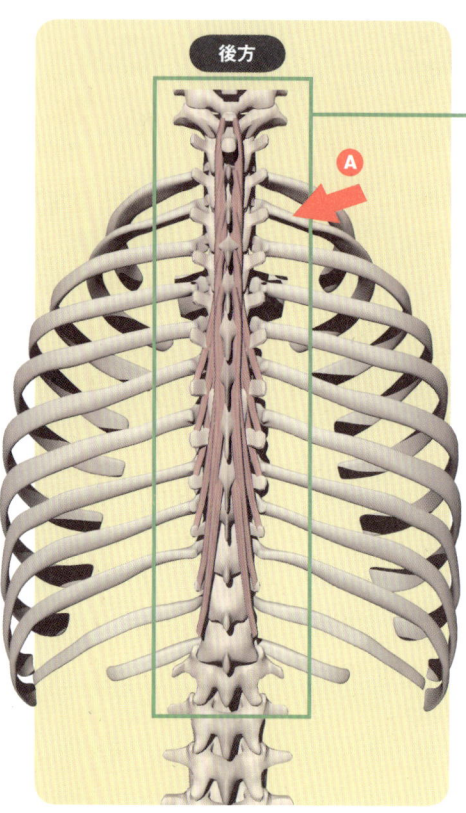

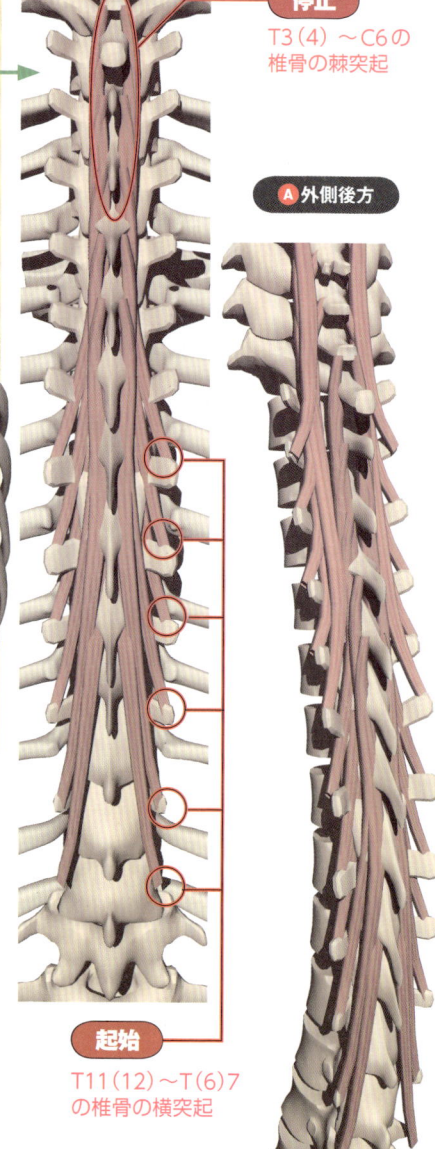

体幹に働く筋
▼ 胸半棘筋　多裂筋

後方

A 外側後方

**停止**
T3(4)～C6の椎骨の棘突起

**起始**
T11(12)～T(6)7の椎骨の横突起

**支配神経**
脊髄神経の後枝（C1～T7）

**主な働き**
脊椎の伸展、回旋（対側）、側屈（同側）

**特徴**
横突起から起こり、棘突起に停止する筋。脊柱の上半部にあるため、半棘筋とよばれる。

**ADLでの働き**
水泳のクロールの息継ぎの動きのように、見上げたり、頭を回旋して後方を見るときに働く。

# 多裂筋 multifidis
たれつきん / マルチフィディス

**暗記のツボ** multi-「**多くの**」を意味する語に、ラテン語のfindo「**裂く**」がついて多裂筋を意味する。

**後方**

**起始**
後仙骨孔と上後腸骨棘との間の仙骨後面、全腰椎の乳頭突起、全胸椎の横突起。下位4頸椎の関節突起

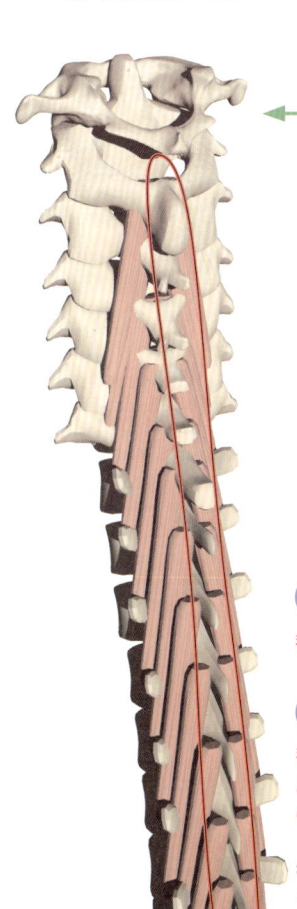

**支配神経**
脊髄神経の後枝

**主な働き**
脊柱の伸展、側屈および回旋。椎間関節の保護

**特徴**
脊柱起立筋(→P124)や半棘筋(→P132〜134)より深層に位置し、横突起筋群の一部に属する。

**ADLでの働き**
立位、座位および多くの運動において、姿勢の維持や脊柱の安定化に貢献をしている。

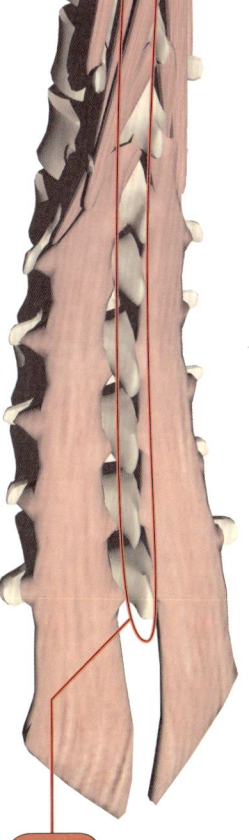

**停止**
起始より第2〜4椎骨上位の棘突起、全体として、第5腰椎から軸椎(L5〜C2)までのすべての棘突起

# 回旋筋 roratores

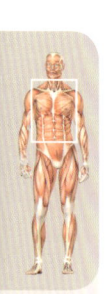

**暗記のツボ** roratoresは、ラテン語で「**回旋する**」を意味する。

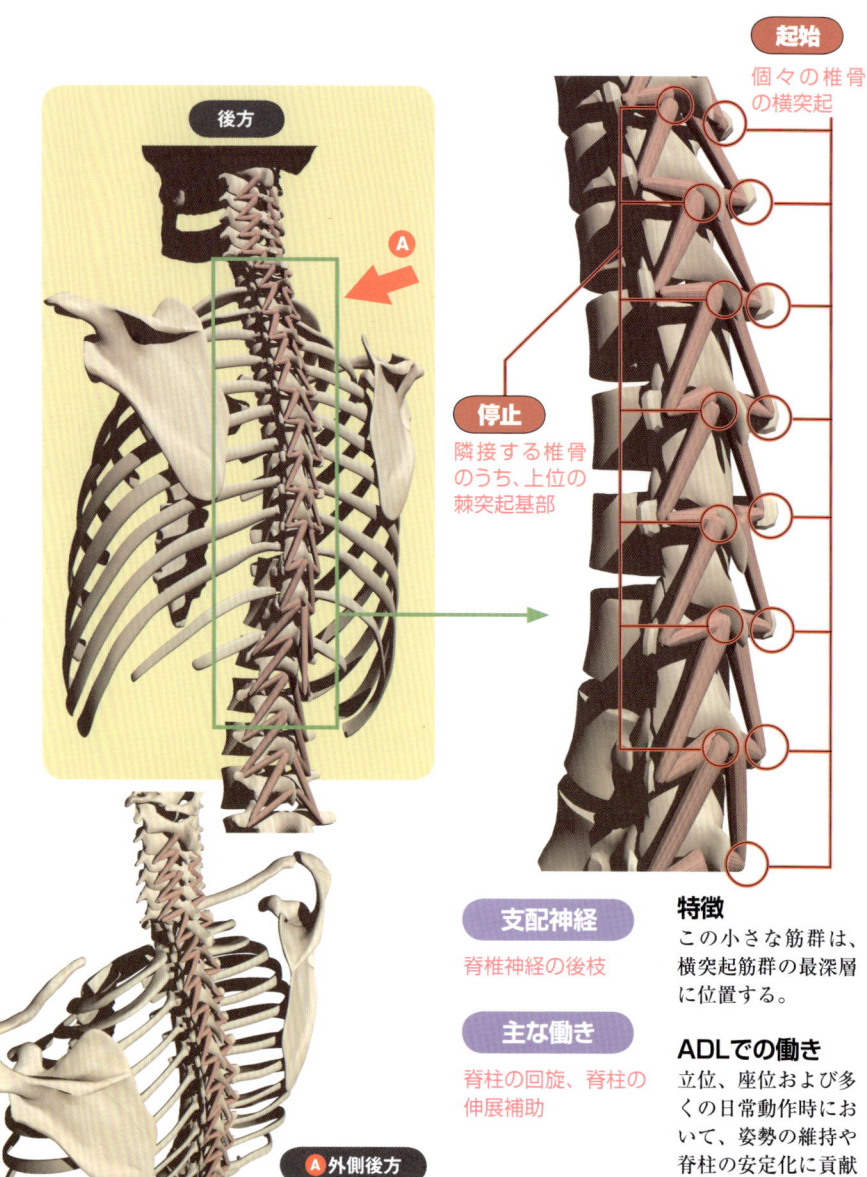

体幹に働く筋 → 回旋筋・外肋間筋

後方

Ⓐ 外側後方

**起始**
個々の椎骨の横突起

**停止**
隣接する椎骨のうち、上位の棘突起基部

**支配神経**
脊椎神経の後枝

**主な働き**
脊柱の回旋、脊柱の伸展補助

**特徴**
この小さな筋群は、横突起筋群の最深層に位置する。

**ADLでの働き**
立位、座位および多くの日常動作時において、姿勢の維持や脊柱の安定化に貢献している。

# 外肋間筋 external intercostal
がいろっかんきん イクスターナル インターコスタル

**暗記のツボ** externalは「外側の」を意味する。inter-「間の」を意味する語にラテン語costa「体の側面、肋骨」がついて「肋骨の間」を意味する。

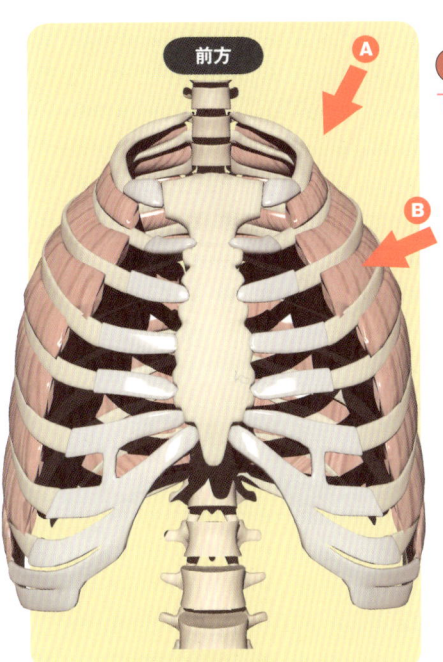

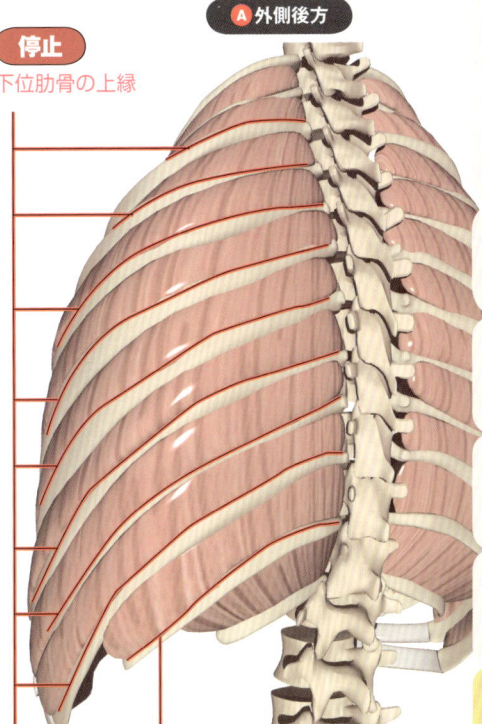

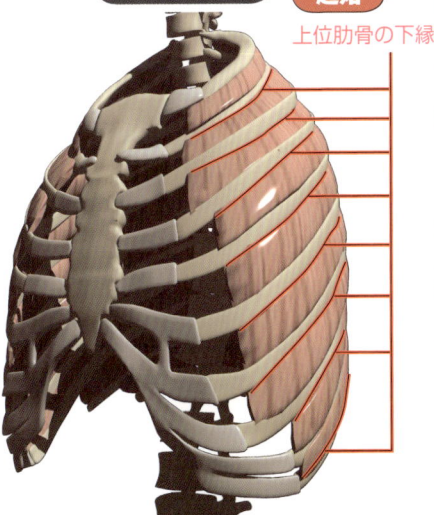

**Ⓐ 外側後方**

**Ⓐ 前方**

**Ⓑ 前外側方**

**停止**
下位肋骨の上縁

**起始**
上位肋骨の下縁

**支配神経**
肋間神経（T1〜11）

**主な働き**
吸気時に 肋骨を挙上、胸郭の拡大（胸式呼吸）

**特徴**
この筋の筋線維束は肋間隙に位置する。

またこの筋の下部はそれらを被っている外腹斜筋（●P143）の筋線維束と合わさり、両筋で1つの筋板を形成している。

**ADLでの働き**
胸郭の安定化に寄与し、吸息時に働く。また非常に激しい運動時に働く。

# 内肋間筋
## ないろっかんきん
### インターナル インターコスタル
### internal intercostal

**暗記のツボ**
internaは「内側の」を意味する。inter-「間の」を意味する語にラテン語costa「体の側面、肋骨」がついて「肋骨の間」を意味する。

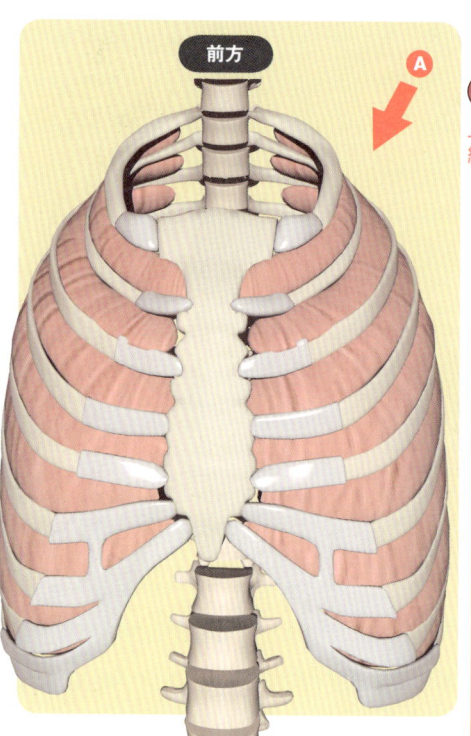

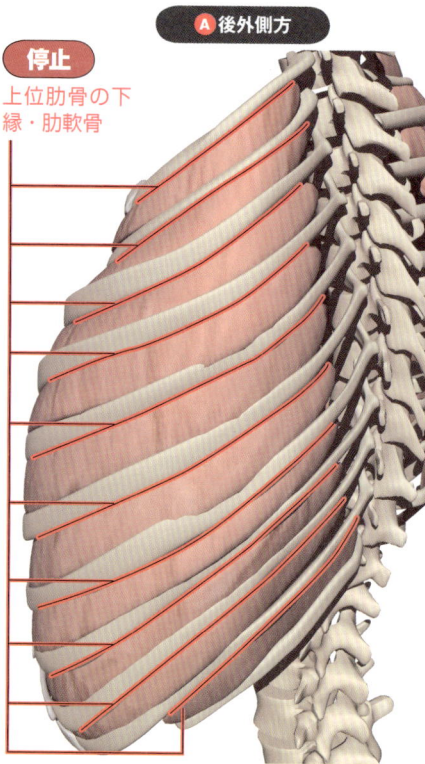

体幹に働く筋
……▶内肋間筋・上後鋸筋

**前方**

**A 後外側方**

**停止**
上位肋骨の下縁・肋軟骨

**支配神経**
肋間神経（T1～11）

**主な働き**
呼気時に肋骨間を収縮し、胸郭を狭める

**特徴**
この筋の筋線維束は

**起始**
下位肋骨の上縁・肋軟骨

外肋間より深層に位置している。この筋の前端部はよく発達し、肋軟骨の間にあるので肋軟骨間筋とよばれている。

**ADLでの働き**
胸郭の安定化に寄与し、呼息時（強制呼気）に働く。非常に激しい運動で働く。

# 上後鋸筋 serratus posterior superior

**暗記のツボ** serratusは、ラテン語serra「のこぎり」から派生した言葉。posteriorは、「後ろ」を意味し、supra-は「上にある」を意味する。

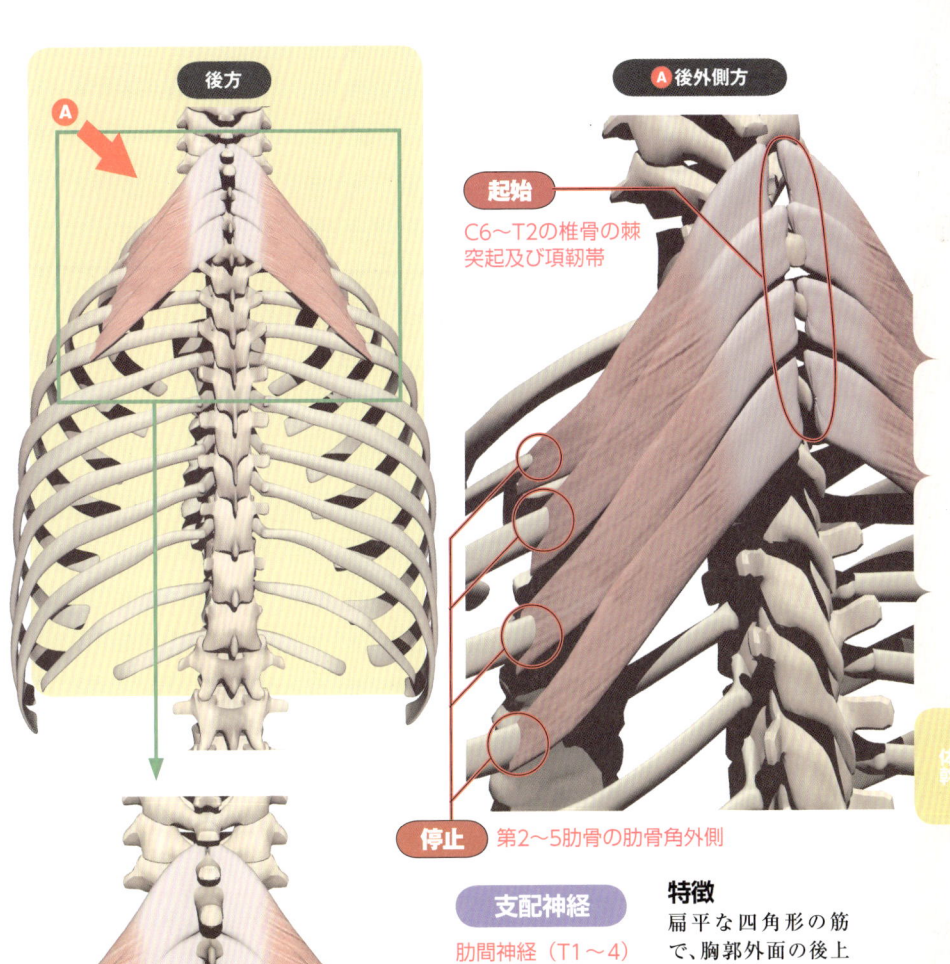

**後方**

**A 後外側方**

**起始** C6〜T2の椎骨の棘突起及び項靭帯

**停止** 第2〜5肋骨の肋骨角外側

**支配神経** 肋間神経（T1〜4）

**主な働き** 吸気時に第2〜5肋骨を挙上

**特徴**
扁平な四角形の筋で、胸郭外面の後上部に位置し、肋骨を椎骨に結びつける筋である。

**ADLでの働き**
第2〜5肋骨を引き上げ、吸気（強制吸息）を助ける。

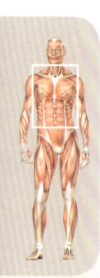

# 下後鋸筋 serratus posterior inferior
かこうきょきん / セレタス ポスティアリア インフィアリア

**暗記のツボ** serratusは、ラテン語serra「のこぎり」から派生した言葉。posteriorは、「後ろ」を意味し、infra-は「下にある」を意味する。

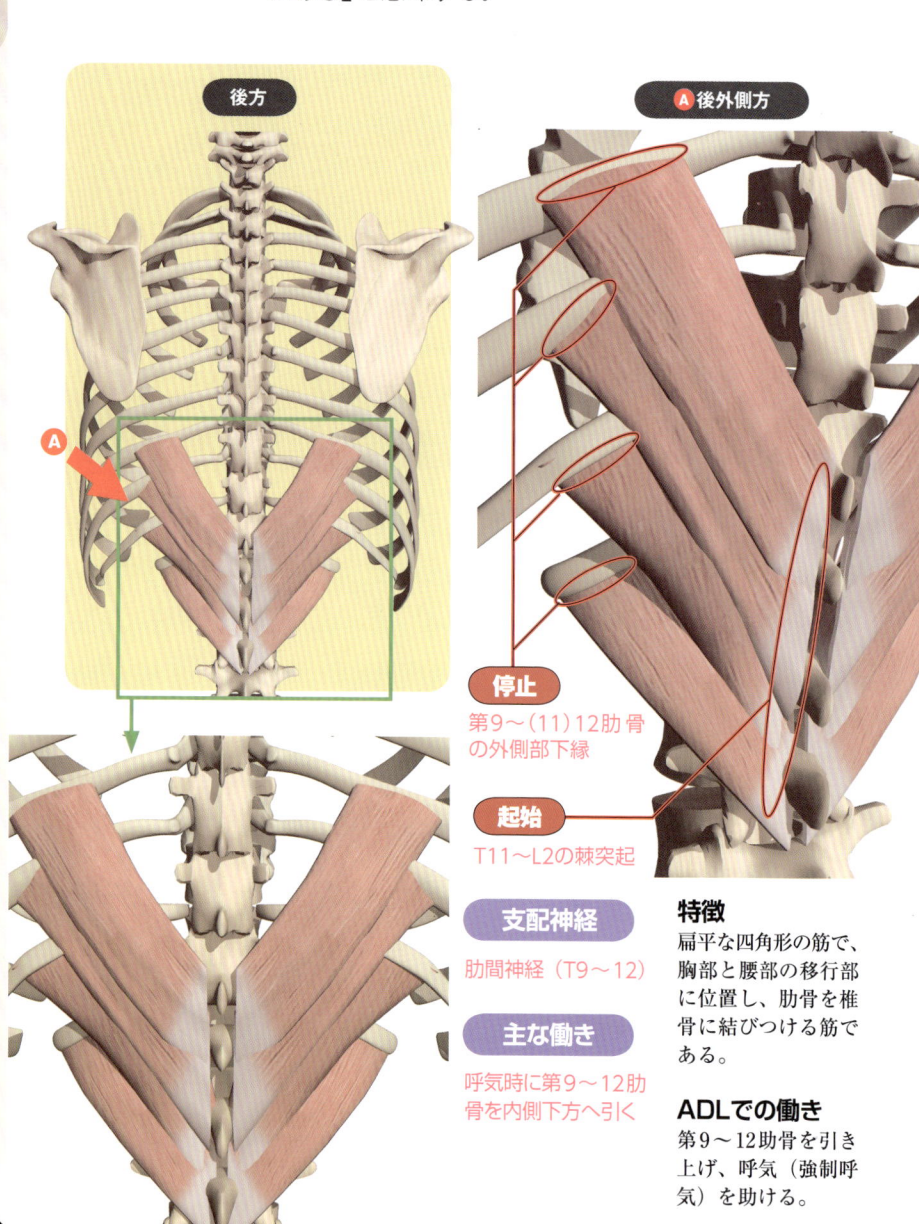

体幹に働く筋
→ 下後鋸筋・頭板状筋

後方

A 後外側方

### 停止
第9〜(11)12肋骨の外側部下縁

### 起始
T11〜L2の棘突起

### 支配神経
肋間神経（T9〜12）

### 主な働き
呼気時に第9〜12肋骨を内側下方へ引く

### 特徴
扁平な四角形の筋で、胸部と腰部の移行部に位置し、肋骨を椎骨に結びつける筋である。

### ADLでの働き
第9〜12肋骨を引き上げ、呼気（強制呼気）を助ける。

# 頭板状筋 splenius capitis
とうばんじょうきん / スプリニアス キャピティス

**暗記のツボ** spleniusはラテン語で「**板状、帯状**」という意味。ラテン語のcapitisは「**頭**」を意味する。

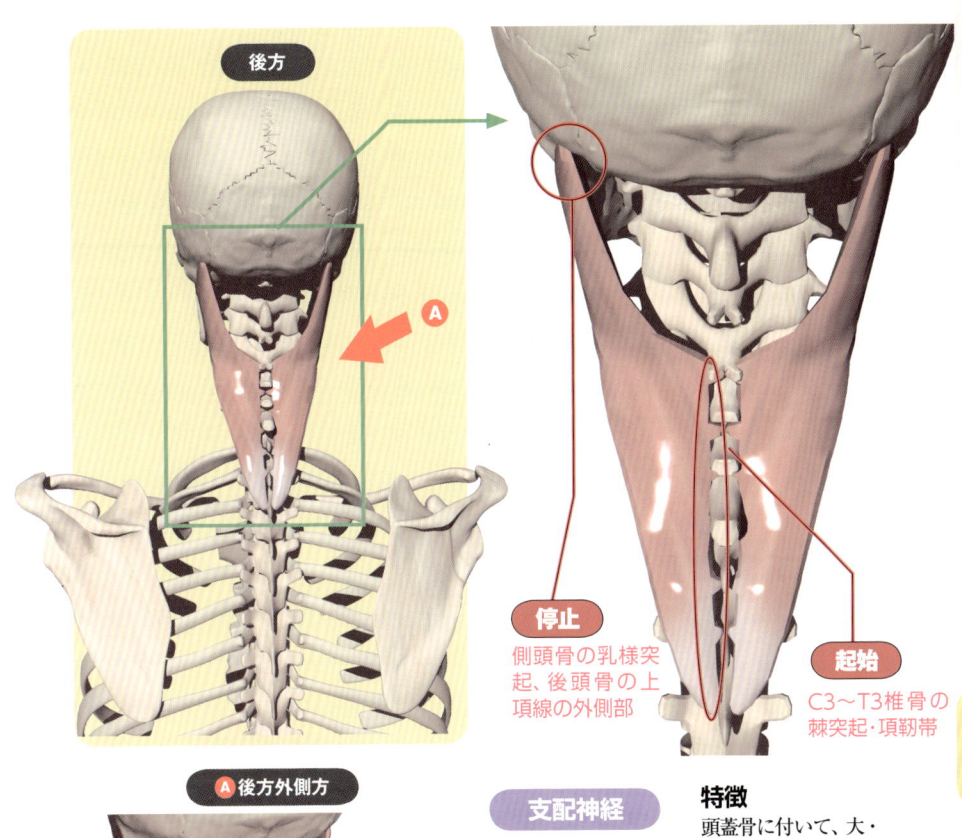

**後方**

Ⓐ

**停止**
側頭骨の乳様突起、後頭骨の上項線の外側部

**起始**
C3〜T3椎骨の棘突起・項靭帯

Ⓐ **後方外側方**

**支配神経**
脊髄神経の後枝（C1〜5）

**主な働き**
頭部の伸展、側屈、回旋

**特徴**
頭蓋骨に付いて、大・小菱形筋（●P29・30）および僧帽筋（●P27）に被われている。

**ADLでの働き**
頭部と頸部を伸展させる働き。また片側が働くと頭や頸部を同側に回旋させる働きがある。

# 頸板状筋
けいばんじょうきん
スプリニアス サービィシィス
splenius cervicis

**暗記のツボ** splenius はラテン語で、**「板状、帯状」**という意味。ラテン語の cervicis は**「頸」**を意味する。

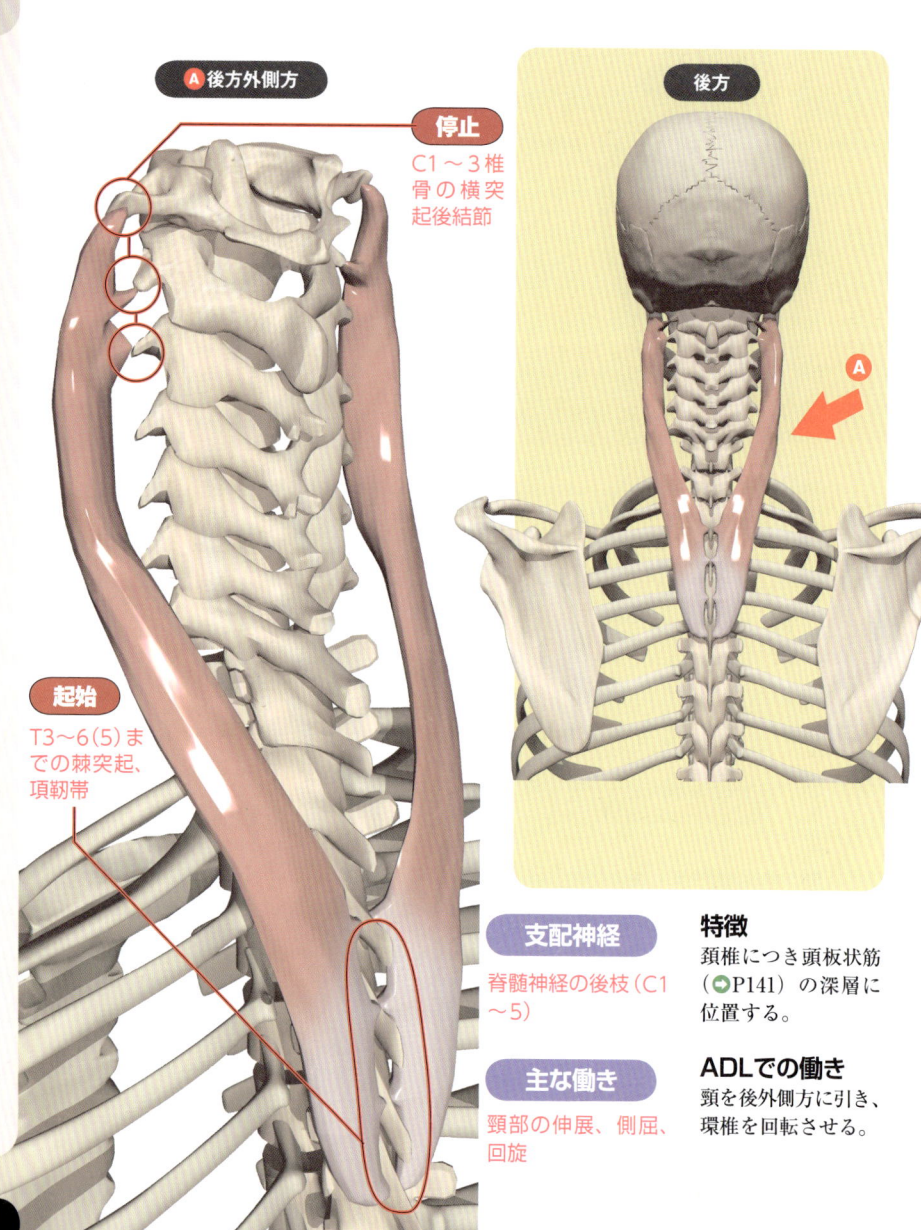

体幹に働く筋
→ 頸板状筋・外腹斜筋

**A** 後方外側方

**後方**

**停止**
C1〜3椎骨の横突起後結節

**起始**
T3〜6(5)までの棘突起、項靱帯

**支配神経**
脊髄神経の後枝（C1〜5）

**主な働き**
頸部の伸展、側屈、回旋

**特徴**
頸椎につき頭板状筋（→P141）の深層に位置する。

**ADLでの働き**
頸を後外側方に引き、環椎を回転させる。

142

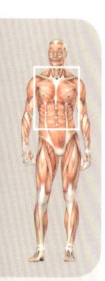

# 外腹斜筋 external oblique
がいふくしゃきん　イクスターナル オブリーグ

**暗記のツボ**　externalは「外側の」を意味する。ラテン語obliqu-us「斜めの、傾いた」を起源とした英語obliqueは、「斜めの、傾斜した」という意味がある。

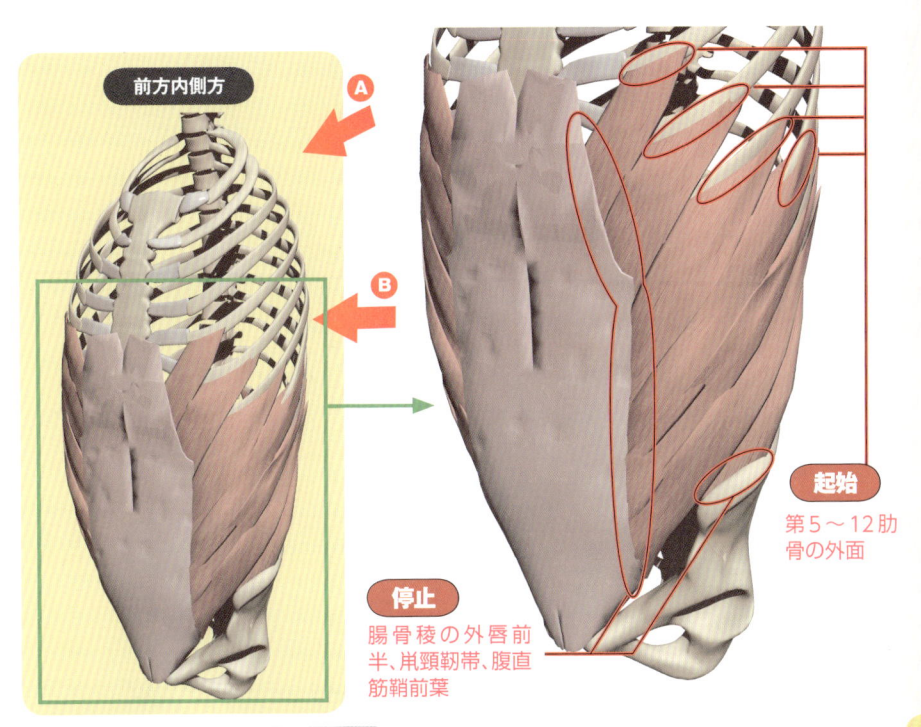

**前方内側方**

Ⓐ
Ⓑ

**起始**
第5〜12肋骨の外面

**停止**
腸骨稜の外唇前半、鼠径靭帯、腹直筋鞘前葉

Ⓐ 左側方　　Ⓑ 後方外側方

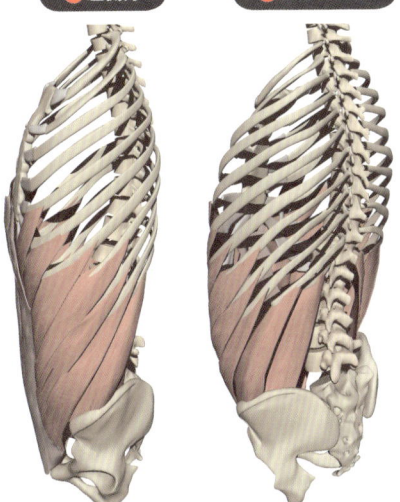

**支配神経**
肋間神経（T5〜12）
腸骨下腹神経（T12〜L1）

**主な働き**
体幹（脊柱）の前屈、側屈（同側）、体幹反対側回旋、胸郭引き下げ

**特徴**
側腹筋の最外層に位置し、後部筋線維束は広背筋で被われている。

**ADLでの働き**
腹圧を高め、排便・排尿・嘔吐・くしゃみ・咳および分娩などを補助するとともに、腹部の引き締めや正しい姿勢維持などにも貢献する。

143

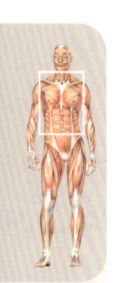

# 内腹斜筋 internal oblique
## なないふくしゃきん　インターナル オブリーグ

**暗記のツボ**　internaは「内側の」を意味する。ラテン語obliquus「斜めの、傾いた」を起源とした英語のobliqueは、「斜めの、傾斜した」という意味がある。

体幹に働く筋 ▶ 内腹斜筋・腹横筋

**起始**
鼡径靭帯、腸骨稜中間線、胸腰筋膜深葉

**Ⓐ 後方**

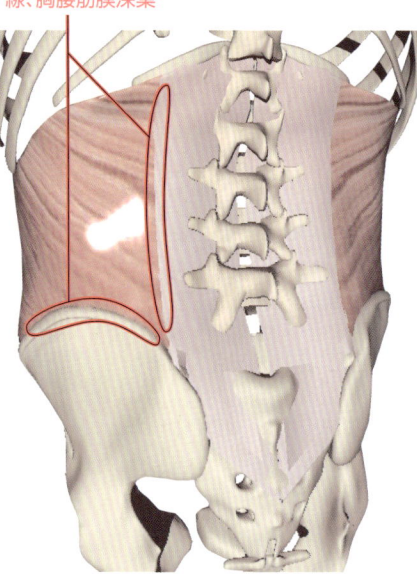

**停止**
第10～12肋骨の下縁、腹直筋鞘

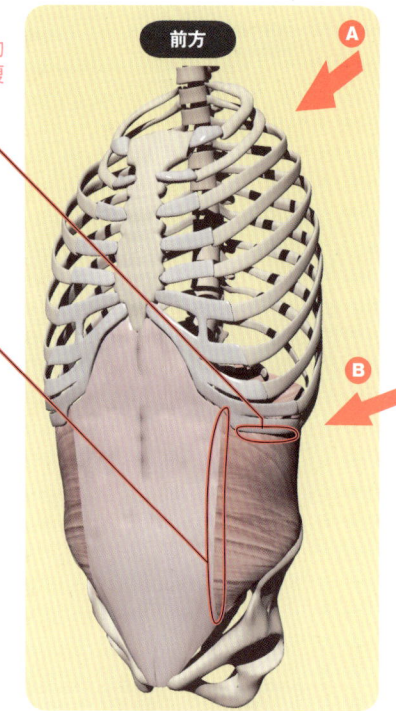

**前方**

Ⓐ
Ⓑ

**支配神経**
肋間神経（T5～12）、腸骨下腹神経（T12～L1）、腸骨鼡径神経（L1～2）

**主な働き**
体幹の屈曲、側屈、同側回旋

**特徴**
外腹斜筋に被われており、腹横筋（⊙P145）の浅層に位置する。

**ADLでの働き**
腹圧を高め、排便・排尿・嘔吐・くしゃみ・咳および分娩などを補助するとともに、腹部の引き締めや正しい姿勢維持などにも貢献する。

**Ⓑ 後外側方**

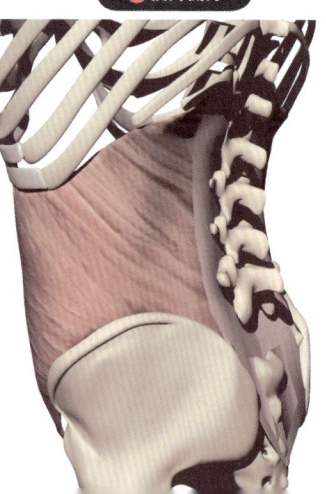

# 腹横筋
## transversus abdominis

**暗記のツボ** ラテン語のtransversusは「横切る」を意味し、abdominisは「腹部」を意味する。

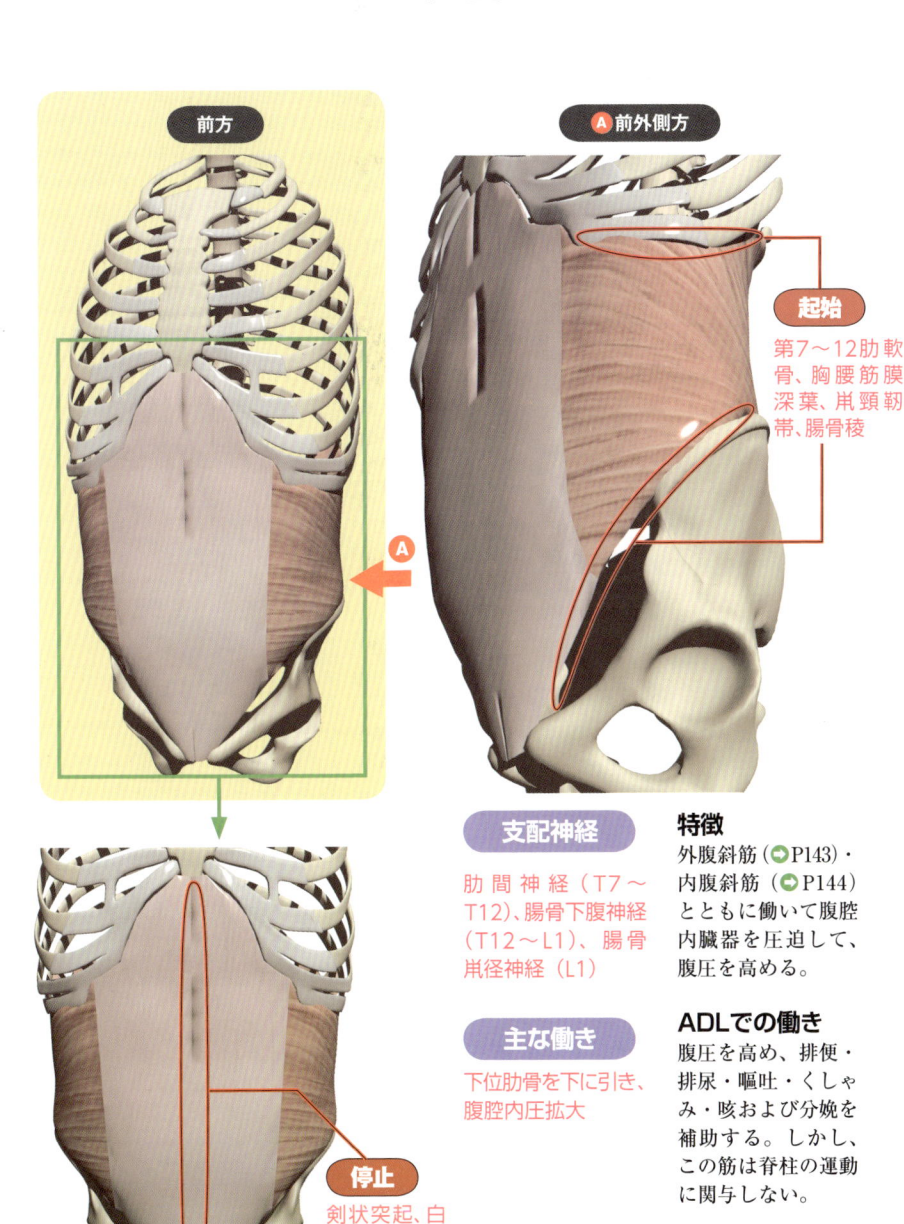

**前方**

**A 前外側方**

**起始**
第7～12肋軟骨、胸腰筋膜深葉、鼠頸靭帯、腸骨稜

**支配神経**
肋間神経（T7～T12）、腸骨下腹神経（T12～L1）、腸骨鼠径神経（L1）

**主な働き**
下位肋骨を下に引き、腹腔内圧拡大

**停止**
剣状突起、白線、恥骨

**特徴**
外腹斜筋（●P143）・内腹斜筋（●P144）とともに働いて腹腔内臓器を圧迫して、腹圧を高める。

**ADLでの働き**
腹圧を高め、排便・排尿・嘔吐・くしゃみ・咳および分娩を補助する。しかし、この筋は脊柱の運動に関与しない。

# 腰方形筋 quadratus lumborum

**暗記のツボ**
ラテン語quadra「四角形のもの」に由来し、「方形」の意味。また、lumbarは「腰部」を意味する。

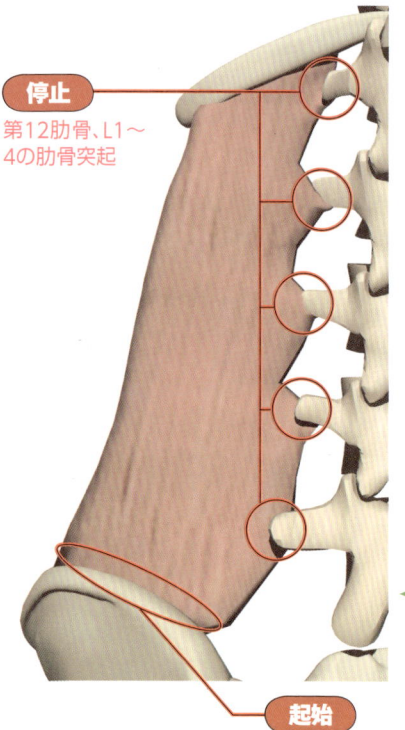

体幹に働く筋
▶ 腰方形筋・腹直筋

後方

**停止**
第12肋骨、L1～4の肋骨突起

**起始**
腸骨稜、腸腰靭帯

前方

**支配神経**
腰神経叢(L12～L3)

**主な働き**
腰椎の伸展・側屈、第12肋骨の下制

**特徴**
腰椎の両側の胸腰腱膜の前に位置する長方形の筋。骨盤を介して股関節を上げることが可能なので、「股関節挙筋」とよばれることもある。

**ADLでの働き**
床座位から側屈(体を側方に曲げ)して物を拾い上げるときや体幹の側屈時に働く。

# 腹直筋 rectus abdominis

ふくちょくきん / レクタス アブドミニス

**暗記のツボ**
ラテン語rectusは「真っ直ぐ、直線の」を意味する。abdominisはabdomen「腹、内臓」の属語で「腹部」を意味する。

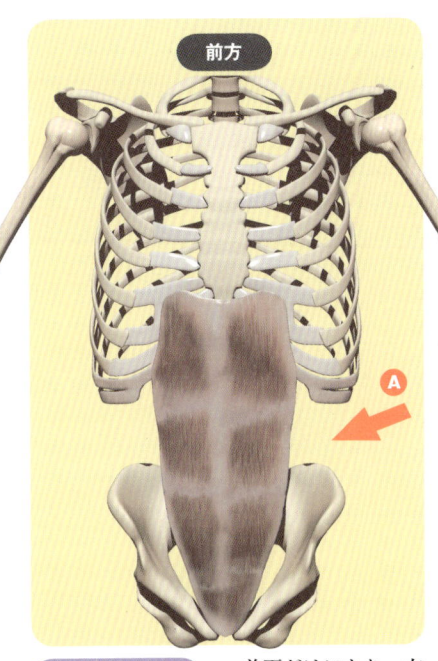

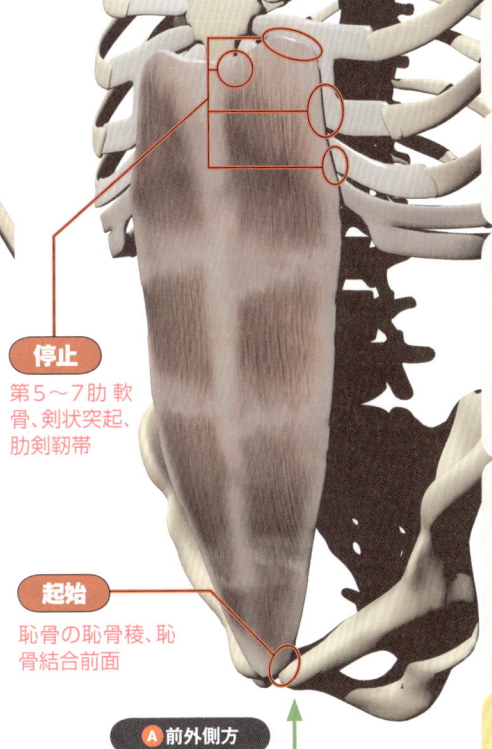

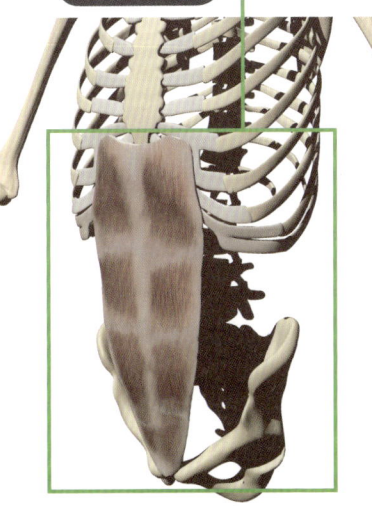

**前方**

**Ⓐ 前外側方**

**停止**
第5～7肋軟骨、剣状突起、肋剣靭帯

**起始**
恥骨の恥骨稜、恥骨結合前面

**支配神経**
肋間神経（T5～12）、腸骨下腹神経（T12～L1）

**主な働き**
胸郭前壁の引き下げ、体幹の屈曲、腹腔内圧拡大

**特徴**
平たく長い多腹筋。3～4個の腱画が筋腹を4～5節に分けている。また腱画は前面だけにあり、左右の筋は腹直筋鞘に包まれて白線により分離されている。

**ADLでの働き**
脊柱を前に曲げるときに働く。肋骨をおさえる働きもあり、腹圧を高め、排便、分娩や咳などの際にも補助する。また、低い椅子からの立ち上がりの開始動作やほとんどのスポーツ動作で働く。

第6章 体幹

# 横隔膜 diaphragm
おうかくまく / ダイアフラム

**暗記のツボ** ギリシャ語diaphragmは「隔壁」を意味する。

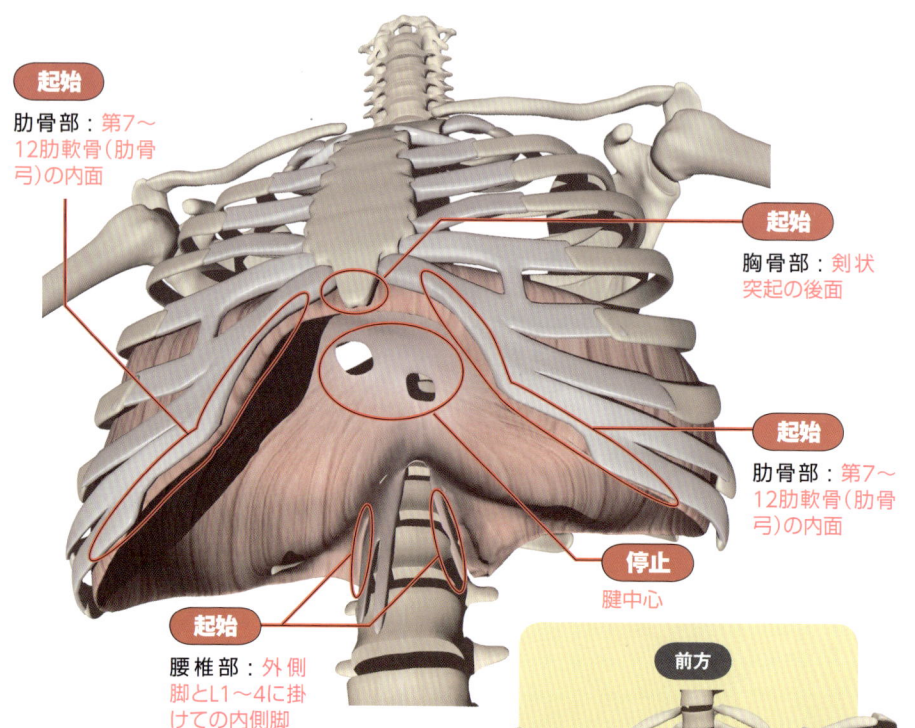

体幹に働く筋 ▸ 横隔膜

**起始**
肋骨部：第7～12肋軟骨（肋骨弓）の内面

**起始**
胸骨部：剣状突起の後面

**起始**
肋骨部：第7～12肋軟骨（肋骨弓）の内面

**停止**
腱中心

**起始**
腰椎部：外側脚とL1～4に掛けての内側脚

前方

### 支配神経
支横隔神経と副横隔神（C3～C5もしくはC6）

### 主な働き
吸息の主要筋（腹式呼吸）

### 特徴
収縮時に下位の肋骨は固定され、この横隔膜は腹腔側へ下がる。そして胸腔を陰圧にすることにより吸気を行わせる。これが肺活量の約60パーセントを担うとされる腹式呼吸のしくみである。

### ADLでの働き
横隔膜は主力呼吸筋であり、吸気時に働く。そのほか、横隔膜は腹圧を高めることによって排尿、排便を補助する。また咳、嘔吐や笑うときなどにも働く。

# Head/Neck

## 第9章
## 頭部・頸部に働く筋

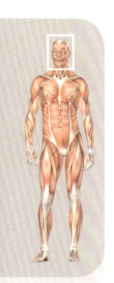

# 頭部・頸部に働く筋の複合図

頭部の骨格筋の代表的なものは下顎を動かす咀嚼筋と顔の皮膚を動かす表情筋である。頸部においては、前・中斜筋の間のすきま(斜角筋隙)を腕神経叢と鎖骨下動脈が通り抜ける。これらは上肢を支配する神経と血管である。

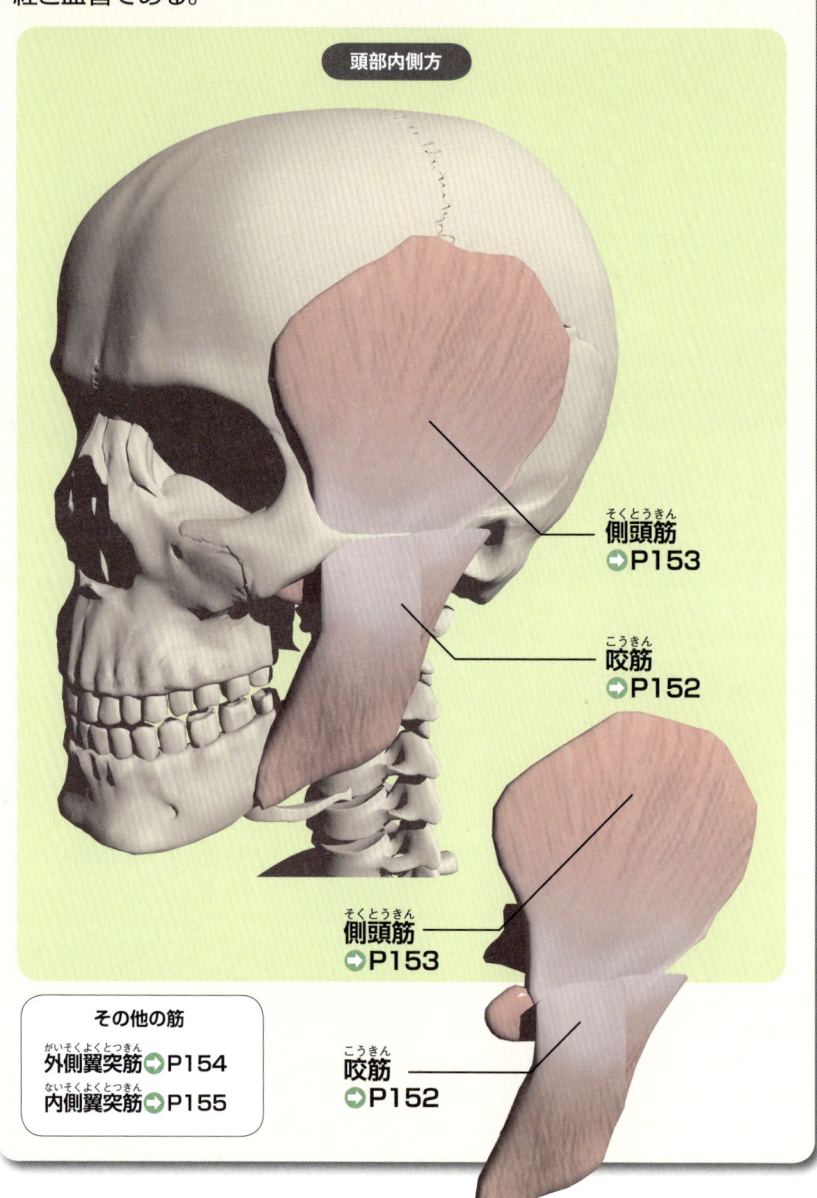

**頭部内側方**

- 側頭筋 ➡P153
- 咬筋 ➡P152
- 側頭筋 ➡P153
- 咬筋 ➡P152

**その他の筋**
- 外側翼突筋 ➡P154
- 内側翼突筋 ➡P155

頭部前方

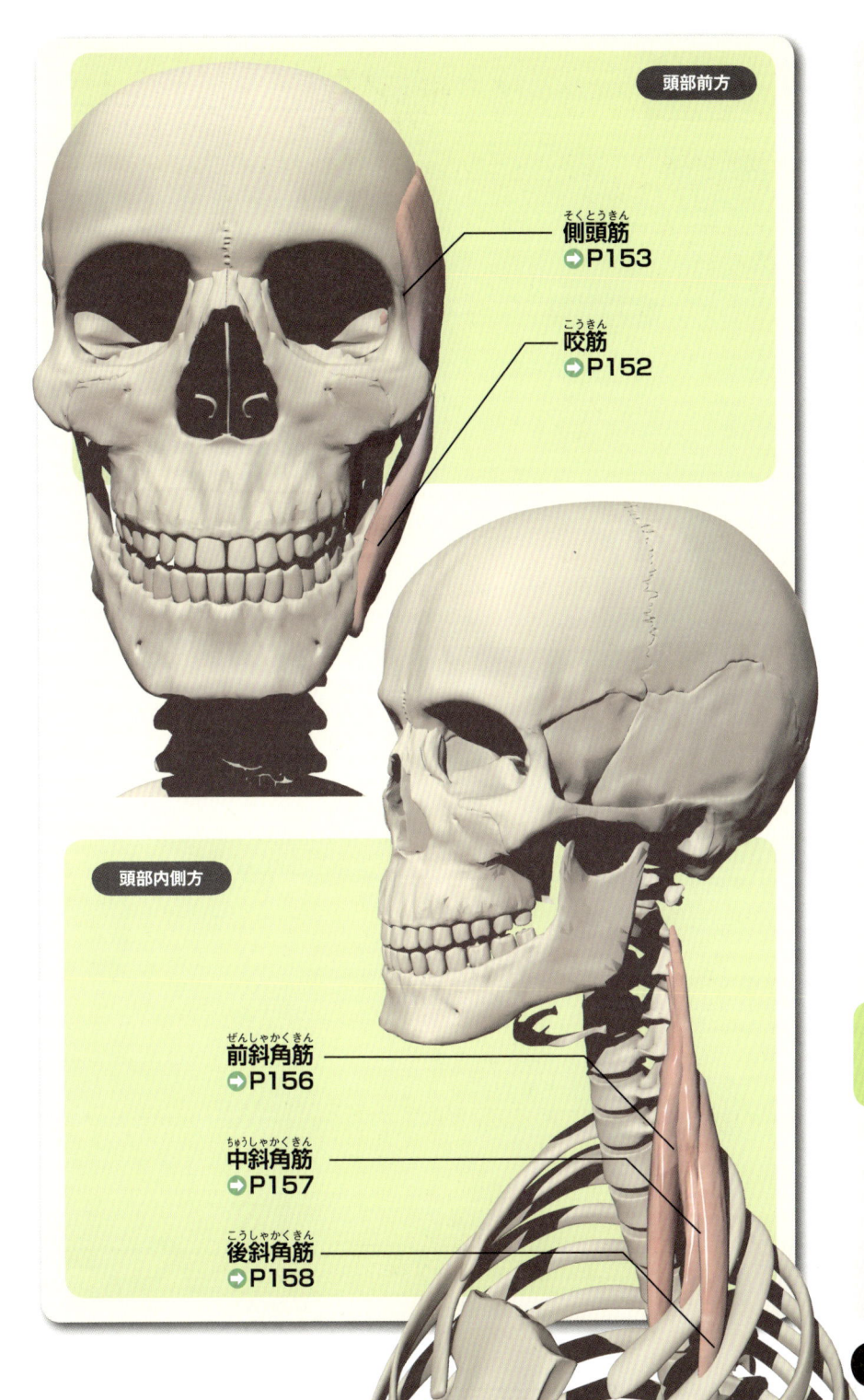

側頭筋(そくとうきん) ➡P153

咬筋(こうきん) ➡P152

頭部内側方

前斜角筋(ぜんしゃかくきん) ➡P156

中斜角筋(ちゅうしゃかくきん) ➡P157

後斜角筋(こうしゃかくきん) ➡P158

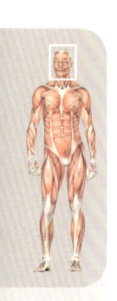

# 咬筋 masseter
こうきん／マスィター

**暗記のツボ** 英語mastic「咬むもの」から由来する。

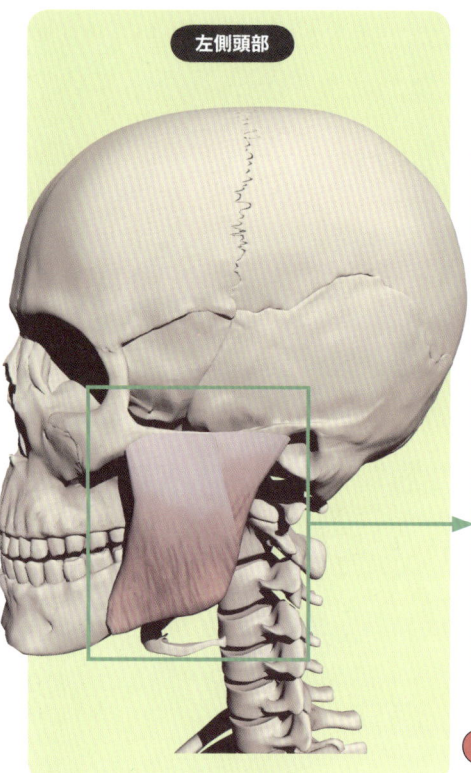

頭部・頸部に働く筋 ▶ 咬筋・側頭筋

**左側頭部**

**起始❶** 浅部：頬骨弓の前部から中部

**起始❷** 深部：頬骨弓の中部から後部。更に側頭骨まで

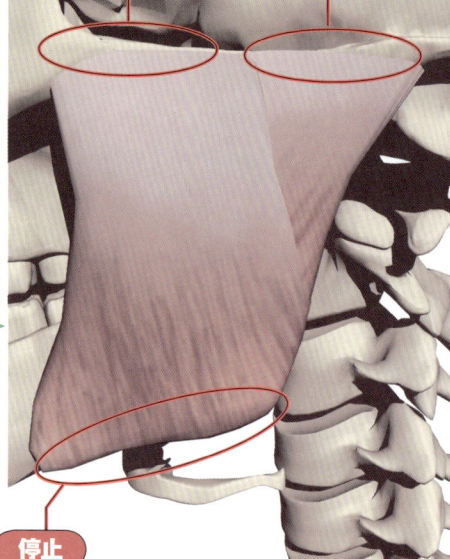

**停止** 下顎角の外面（咬筋粗面）

**支配神経**
三叉神経の第三枝（下顎神経）

**主な働き**
下顎骨の挙上（口を閉じ、歯を噛み合わせる）

**特徴**
咀嚼筋の中で最も浅層に位置するため、歯を食いしばるときに容易に触診できる。

**ADLでの働き**
物を咬むときに働く（食物の咀嚼）。会話するときや嚥下時にも働く。

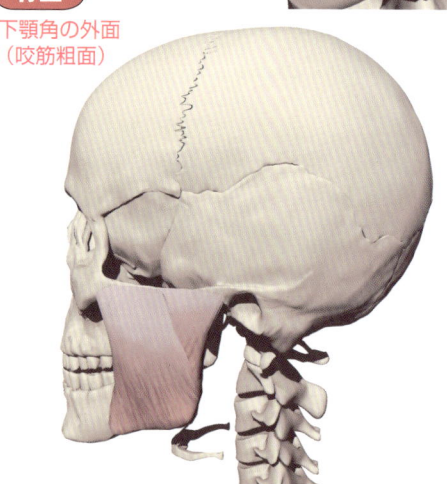

# 側頭筋 temporalis
そくとうきん / テンポラリス

**暗記のツボ** ラテン語 tempora「こめかみ、側頭」に由来する。

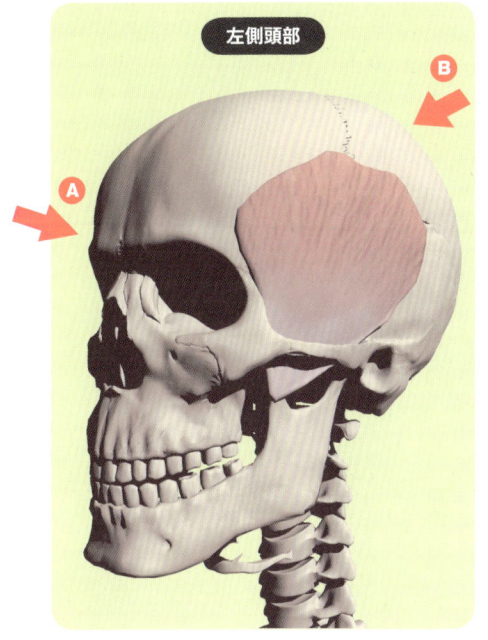

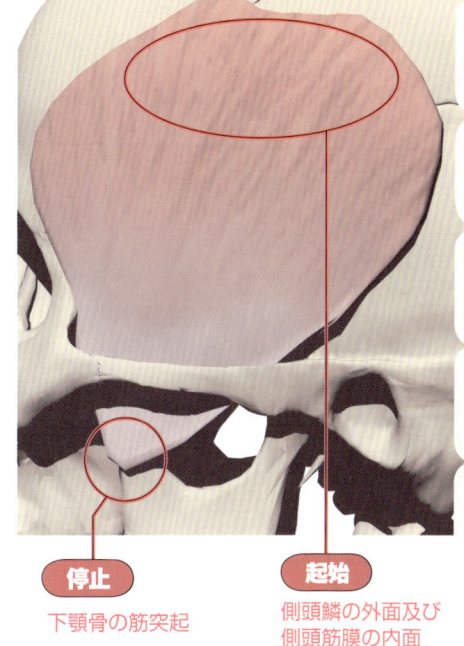

左側頭部

左側頭部

**停止**
下顎骨の筋突起

**起始**
側頭鱗の外面及び側頭筋膜の内面

**支配神経**
三叉神経の第三枝（下顎神経）

**ADLでの働き**
物を咬むときに働く（食物の咀嚼）。

**主な働き**
下顎骨の挙上（口を閉じ、歯を噛み合わせる）、後方移動

**特徴**
側頭から起こり、下前方に向かって形成される厚い筋束。歯をくいしばったときに硬くなる。

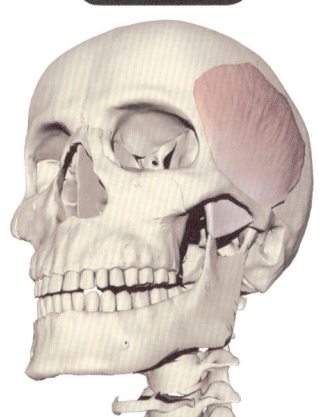

A 頭部正面左側

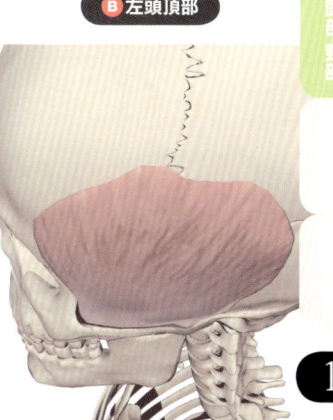

B 左頭頂部

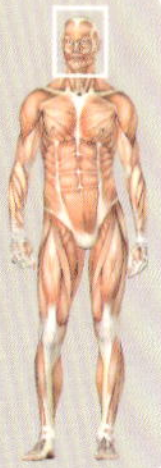

# 外側翼突筋 (がいそくよくとつきん) lateral pterygoid

**暗記のツボ** pterygoidはギリシャ語に由来した「翼に似た」の意味。lateralは「横の、側面の」を意味する。

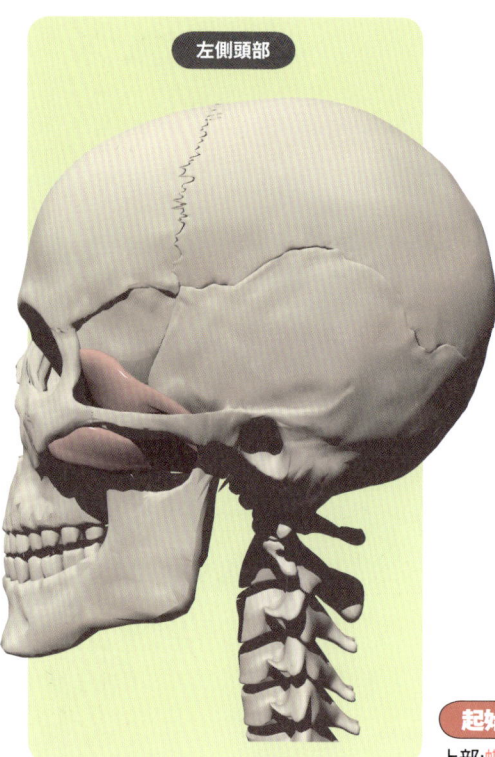

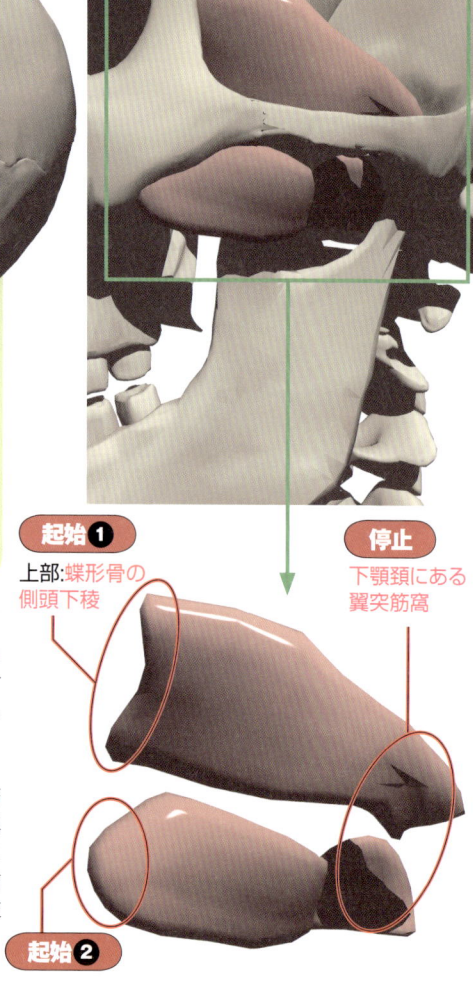

頭部・頸部に働く筋
▼ 外側翼突筋・内側翼突筋

左側頭部

### 起始❶
上部：蝶形骨の側頭下稜

### 停止
下顎頚にある翼突筋窩

### 起始❷
下部：蝶形骨の翼状突起の外側板

### 支配神経
三叉神経（下顎枝の外側翼突筋神経）

### 主な働き
両側が働くと両側の下顎頭が前方移動して口を開く。片側は顎を左右に動かす（すりつぶし動作）

### 特徴
口を開けたり、物を口の中ですりつぶすときに働く筋である。

### ADLでの働き
左右の内側翼突筋（●P155）と外側翼突筋が交互に働くことにより、顎が左右に動き、食べ物を咬むことができる。

# 内側翼突筋 medial pterygoid
## ないそくよくとつきん　ミディアル テリゴィド

**暗記のツボ**　pterygoidはギリシャ語に由来した「翼に似た」の意味。medialは「中間の、中央に位置する」を意味する。

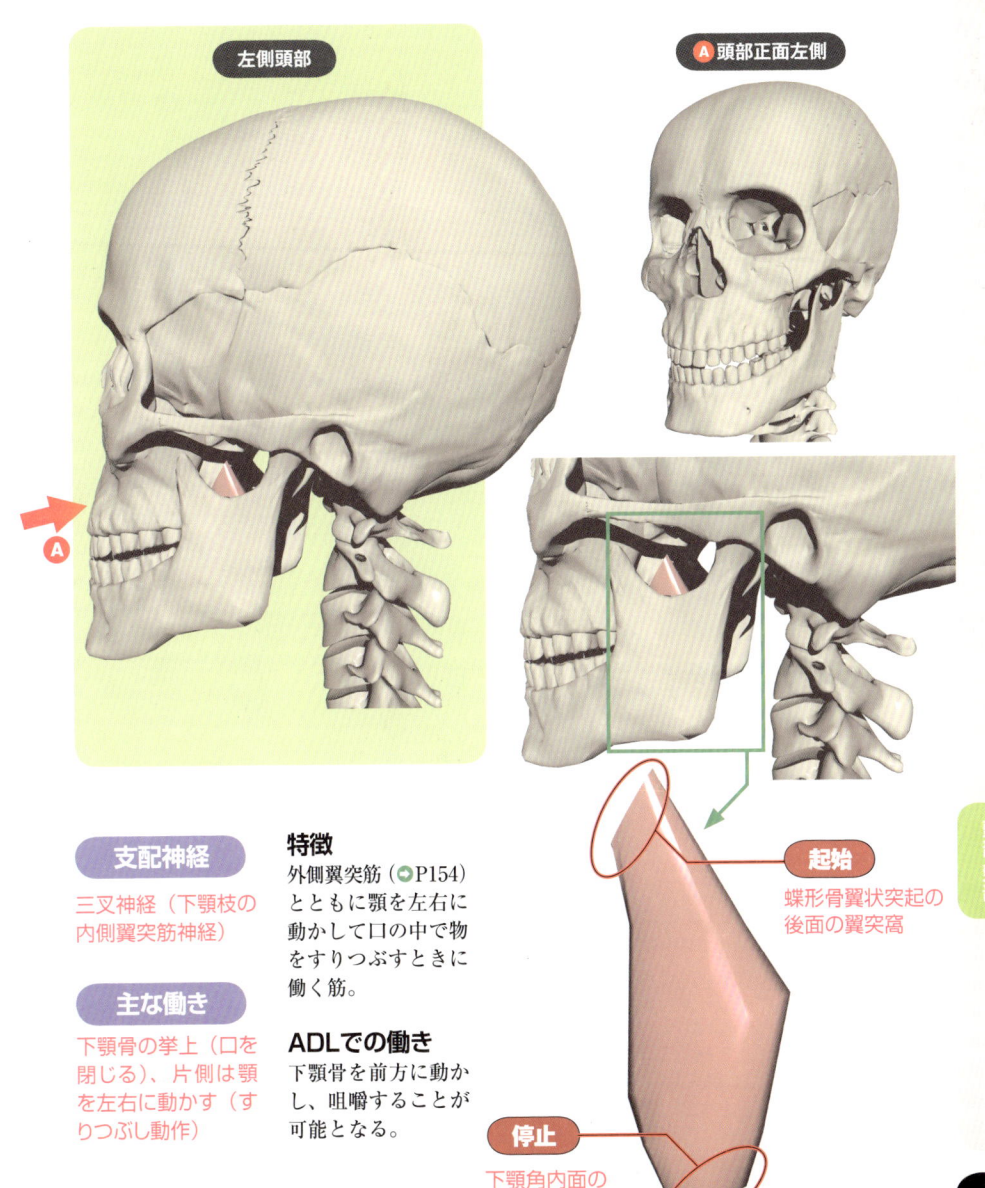

左側頭部

A 頭部正面左側

### 支配神経
三叉神経（下顎枝の内側翼突筋神経）

### 主な働き
下顎骨の挙上（口を閉じる）、片側は顎を左右に動かす（すりつぶし動作）

### 特徴
外側翼突筋（●P154）とともに顎を左右に動かして口の中で物をすりつぶすときに働く筋。

### ADLでの働き
下顎骨を前方に動かし、咀嚼することが可能となる。

**起始**　蝶形骨翼状突起の後面の翼突窩

**停止**　下顎角内面の翼突筋粗面

第9章 頭部・頸部

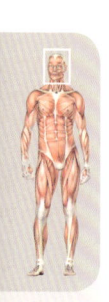

# 前斜角筋 scalenus anterior
### ぜんしゃかくきん　スカリナス アンティアリァ

**暗記のツボ**
scalenusはギリシャ語から由来し、「**斜の、不等辺の**」を意味する。anteriorは英語で「**前の、前面の**」を意味する。

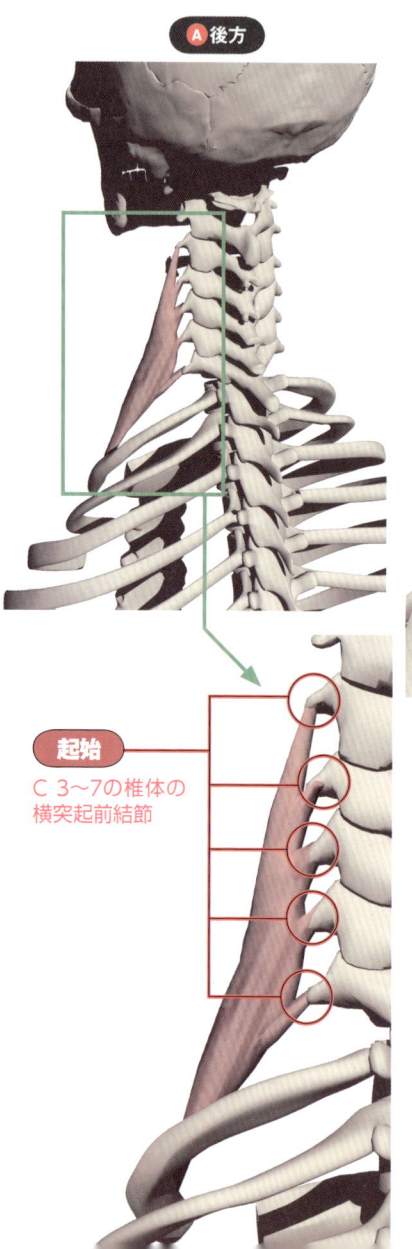

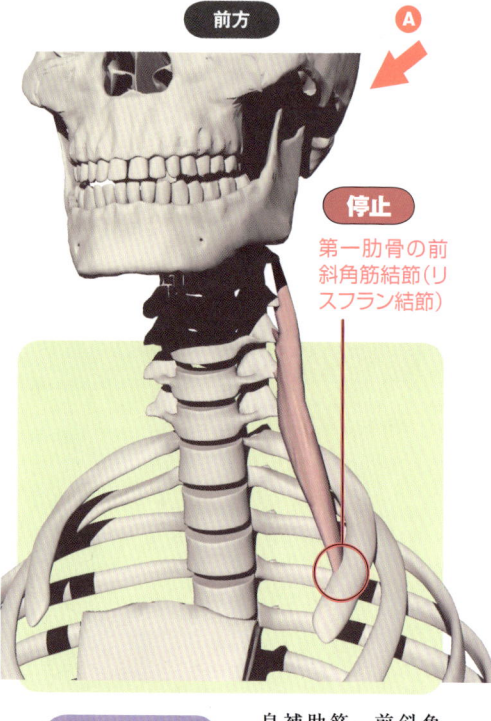

## 頭部・頸部に働く筋
→ 前斜角筋・中斜角筋

**A 後方** / **前方**

**停止**
第一肋骨の前斜角筋結節（リスフラン結節）

**起始**
C3〜7の椎体の横突起前結節

**支配神経**
頸神経叢および腕神経叢（C4〜7）

**主な働き**
第一肋骨の挙上。肋骨を固定するときには頸椎の前屈、側屈

**特徴**
第一肋骨を引き上げ、胸郭を広げる吸息補助筋。前斜角筋と中斜角筋（→P157）との間にできる隙を斜角筋隙という。

**ADLでの働き**
頸部を同側に側屈させ、胸腔を広げ吸気を助ける（吸息補助筋）。激しい呼吸を必要とするスポーツで働く。

156

# 中斜角筋 scalenus medius
ちゅうしゃかくきん　スカリナス ミディアス

**暗記のツボ**　scalenusはギリシャ語から由来し、「斜の、不等辺の」を意味する。mediusは「中央」を意味する。

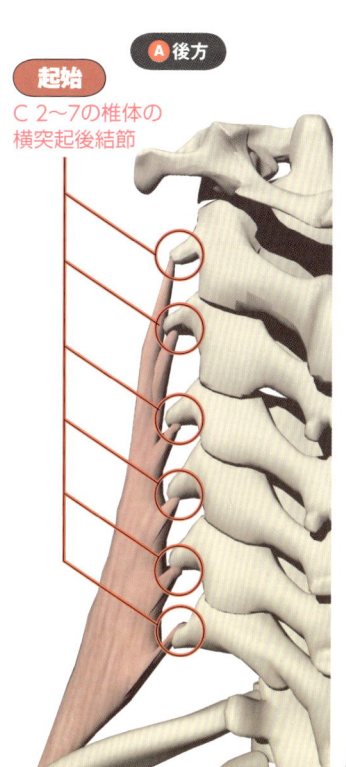

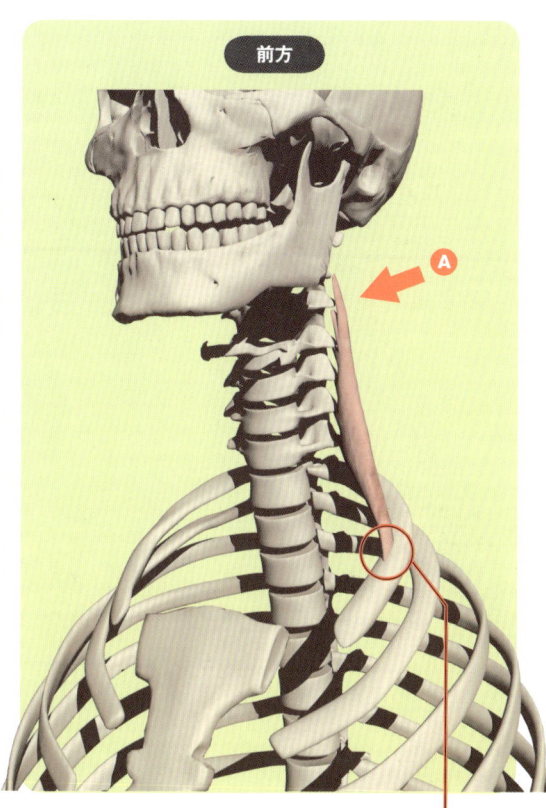

**A 後方**

**起始**
C2〜7の椎体の横突起後結節

**前方**

**停止**
第一肋骨鎖骨下動脈溝の後方の隆起

**支配神経**
頚神経叢及び腕神経叢（C2〜C8）

**主な働き**
第一肋骨の挙上。肋骨を固定するときには頚椎の前屈、側屈

**特徴**
主な作用は前斜角筋（→P156）と同じ。これらの筋は、吸息補助筋として働き、頚椎の前屈・側屈は補助的な作用である。

**ADLでの働き**
首を前屈することに加え、胸腔を広げ吸気を助ける（吸息補助筋）。深く息を吸い込む際に働く。

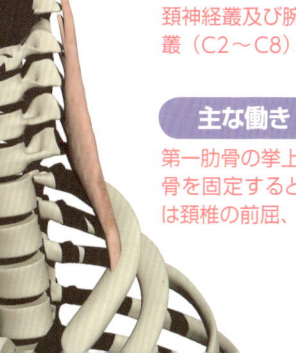

第9章　頭部・頚部

# 後斜角筋 scalenus posterior

**暗記のツボ** scalenusはギリシャ語から由来し、「斜の、不等辺の」を意味する。posteriorは、「後方の、後部の」を意味する。

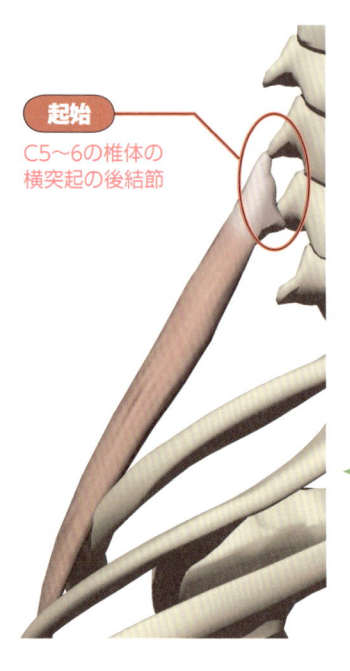

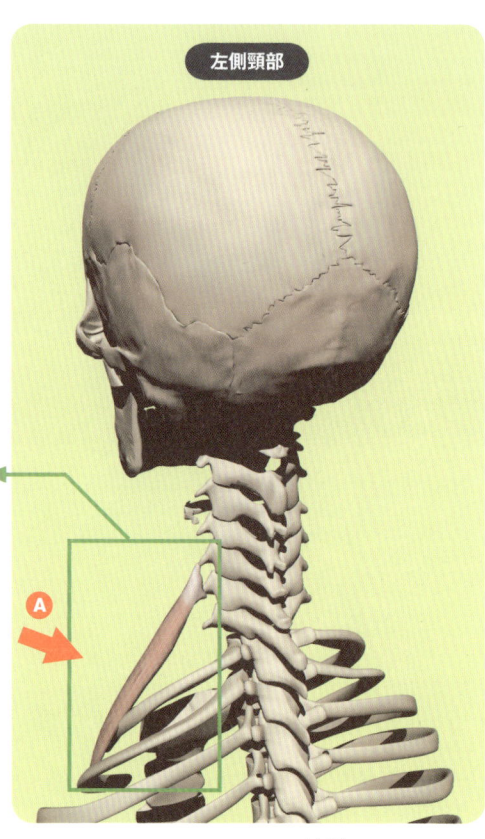

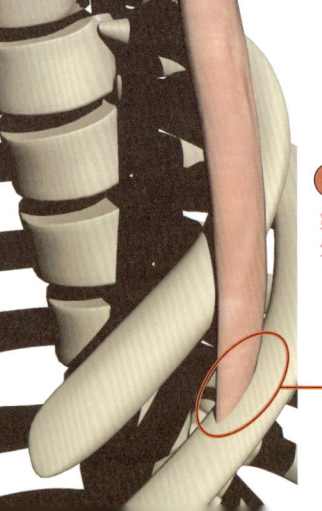

頭部・頸部に働く筋 ▶ 後斜角筋

左側頸部

**起始**
C5〜6の椎体の横突起の後結節

Ⓐ 前方

**停止**
第二肋骨の外側面

**支配神経**
腕神経叢（C5〜C8）

**主な働き**
第二肋骨の挙上、肋骨を固定するときには頸椎の前屈、側屈

**特徴**
第二肋骨を引き上げ、胸郭を広げる吸息補助筋。およそ3人に1人は、この筋の欠如が見られる。

**ADLでの働き**
首を前屈することに加え、胸腔を広げ吸気を助ける（吸息補助筋）。激しいスポーツなどの腹式呼吸の際に働く。

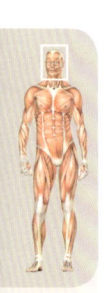

# Joint Range of Motion

## 第10章

# 関節可動域の和英表現と使用筋

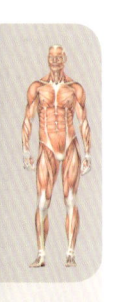

# 関節可動域運動の和英表現と使用筋

専門 **専門表現**　　一般 **一般的な表現**　　関与筋 **主に関与する筋**

## Shoulder girdle
## 肩甲帯の可動域運動

鎖骨と肩甲骨は肩甲帯（上肢帯）の骨で、その運動は胸鎖関節と肩鎖関節で行われる。また、肩甲骨の運動は通常、肩関節における上肢の運動を伴う。

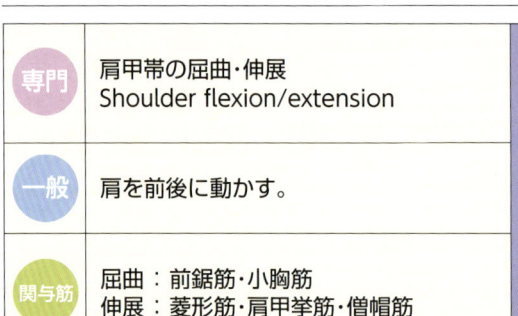

| | | |
|---|---|---|
| 専門 | 肩甲帯の屈曲・伸展<br>Shoulder flexion/extension | 屈曲／伸展 |
| 一般 | 肩を前後に動かす。 | |
| 関与筋 | 屈曲：前鋸筋・小胸筋<br>伸展：菱形筋・肩甲挙筋・僧帽筋 | |

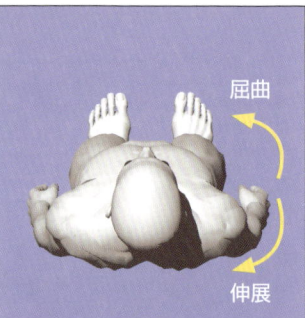

| | | |
|---|---|---|
| 専門 | 肩甲帯の挙上・引き下げ（下制）<br>Shoulder elevation/depression | 挙上／下制 |
| 一般 | 肩を上に上げる・下に下げる。 | |
| 関与筋 | 挙上：僧帽筋上部・菱形筋・肩甲挙筋<br>下制：僧帽筋下部・小胸筋・鎖骨下筋 | |

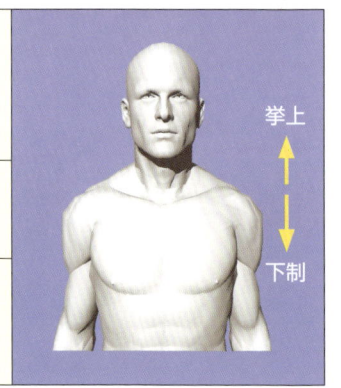

# Shoulder
# 肩の関節可動域運動

肩関節が全可動域において動くためには、肩鎖関節、および胸鎖関節の動きを必要とする。

| | | |
|---|---|---|
| 専門 | 肩の外旋・内旋<br>External/Internal rotation of shoulder | |
| 一般 | まっすぐ伸ばした腕を内向き（内旋）、外向き（外旋）に回す。 | |
| 関与筋 | 外旋：棘下筋・小円筋（三角筋後部）<br>内旋：肩甲下筋・大胸筋・広背筋・大円筋 | |
| 専門 | 肩の内転・外転<br>Shoulder adduction/abduction | |
| 一般 | （内転）横に上げた腕を下に下げる。さらに体の内側にもってくる。<br>（外転）腕を横に開く。 | |
| 関与筋 | 内転：広背筋・大円筋・大胸筋（胸腹部）<br>外転：三角筋（中部線維）・棘上筋・上腕二頭筋長頭 | |
| 専門 | 肩の屈曲・伸展（前方挙上・後方挙上）<br>Forward flexion of shoulder/<br>Backward extension of shoulder | |
| 一般 | 脇に下ろした腕をまっすぐ前方に上げる。次に元に戻して、今度はまっすぐ後ろに引く。 | |
| 関与筋 | 前方挙上：三角筋（前・中部）・大胸筋（鎖骨部）・烏口腕筋<br>後方挙上：広背筋・三角筋（後部）・大円筋 | |

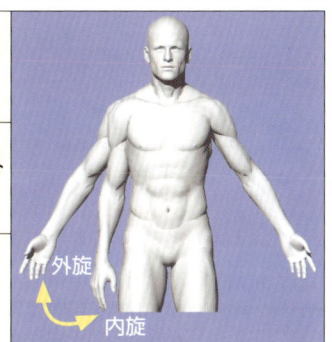

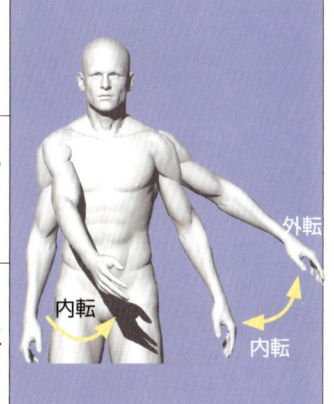

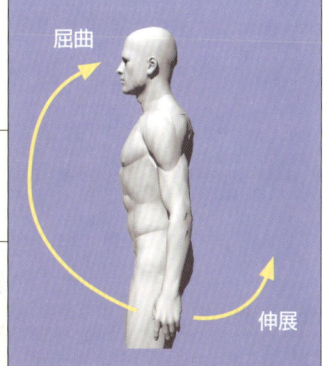

第10章 関節可動域

161

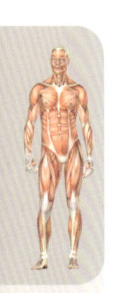

## Elbow
# 腕の関節可動域運動

肘の屈曲・伸展の動きは、矢状面で冠状軸を軸とする。また、前腕の回内・回外の動きは（解剖学的肢位をとっている場合）横断面で垂直軸を軸とする。

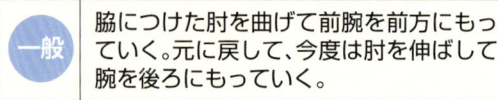

関節可動域運動の和英表現と使用筋

| 専門 | 肘の屈曲・伸展<br>Elbow flexion/extension |
|---|---|
| 一般 | 脇につけた肘を曲げて前腕を前方にもっていく。元に戻して、今度は肘を伸ばして腕を後ろにもっていく。 |
| 関与筋 | 屈曲：上腕二頭筋・上腕筋・腕橈骨筋<br>伸展：上腕三頭筋・肘筋 |

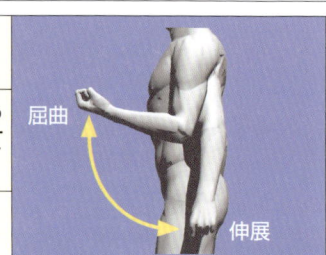

屈曲／伸展

| 専門 | 前腕の回内・回外<br>Forearm pronation / supination |
|---|---|
| 一般 | 前腕を肘のところで90度に曲げて、手のひらだけを下に向けたり、上に向けたりする。 |
| 関与筋 | 回内：円回内筋・方形回内筋<br>回外：回外筋・上腕二頭筋 |

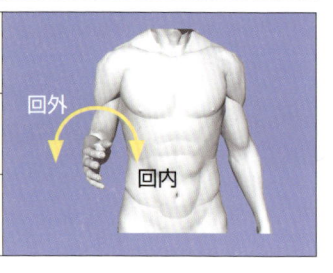

回外／回内

## Wrist, Finger
# 手・指の関節可動域運動

手関節複合体すなわち橈骨手根関節と手根中央関節は、矢状面で冠状軸を軸とする屈曲―伸展、前額面で前後軸を軸とする外転―内転あるいは橈屈―尺屈が可能となる。2つの関節はこれらの動きに関与する。
手指のMP関節の関節可動域は、各関節で異なり、第2指から第5指に向かうにしたがって大きくなる。また手指のPIP関節の屈曲関節可動域は、（手指の）他の関節に比べて大きく、PIP関節ではMP関節やDIP関節に比べ過伸展は少ない。母指の内転・外転運動は、母指のCM関節で、他の手指はそれぞれのMP関節で行われる

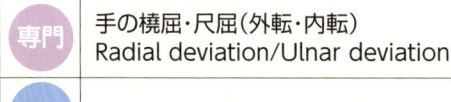

| 専門 | 手の橈屈・尺屈（外転・内転）<br>Radial deviation/Ulnar deviation |
|---|---|
| 一般 | 手のひらを下に向けて、手首を左右に動かす。 |
| 関与筋 | 橈屈：長橈側手根伸筋・短橈側手根伸筋・橈側手根屈筋<br>尺屈：尺側手根屈筋・尺側手根伸筋 |

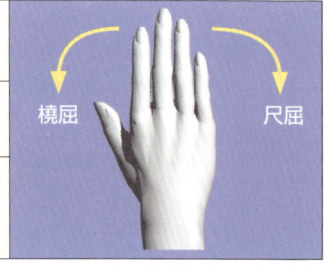

橈屈／尺屈

| | | |
|---|---|---|
| 専門 | 手の屈曲（掌屈）・伸展（背屈）<br>Hand flexion (palmarfexion)<br>Hand extension (dorsiflexion) | |
| 一般 | 手のひらを下に向け、手首を上下に動かす。 | |
| 関与筋 | 屈曲：橈側手根屈筋・尺側手根屈筋・長掌筋<br>伸展：長橈側手根伸筋・短橈側手根伸筋・尺側手根伸筋 | |
| 専門 | 指の伸展<br>Fingers extension<br>指の屈曲<br>Fingers flexion | |
| 一般 | 伸展：指をまっすぐに伸ばす。<br>屈曲：指を曲げる。 | |
| 関与筋 | 伸展：指伸筋・示指伸筋・小指伸筋・虫様筋<br>屈曲：浅指屈筋・深指屈筋・虫様筋 | |
| 専門 | 指の外転<br>Fingers abduction<br>指の内転<br>Fingers adduction | |
| 一般 | 外転：指を開く。<br>内転：指を閉じる。 | |
| 関与筋 | 外転：背側骨間筋・小指外転筋<br>内転：掌側骨間筋 | |
| 専門 | 親指の伸展・屈曲<br>Thumb extension/flexion<br>小指へのオポジション（対立）<br>Opposition to little finger. | |
| 一般 | 屈曲・伸展：親指を掌に近づける・掌から離す。<br>対立：親指を小指のほうへもっていく。 | |
| 関与筋 | CM伸展：長・短母指伸筋、CM屈曲：長・短母指屈筋<br>MP伸展：短母指伸筋、MP屈曲：長母指屈筋<br>IP伸展：長母指伸筋、IP屈曲：長母指屈筋<br>対立：母指対立筋 | |

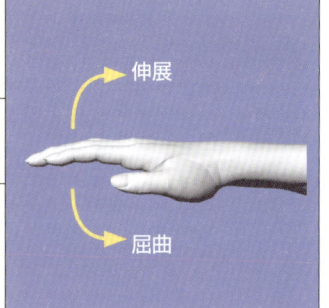

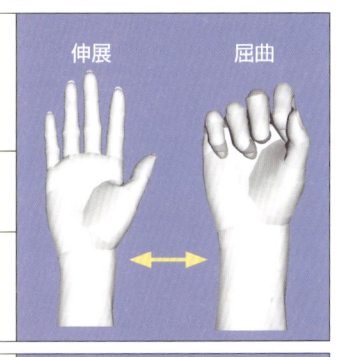

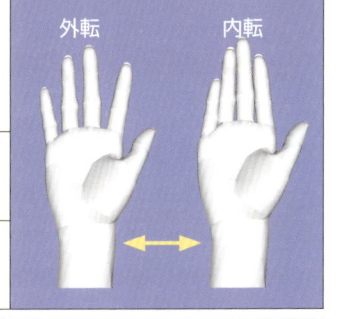

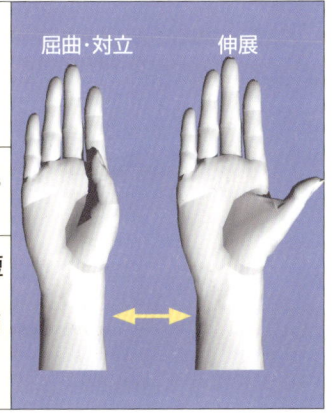

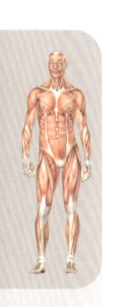

| | |
|---|---|
| 専門 | 親指の外転・内転<br>Thumb abduction<br>Thumb adduction |
| 一般 | 外転：親指を人差し指から離す。<br>内転：親指を人差し指に近づける。 |
| 関与筋 | CM外転：短母指外転筋・長母指外転筋<br>CM内転：母指内転筋 |

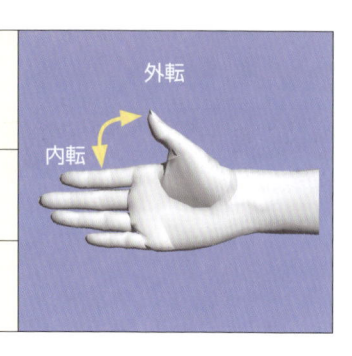

# Pelvis/Hip
# 骨盤・殿部の関節可動域運動

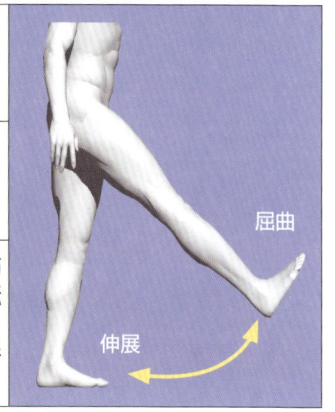

股関節は骨盤と下肢を連結する滑膜性球関節である。可能な動きは矢状面で冠状軸を軸とする屈曲―伸展、前額面で前後軸を軸とする内転―外転および横断面で垂直軸を軸とする内旋―外旋である。これらの運動軸は大腿骨頭の中心を通る。

| | |
|---|---|
| 専門 | 殿部の内転・外転<br>Hip abduction/Hip adduction |
| 一般 | 脚を股関節のところで中央から外側に伸ばす。<br>脚を中央に戻して今度は内側に伸ばす。 |
| 関与筋 | 内転：大内転筋・短内転筋・長内転筋・恥骨筋・薄筋<br>外転：中殿筋・小殿筋・大腿筋膜張筋・大殿筋（上部線維） |

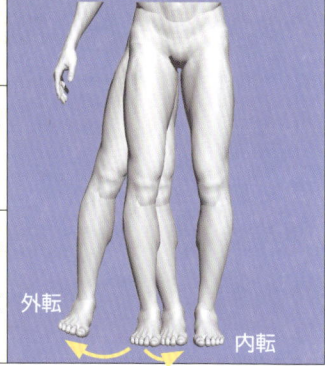

| | |
|---|---|
| 専門 | 殿部の屈曲・伸展<br>Hip flexion<br>Hip extension |
| 一般 | 屈曲：脚を股関節のところで前にあげる。<br>伸展：脚を後に引く。 |
| 関与筋 | 屈曲：腸腰筋・大腿直筋・恥骨筋・大腿筋膜張筋・縫工筋・長内転筋・短内転筋・大内転筋<br>伸展：大殿筋・大腿二頭筋・半膜様筋・半腱様筋 |

# Knee
# 膝の関節可動域運動

膝関節は脛骨大腿関節と膝蓋大腿関節で構成されている。脛骨大腿関節は大腿骨と脛骨を連結しており、膝蓋大腿関節面は膝蓋骨後面と大腿骨の膝蓋面で構成される。この2つの関節を含む関節包は大きくゆるく、靭帯や周囲の筋膜や腱によりサポートされている。

| | | |
|---|---|---|
| 専門 | 膝の屈曲・伸展<br>Knee flexion/Knee extension | 屈曲<br>伸展 |
| 一般 | 脚を膝から後方に上げる。<br>もう一方の脚と膝はまっすぐにする。 | |
| 関与筋 | 屈曲：大腿二頭筋・半膜様筋・半腱様筋<br>伸展：大腿四頭筋・大腿筋膜張筋 | |

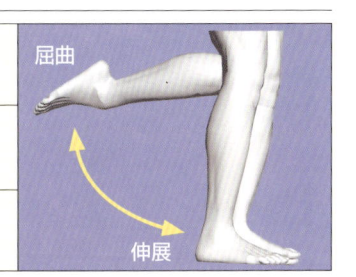

# Foot
# 足の関節可動域運動

足関節を背屈すると、距骨は後方に滑り、また腓骨は脛骨から離れるように近位および外方に動く。また底屈時には距骨は前方へ滑り、腓骨は遠位、軽度前方および腓骨方向に動く。つま先の屈曲・伸展の動きは矢状面で冠状軸を軸とし、つま先の外転・内転の動きは（解剖学的肢位をとっている場合）横断面で垂直軸を軸とする。

| | | |
|---|---|---|
| 専門 | 背屈（伸展）　Dorsal flexion<br>底屈（屈曲）　Planter flexion | 背屈<br>底屈 |
| 一般 | 背屈：足を上に向ける。<br>底屈：足を下へ向ける。 | |
| 関与筋 | 背屈：前脛骨筋・長趾伸筋・第三腓骨筋<br>底屈：腓腹筋・ヒラメ筋・長腓骨筋 | |
| 専門 | つま先の外転・内転<br>Toe adduction<br>Toe abduction | 内転　外転 |
| 一般 | 内転：足の指をくっつける。<br>外転：足の指を離す。 | |
| 関与筋 | 外転：母趾外転筋・小趾外転筋・背側骨間筋<br>内転：母趾内転筋・小趾対立筋・底側骨間筋 | |

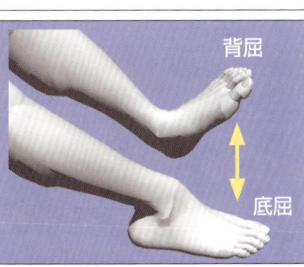

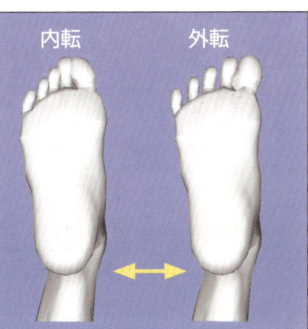

関節可動域運動の和英表現と使用筋

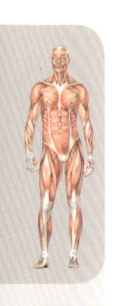

| 専門 | つま先の屈曲・伸展<br>Toe flexion<br>Toe extension |
|---|---|
| 一般 | 屈曲：つま先を下方向に曲げる。<br>伸展：つま先を上方向にそらす。 |
| 関与筋 | 屈曲：長趾屈筋・長母趾屈筋<br>伸展：長母趾伸筋・長趾伸筋 |

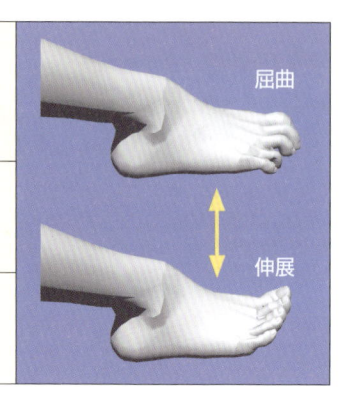

屈曲 / 伸展

## Thoracic & lumbar/Body(trunk)
# 胸腰部の関節可動域運動

胸椎は前屈よりも伸展・側屈にて制限が大きい。下位胸椎部の関節面はやや矢状面を向いているため、ある程度の屈曲と伸展が可能である。また胸椎部では棘突起の重なり合い、関節包の締まり、胸郭などが動きを制限するため、全般的に頸椎より可動性が少ないとされる。

| 専門 | 屈曲（前屈）：<br>flexeion of thorax and lumbar<br>伸展（後屈）：<br>extension of thorax and lumbar |
|---|---|
| 一般 | 上半身の腰から上体を後方へそらす。<br>次に前方に曲げる。 |
| 関与筋 | 屈曲：腹直筋・外腹斜筋<br>伸展：脊柱起立筋・半棘筋・多裂筋 |

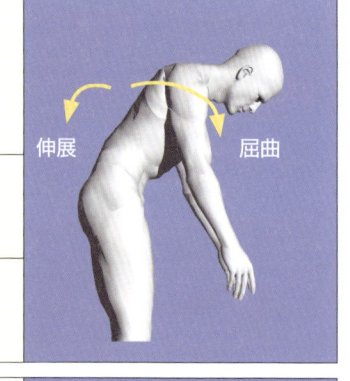

伸展 / 屈曲

| 専門 | 胸腰部の右側屈、左側屈<br>Lateral bending of thorax and lumbar |
|---|---|
| 一般 | 上体を起こし、右に傾ける、左に傾ける。 |
| 関与筋 | 同側側筋（片側収縮）：外腹斜筋・内腹斜筋・腰方形筋・脊柱起立筋 |

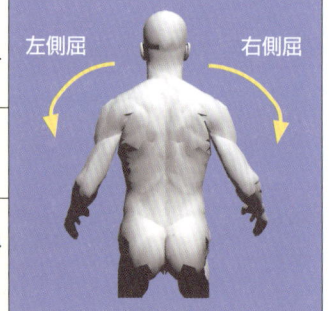

左側屈 / 右側屈

# Head/Neck
# 首・頸部の関節可動域運動

頸部では各頸椎間の動きに頭関節の運動を加える。頭関節は環椎後頭関節、正中環軸関節および2つの外側環軸関節で構成されている。環椎後頭関節の動きは、矢状面で冠状軸を軸とする屈曲―伸展と、冠状面で前後軸を軸とする側屈である。また、正中環椎軸関節の動きは、横断面で垂直軸を軸とする回旋である。3つの関節で可能となる動きは、屈曲―伸展、側屈および回旋である。

| | | |
|---|---|---|
| 専門 | 頸の屈曲（前屈）<br>Neck flexion<br>頸の伸展（後屈）<br>Neck extension | 屈曲　伸展 |
| 一般 | 屈曲：首（頭）を前に倒す。<br>伸展：頸（頭）を後ろに倒す。 | |
| 関与筋 | 屈曲：胸鎖乳突筋・椎前筋群・斜角筋群<br>伸展：板状筋群・後頭下筋群・脊柱起立筋群<br>　　　（頸最長筋・頸半棘筋・頸腸肋筋） | |
| 専門 | 頸の回旋<br>Neck rotation | 回旋 |
| 一般 | 首を横に向ける。 | |
| 関与筋 | 同側回旋：板状筋群・後頭下筋群・脊柱起立筋群<br>反対側回旋：胸鎖乳突筋・横突棘筋 | |
| 専門 | 頸の側屈<br>Lateral flexion of neck | 側屈 |
| 一般 | 首を横に倒す。 | |
| 関与筋 | 側屈（片側だけの短縮にて同側側屈）：<br>椎前筋群・斜角筋群・胸鎖乳突筋・板状筋群・後頭下筋群・脊柱起立筋群・横突棘筋 | |

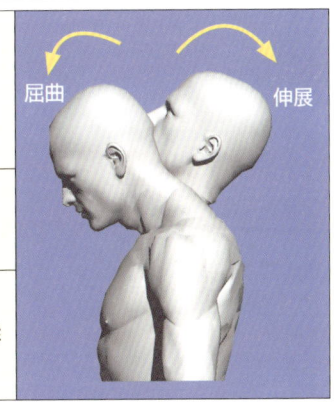

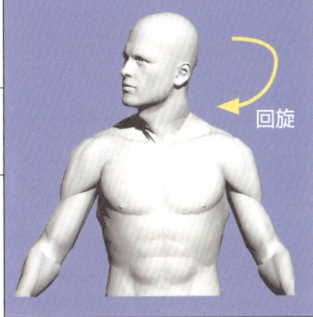

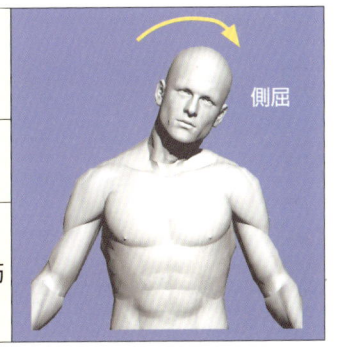

第10章　関節可動域

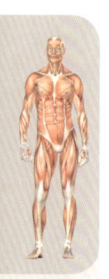

# 筋の起始・停止・支配神経一覧表

## 上肢の筋

| | 筋名 | 起始 | 停止 | |
|---|---|---|---|---|
| 上肢帯の筋 | 三角筋 | 鎖骨部:①鎖骨の外側1/3の前縁 | 上腕骨の三角筋粗面 | |
| | | 肩峰部:②肩甲骨の肩峰 | | |
| | | 肩甲棘部:③肩甲骨の肩甲棘下縁 | | |
| | 棘上筋 | 肩甲骨の棘上窩 | 上腕骨の大結節上部肩関節包 | |
| | 棘下筋 | 肩甲骨の棘下窩 | 上腕骨の大結節後中部肩関節包 | |
| | 小円筋 | 肩甲骨の外側縁 | 上腕骨の大結節下部肩関節包 | |
| | 大円筋 | 肩甲骨の外側縁・下角 | 上腕骨の小結節稜 | |
| | 肩甲下筋 | 肩甲骨前面(肋骨面) | 上腕骨の小結節肩関節包 | |
| 上腕の屈筋 | 上腕二頭筋 | 短頭:肩甲骨の烏口突起先端 | 橈骨粗面,上腕二頭筋腱膜を介して前腕筋膜 | |
| | | 長頭:肩甲骨の関節上結節 | | |
| | 烏口腕筋 | 肩甲骨の烏口突起 | 上腕骨(内側縁)中央 | |
| | 上腕筋 | 上腕骨(遠位2/3の前面) | 尺骨の尺骨粗面 | |
| 上腕の伸筋 | 上腕三頭筋 | 長頭:肩甲骨の関節下結節 | 尺骨の肘頭 | |
| | | 内側頭:上腕骨後面(橈骨神経溝より内側) | | |
| | | 外側頭:上腕骨後面(橈骨神経溝より外側) | | |
| | 肘筋 | 上腕骨の外側上顆のやや後面,肘関節包 | 尺骨の肘頭外側面 | |
| 前腕の屈筋 | 円回内筋 | 上腕頭:内側上顆・内側上腕筋間中隔 | 橈骨外側面の中央部 | |
| | | 尺骨頭:鈎状突起内側 | | |
| | 橈側手根屈筋 | 上腕骨の内側上顆(共通屈筋起始部) | 第2または第3中手骨底の掌側面 | |
| | 長掌筋 | 上腕骨の内側上顆(共通屈筋起始部)前腕筋膜 | 手掌腱膜 | |
| | 尺側手根屈筋 | 上腕頭:上腕骨の内側上顆 | 豆状骨,豆中手靱帯,第5中手骨底 | |
| | | 尺骨頭:尺骨の肘頭と後面上部 | | |
| | 浅指屈筋 | 上腕尺骨頭:上腕骨内側上顆,尺骨粗面 | 第2〜5指中節骨底の両側 | |
| | | 橈骨頭:橈骨の上方前面 | | |
| | 深指屈筋 | 尺骨前面,前腕骨間膜前面 | 第2〜5指末節骨底の掌側 | |
| | 長母指屈筋 | 橈骨前面,前腕骨間膜前面 | 母指末節骨底の掌側 | |
| | 方形回内筋 | 尺骨遠位端1/4の前面 | 橈骨遠位端1/4の前面 | |

| 支配神経 | 作用 | 特徴 |
|---|---|---|
| 腋窩神経(C5〜6) | 肩関節の屈曲・内旋・外転・水平屈曲 | 上肢帯の筋は上肢帯の骨（肩甲骨・鎖骨）から起こり、上腕骨に停止する。肩関節による上腕の運動を行う。三角筋は肩関節を被う厚い筋で、肩の丸みをつくる。棘上筋・棘下筋・小円筋・肩甲下筋の4筋の停止部はともに肩関節を包み込むようにして板状の腱板[回旋筋腱板(rotator cuff)]を形成して、肩関節を補強する。 |
| | 肩関節の外転 | |
| | 肩関節の伸展・外旋・外転・水平伸展 | |
| 肩甲上神経(C5〜6) | 肩関節の外転（三角筋の協力筋） | |
| | 上腕骨を関節窩に引き寄せて、肩関節を安定させる | |
| 肩甲上神経(C5〜6) | （上部）肩関節の外転・外旋 | |
| | （下部）肩関節の内転・外旋 | |
| 腋窩神経(C5〜6) | 肩関節の伸展、内転・外旋 | |
| 肩甲下神経(C5,6,(7)) | 肩関節の伸展、内転・内旋 | |
| 肩甲下神経(C5〜7) | 肩関節の内転・内旋 | |
| 筋皮神経(C5〜6) | 肘関節の屈曲、前腕の回外、肩関節の外転（長頭）・内転（短頭） | 上腕前面のレリーフは、主に上腕二頭筋でできる。上腕二頭筋の短頭は、烏口腕筋と密着する。上腕筋は最も深部にある。 |
| 筋皮神経(C5〜7) | 肩関節の内転、屈曲の補助、水平屈曲 | |
| 筋皮神経(C5〜6)しばしば橈骨神経からも | 肘関節の屈曲 | |
| 橈骨神経(C7〜8) | 肘関節の伸展、肩関節の固定にも（長頭:上腕内転に著しい） | 上腕後面のレリーフは上腕三頭筋の三頭でできる。肘筋は上腕三頭筋の分束と考えてよい。 |
| 橈骨神経(C7〜81) | 肘関節の伸展（上腕三頭筋の補助）、肘関節包を張る | |
| 正中神経(C6〜7) | 肘関節の屈曲、前腕の回内 | |
| 正中神経(C6〜7) | 前腕の回内、手関節の掌屈・橈屈 | 前腕前面の浅層の筋(1〜5)は、橈側から尺側に向かって、円回内筋、橈側手根屈筋、長掌筋、浅指屈筋、尺側手根屈筋の順で並んでいる。深層には深指屈筋、長母指屈筋、方形回内筋(6〜8)がある。深指屈筋が内側に、長母指屈筋が外側に位置する。方形回内筋は、橈骨と尺骨の遠位1/4範囲を被う。 |
| 正中神経(C7〜T1) | 手関節の掌屈 | |
| 尺骨神経(C(7)8〜T1) | 手関節の掌屈・尺屈 | |
| 正中神経(C7〜T1) | 第2〜5指PIP屈曲、手関節掌屈 | |
| 2・3指:正中神経(C7〜T1)<br>4・5指:尺骨神経(C8〜T1) | 第2〜5指PIP・DIPの屈曲、手関節の掌屈 | |
| 正中神経(C6〜8) | 母指のMP・IP関節の屈曲（主にIP関節） | |
| 正中神経(C7〜T1) | 前腕の回内 | |

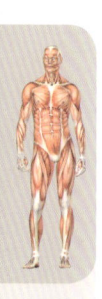

# 筋の起始・停止・支配神経一覧表（上肢）

| | 筋名 | 起始 | 停止 | |
|---|---|---|---|---|
| 前腕の伸筋 | 腕橈骨筋 | 上腕骨外側下部 | 橈骨の茎状突起 | |
| | 長橈側手根伸筋 | 上腕骨の外側上顆（共通伸筋起始部） | 第2中手骨底の背側面 | |
| | 短橈側手根伸筋 | 上腕骨の外側上顆、輪状靱帯 | 第3中手骨底の背側面 | |
| | 総指伸筋 | 上腕骨の外側上顆・前腕筋膜（共通伸筋起始部） | 中央は中節骨底、両側は合して末節骨底 | |
| | 小指伸筋 | 上腕骨外側上顆 | 小指の中節骨底・指背腱膜 | |
| | 尺側手根伸筋 | 上腕頭:上腕骨の外側上顆<br>尺骨頭:尺骨の斜線と後縁 | 第5中手骨底の背側面 | |
| | 回外筋 | 上腕骨の外側上顆<br>肘関節の外側側副靱帯<br>上橈尺関節の橈骨輪状靱帯<br>尺骨の回外筋稜 | 橈骨の近位外側面 | |
| | 長母指外転筋 | 橈骨・尺骨の中部背側面、前腕骨間膜背側面 | 第1中手骨底外側 | |
| | 短母指伸筋 | 橈骨中部後面、前腕骨間膜背側面 | 母指の基節骨底の背側 | |
| | 長母指伸筋 | 尺骨体中部背側面、前腕骨間膜背側面 | 母指の末節骨底の背側 | |
| | 示指伸筋 | 尺骨の遠位背側面、前腕骨間膜背側面 | 示指の中節骨底・指背腱膜 | |
| 母指球の筋 | 短母指外転筋 | 舟状骨結節、屈筋支帯の橈側端 | 橈側種子骨、母指の基節骨底 | |
| | 短母指屈筋 | 浅頭:屈筋支帯の橈骨部<br>深頭:大・小菱形骨 | 橈側種子骨、母指の基節骨底 | |
| | 母指対立筋 | 大菱形骨結節、屈筋支帯 | 第1中手骨体の橈側縁 | |
| | 母指内転筋 | 横頭:第3中手骨の掌側面<br>斜頭:有頭骨を中心とした手根骨<br>第2・3中手骨底の掌側 | 尺側種子骨<br>母指の基節骨底<br>一部は指背腱膜 | |
| 中手の筋 | 虫様筋 | 橈側2筋:第2・3指に至る深指屈筋腱の橈側<br>尺側2筋:第3〜5指に至る深指屈筋腱の相対する面（それぞれ2頭をもつ） | 指背腱膜 | |
| | 掌側骨間筋 | 第2中手骨の尺側<br>第4・5中手骨の橈側 | 第2基節骨底の尺側<br>第4・5基節骨底の橈側<br>指背腱膜 | |
| | 背側骨間筋 | 第1〜5中手骨の相対する面 | （橈側）:第2指基節骨底橈側と指背腱膜<br>（中央の2個）:第3指基節骨底両側と指背腱膜<br>（尺側）:第4指基節骨底の尺側と指背腱膜 | |
| 小指球の筋 | 短掌筋 | 手掌腱膜の内側縁 | 小指球の皮膚 | |
| | 小指外転筋 | 豆状骨・豆鉤靱帯・屈筋支帯 | 小指の基節骨底尺側、（一部）指背腱膜 | |
| | 短小指屈筋 | 有鉤骨鉤、屈筋支帯 | 小指の基節骨底 | |
| | 小指対立筋 | 有鉤骨鉤、屈筋支帯 | 第5中手骨の尺側面 | |

| 支配神経 | 作用 | 特徴 |
|---|---|---|
| 橈骨神経（C5〜6） | 肘関節の屈曲、前腕の回内（回外位〜中間位に回旋）・回外（回内位〜中間位に回旋） | 前腕の橈側では、外側から内側に向かって、腕橈骨筋、長橈側手根伸筋、短橈側手根伸筋の順で筋が並んでいる。前腕後面の浅層では、橈側から尺側に向かって、総指伸筋、小指伸筋、尺側手根伸筋（5〜6）の順に並んでいる。その他（7〜11）は深層に位置する。回外筋は橈骨の近位1/3でその外側を包む。回外筋より遠位には、外側から内側にかけて、長母指外転筋、短母指伸筋、長母指伸筋、示指伸筋がある。 |
| 橈骨神経（C6〜7） | 手関節の伸展・橈屈 | |
| 橈骨神経（C6〜7） | 手関節の伸展・橈屈 | |
| 橈骨神経（C6〜8） | 第2〜5指MP・PIP・DIP伸展、手関節の背屈 | |
| 橈骨神経（C6〜8） | 小指の伸展、尺屈 | |
| 橈骨神経（C6〜8） | 手関節の伸展・尺屈 | |
| 橈骨神経（C5〜7） | 前腕の回外 | |
| 橈骨神経（C6〜8） | 母指の外転 | |
| 橈骨神経（C6〜8） | 母指のMPの伸展、CMの橈側外転 | |
| 橈骨神経（C6〜8） | 母指のIP・MPの伸展、CMの橈側外転 | |
| 橈骨神経（C6〜8） | 示指の伸展、手関節の背屈 | |
| 正中神経（C8〜T1） | 母指の外転 | 母指球には4筋があって、内2つは二頭筋である。表層から短母指外転筋、短母指屈筋の浅頭・母指対立筋、短母指屈筋の深頭・母指内転筋（斜頭と横頭）の順に重なっている。 |
| 正中神経（C8〜T1）<br>尺骨神経（C8〜T1） | 母指MP屈曲 | |
| 正中神経（C8〜T1） | 母指対立、CMの屈曲 | |
| 尺骨神経C8(T1) | 母指内転 | |
| 橈側:正中神経（C8〜T1） | 第2〜5指のMP屈曲<br>第2〜5指PIP、DIP伸展 | 中手筋として、4本の虫様筋、4本の背側骨間筋、3本の掌側骨間筋があって、いずれも橈側から番号を付けてよばれる。全体として指の屈曲・伸展、外転・内転にかかわる。 |
| 尺側:尺骨神経（C8〜T1） | | |
| 尺骨神経（C8〜T1） | 第2・4・5指のMP内転・屈曲、PIP・DIPの伸展 | |
| 尺骨神経（C8〜T1） | 第2・4指MP外転・第3指MP橈側・尺側外転、第2・3・4のMP屈曲、DIP・PIP伸展 | |
| 尺骨神経（C8〜T1） | 小指球の皮膚を引っ張る | 小指球は、小指外転筋、短小指屈筋、小指対立筋により形成される。これらの筋は外側から内側の順に位置する。小指球の短掌筋は皮筋である。 |
| 尺骨神経（C8〜T1） | 小指外転と屈曲（MP関節） | |
| 尺骨神経（C8〜T1） | 小指MP屈曲 | |
| 尺骨神経（C8〜T1） | 小指対立（小指を母指側へ移動） | |

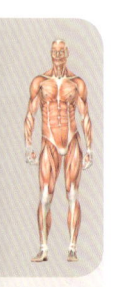

# 下肢の筋

## 筋の起始・停止・支配神経一覧表（下肢）

| | 筋名 | 起始 | 停止 | |
|---|---|---|---|---|
| 下肢帯の筋（内寛骨筋） | 大腰筋 | 浅頭:第12胸椎〜4腰椎までの椎体および椎間円板 | 大腿骨の小転子 | |
| | | 深頭:全腰椎の肋骨突起 | | |
| | 小腰筋 | T12及びL1の椎体外側面 | 腸恥隆起と付近の筋膜 | |
| | 腸骨筋 | 腸骨内面の腸骨窩 | 大腿骨の小転子 | |
| 下肢帯の筋（外寛骨筋） | 大殿筋 | 腸骨翼の殿筋面（後殿筋線より後方）、仙骨・尾骨の外側縁 | 浅層:大腿筋膜の外側部で腸脛靱帯に移る | |
| | | 仙結節靱帯、胸腰筋膜 | 深層:大腿骨の殿筋粗面 | |
| | 中殿筋 | 腸骨翼の殿筋面（前殿筋線と後殿筋線の間）、腸骨稜の外唇・殿筋膜 | 大転子の尖端と外側面 | |
| | 小殿筋 | 腸骨翼の殿筋面（前殿筋線と下殿筋線との間、もしくは下殿筋線の下） | 大転子の前面 | |
| | 梨状筋 | 仙骨の前面で第2〜4前仙骨孔の間とその外側 | 大転子の尖端 | |
| | 上双子筋 | 坐骨棘 | 転子窩 | |
| | 内閉鎖筋 | 閉鎖膜内面とそのまわり | 転子窩 | |
| | 下双子筋 | 坐骨結節 | 転子窩 | |
| | 大腿方形筋 | 坐骨結節 | 大腿骨の転子間稜 | |
| | 大腿筋膜張筋 | 上前腸骨棘、大腿筋膜の内面 | 腸脛靱帯を介して脛骨外側顆の下方につく | |
| 大腿の伸筋 | 縫工筋 | 上前腸骨棘 | 脛骨粗面の内側（鵞足を形成） | |
| | 大腿四頭筋 大腿直筋 | 腸骨の下前腸骨棘、寛骨臼上縁 | 膝蓋靱帯となり、脛骨粗面に付着 | |
| | 外側広筋 | 大腿骨の大転子の基部、粗線外側唇 | 膝蓋骨の外側もしくは上縁、脛骨粗面 | |
| | 中間広筋 | 大腿骨の上部前面 | 膝蓋骨の底、脛骨粗面 | |
| | 内側広筋 | 大腿骨転子間線の下部及び大腿骨粗線内側唇 | 膝蓋骨の上縁及び内側縁、脛骨粗面 | |
| | 膝関節筋 | 大腿骨の前面下部 | 膝関節包 | |
| 大腿の内転筋 | 恥骨筋 | 恥骨上枝（恥骨櫛） | 大腿骨（恥骨筋線） | |
| | 長内転筋 | 恥骨結節の下方 | 大腿骨の後面中央（内側唇の中部1/3） | |
| | 短内転筋 | 恥骨下枝の下部 | 大腿骨粗線の内側唇上部1/3 | |
| | 大内転筋 | 恥骨下枝、坐骨枝、坐骨結節 | 大腿骨粗線の内側唇・内側上顆（内転筋結節） | |
| | 薄筋 | 恥骨結合の外側 | 脛骨の内側面（鵞足を形成） | |
| | 外閉鎖筋 | 閉鎖膜外面とそのまわり | 大腿骨の転子窩 | |

| 支配神経 | 作用 | 特徴 |
| --- | --- | --- |
| 腰神経叢と大腿神経の枝(L1〜4) | 股関節の屈曲, 僅かな外旋 | 寛骨前面の筋は内寛骨筋とよばれて, 腸腰筋のみである。腸腰筋は腸骨筋と大腰筋からなる。これらの筋は股関節の前方を越えて大腿骨に付く唯一の筋である。他の筋は, 股関節の前面にあって膝関節に至るので, 大腿筋に分類される。 |
| 腰神経叢の枝(L1・L2) | 腰椎の側屈・腸骨筋膜を張ることにより股関節の屈曲を助成 | |
| 腰神経叢と大腿神経の枝(L1〜4) | 股関節の屈曲・外旋 | |
| 下殿神経(L4〜S2) | 股関節の伸展(特に屈曲位からの伸展), 外旋・膝関節の伸展 | 殿部の大きな丸みは大殿筋によってできる。大殿筋は他の後面の筋をほぼ完全に上から被うが, 頭方腹側では, 中殿筋の一部が見える。中殿筋が小殿筋を被う。深層では, 上方から下方に向かって, 梨状筋, 上双子筋, 内閉鎖筋, 下双子筋, 大腿方形筋が順に並んでいる。大腿筋膜張筋は大腿最外側に位置して, 大腿筋膜内に包まれて腸脛靱帯に移行する。 |
| 上殿神経(L4〜S1) | 股関節の外転, (前部)内旋・(後部)外旋 | |
| 上殿神経(L4〜S1) | 股関節の外転 僅かな内転 | |
| 坐骨神経叢(S1〜S2) | 股関節の外旋 | |
| 仙骨神経叢(L4〜S2) | 股関節の外旋 | |
| 仙骨神経叢(L4〜S2) | 股関節の外旋 | |
| 仙骨神経叢(L4〜S2) | 股関節の外旋 | |
| 仙骨神経叢(L4〜S2) | 股関節の外旋 | |
| 上殿神経(L4〜S1) | 股関節の外転・屈曲・内旋膝関節の伸展, 大腿筋膜の緊張 | |
| 大腿神経(L2〜L3) | 股関節の屈曲, 外転, 外旋 膝関節の屈曲, 内旋 | 大腿の前面では縫工筋が近位外側から遠位内側方向に向かってラセン状に走る。大腿四頭筋は大腿前面における最大の筋である。大腿四頭筋には4筋がある。表層では外側から外側広筋, 大腿直筋, 内側広筋が並んで, 深層に中間広筋がある。中間広筋の深層の一部は膝関節包に停止して, 膝関節筋とよばれる。 |
| 大腿神経(L2〜4) | 膝関節の伸展, 股関節の屈曲 | |
| 大腿神経(L3〜4) | 膝関節の伸展 | |
| 大腿神経(L2〜4) | 膝関節の伸展 | |
| 大腿神経(L2〜3) | 膝関節の伸展(わずかに内旋) | |
| 大腿神経(L2〜4) | 膝関節包を張る | |
| 大腿神経(L2〜4) 閉鎖神経(L2〜3) | 股関節の内転, 屈曲, 外旋 | 大腿内側の筋はその作用に基づいて内転筋群とよばれる。前方から見ると全体として三角形をしている。薄筋が最内側にあって, 近位から遠位に向かって恥骨筋・長内転筋・大内転筋の順に並ぶ。短内転筋は長内転筋より深層にあって, 外閉鎖筋は恥骨筋より深層に位置する。 |
| 閉鎖神経(L2〜3) | 股関節の内転, 屈曲 | |
| 閉鎖神経(L2〜4) | 股関節の内転, 屈曲, 外旋 | |
| 閉鎖神経(L3〜L4) 脛骨神経(L4〜L5) | 股関節の内転, (前部)屈曲, (後部)伸展 | |
| 閉鎖神経(L2〜4) | 股関節の内転 膝関節の屈曲, 下腿の内旋 | |
| 閉鎖神経(L3〜L4) | 股関節の外旋 | |

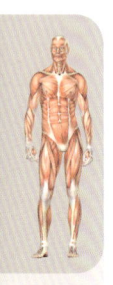

## 筋の起始・停止・支配神経一覧表（下肢）

| | 筋名 | 起始 | 停止 | |
|---|---|---|---|---|
| 大腿の屈筋 | 大腿二頭筋 | 長頭：坐骨結節 | 腓骨頭、下腿筋膜 | |
| | | 短頭：大腿骨の粗線外側唇下方1/2 | | |
| | 半腱様筋 | 坐骨結節の内側面 | 脛骨粗面の内側（鵞足を形成） | |
| | 半膜様筋 | 坐骨結節 | 脛骨内側顆の下方 | |
| 下腿の伸筋 | 前脛骨筋 | 脛骨の外側面、下腿骨間膜 | 内側楔状骨、第一中足骨底 | |
| | 長趾伸筋 | 脛骨上端外側面、腓骨前縁、下腿骨間膜、下腿筋膜 | 第2～5趾の中・末節骨の背側面（趾背腱膜） | |
| | 第三腓骨筋 | 腓骨の下前面 | 第5趾の中足骨底の背側 | |
| | 長母趾伸筋 | 腓骨体前面中央及び下腿骨間膜の前面 | 母趾の末節骨底 | |
| 下腿三頭筋 | 腓腹筋 | 内側頭：大腿骨の内側上顆 | 踵骨隆起［停止腱はアキレス腱（踵骨腱）］ | |
| | | 外側頭：大腿骨の外側上顆 | | |
| | ヒラメ筋 | 腓骨頭、腓骨と脛骨の間のヒラメ筋腱弓、脛骨後面のヒラメ筋線と内側縁 | | |
| 下腿の屈筋 | 足底筋 | 大腿骨の外側上顆 | 踵骨隆起 | |
| | 膝窩筋 | 大腿骨の外側上顆 | 脛骨の上部後面 | |
| | 後脛骨筋 | 下腿骨間膜・脛骨と腓骨の後面 | 舟状骨、全楔状骨、立方骨、第2～3（第2～4）中足骨底 | |
| | 長趾屈筋 | 脛骨の後面中央部 | 第2～5趾骨の末節骨底 | |
| | 長母趾屈筋 | 腓骨体後面の下方2/3、下腿骨間膜の後面 | 母趾の末節骨底 | |
| 腓骨筋 | 長腓骨筋 | 腓骨頭、腓骨外側面（近位2/3） | 内側楔状骨、第一中足骨底 | |
| | 短腓骨筋 | 腓骨の外側面（遠位1/2） | 第5中足骨粗面 | |
| 足背筋 | 短母趾伸筋 | 踵骨の前部背側面 | 母趾の基節骨底 | |
| | 短趾伸筋 | 踵骨の前部背側面 | 長趾伸筋膜（腱） | |
| 母趾球筋 | 母趾外転筋 | 踵骨隆起の内側部、屈筋支帯、 | 母趾基節骨底の内側 | |
| | | 足底腱膜、舟状骨粗面 | | |
| | 短母趾屈筋 | 長足底靭帯楔状骨 | 母趾基節骨底の両側 | |
| | 母趾内転筋 | 斜頭：長足底靭帯・立方骨・外側楔状骨、第2・3中足骨<br>横頭：第3～5指中足指節関節の関節包 | 母趾基節骨底の外側 | |

| 支配神経 | 作用 | 特徴 |
|---|---|---|
| 長頭:脛骨神経(L5〜S2) | 膝関節の屈曲、膝屈曲時に下腿を外旋股関節の伸展 | 大腿後面の筋は膝関節の屈曲に働くから、大腿の屈筋と呼ばれる。大腿二頭筋は外側に、半腱様筋と半膜様筋が内側に位置する。半膜様筋は半腱様筋より深層にある。いずれも坐骨結節から起こって、股関節と膝関節をまたいで、股関節の伸展と膝関節の屈曲にかかわる。 |
| 短頭:総腓骨神経(L4〜S2) | | |
| 脛骨神経(L4〜S2) | 膝関節の屈曲、膝屈曲時に下腿を内旋、股関節の伸展 | |
| 脛骨神経(L4〜S2) | 膝関節の屈曲、膝屈曲時に下腿を内旋、股関節の伸展 | |
| 深腓骨神経(L4〜S1) | 足関節の背屈、足の内反、足底のアーチの維持 | 下腿前面の筋は足関節の伸展（背屈）作用を持つから、下腿の伸筋とよばれる。前脛骨筋は下腿の最内側、最表層にあって、下腿筋膜の下から盛り上がる。深層には長趾伸筋があって、しばしば、その外側縁から第三腓骨筋が起こる。最深層には長母趾伸筋がある。これらの筋は伸筋支帯の下を通る。 |
| 深腓骨神経(L4〜S1) | 足関節の背屈、足の外反 | |
| | 第2〜5趾の伸展（MP、PIP、DIP） | |
| 深腓骨神経(L4〜S1) | 足関節の背屈、足の外反の補助 | |
| 深腓骨神経(L4〜S1) | 足関節の背屈、足の内反 | |
| | 母趾の伸展（IP関節） | |
| 脛骨神経(L4〜S2) | 足関節の底屈<br>膝関節の屈曲 | 下腿三頭筋はふくらはぎをつくる強大な筋で、浅層の腓腹筋と深層のヒラメ筋からなる。足底筋はヒラメ筋より近位にあって、それと同じ層に存在する。膝窩筋は足底筋のさらに深層にある。残り3筋（後脛骨筋・長趾屈筋・長母趾屈筋）はヒラメ筋よりも深層で、内果の後を回って、屈筋支帯を通って足底に達する。後脛骨筋は比較的表層にあって、長趾屈筋は最深層内側に、長母趾屈筋は最深層外側に位置する。 |
| 脛骨神経(L4〜S2) | 足関節の底屈 | |
| 脛骨神経(L4〜S1) | 足関節の底屈 | |
| 脛骨神経(L4〜S1) | 膝関節の屈曲、膝屈曲時に下腿を内旋 | |
| 脛骨神経(L5〜S2) | 足関節の底屈、足の内反 | |
| 脛骨神経(L4〜S2) | 足関節の底屈・足の内反 | |
| | 第2〜5趾の屈曲（MP・PIP・DIP） | |
| 脛骨神経(L5〜S1) | 足関節の屈曲、足の内反 | |
| | 母趾の屈曲（IP関節） | |
| 浅腓骨神経(L5〜S1) | 足関節の底屈、足の外反 | 腓骨の外側には2つの腓骨筋が存在する。長腓骨筋は外側表層にあって、その下層に短腓骨筋がある。2筋とも外果の後方に回って、腓骨筋支帯の下を通る。 |
| 浅腓骨神経(L5〜S1) | 足関節の底屈、足の外反 | |
| 深腓骨神経(L4〜S1) | 母趾の伸展（MP関節） | 短母趾伸筋と短趾伸筋は足背にあるが、皮膚表面から見てその膨らみはごくわずかである。 |
| 第2〜4趾の伸展（5趾に存在する場合あり） | 深腓骨神経(L4〜S1) | |
| 内側足底神経(L5〜S1) | 母趾の屈曲（MP関節）、外転 | 足底内側の隆起は主として母趾外転筋により形成される。母趾外転筋に接して短母趾屈筋があって、さらにその外側に母趾内転筋がある。 |
| 内側足底神経(L5〜S1) 外側足底神経(S1〜2) | 母趾の屈曲（MP関節） | |
| 外側足底神経(S1〜2) | 母趾の内転 | |

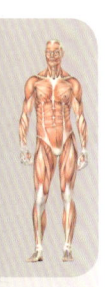

筋の起始・停止・支配神経一覧表（下肢・体幹）

| | 筋名 | 起始 | 停止 | |
|---|---|---|---|---|
| 中足筋 | 短趾屈筋 | 踵骨隆起下面及び足底腱膜 | 第2〜5趾骨の中節骨底 | |
| | 足底方形筋 | 踵骨の内側突起、外側突起 | 長趾屈筋趾腱の外側縁 | |
| | 虫様筋 | 長指屈筋腱 | 第2〜5趾の基節骨内側、趾背腱膜に放散 | |
| | 底側骨間筋 | 第3〜5中足骨の内側面 | 第3〜5趾の基節骨底の内側 | |
| | 背側骨間筋 | 中足骨の相対する面 | 第1背側骨間筋は第2基節骨底内側<br>第2〜4背側骨間筋は第2〜4基節骨底の外側 | |
| 小趾球筋 | 小趾外転筋 | 踵骨隆起、踵骨外側面 | 小趾の基節骨底外側 | |
| | 短小趾屈筋 | 第5中足骨の骨底及び長足底靱帯 | 第5趾の基節骨底の外側 | |
| | 小趾対立筋 | 第5中足骨の骨底及び長足底靱帯 | 第5中足骨の前方端の外側 | |

## 体幹の筋

### ●頭部の筋

| | 筋名 | 起始 | 停止 | |
|---|---|---|---|---|
| 頭部浅層の筋（表情筋） | 前頭筋 | 前頭部の皮膚 | 帽状腱膜 | |
| | 眼輪筋 | 眼裂の周囲を取り巻く薄い筋 | | |
| | 鼻根筋 | 鼻骨 | 帽状腱膜 | |
| | 鼻筋 | 上顎骨 | 鼻背・鼻翼・鼻孔後縁 | |
| | 大頬骨筋 | 頬骨・頬骨側頭縫合の近く | 上唇・口角 | |
| | 小頬骨筋 | 頬骨・頬骨上顎縫合の近く | 上唇・口角 | |
| | 笑筋 | 耳下腺筋膜・咬筋筋膜 | 口角と付近の皮膚 | |
| | 口輪筋 | 口裂をとりまく筋で口唇の中にある | | |
| 頭部深層の筋（咀嚼筋） | 咬筋 | 浅部：頬骨弓の前部から中部 | 下顎角の外面（咬筋粗面） | |
| | | 深部：頬骨弓の中部から後部 | | |
| | 側頭筋 | 側頭鱗の外面及び側頭筋膜の内面 | 下顎骨の筋突起 | |
| | 外側翼突筋 | 蝶形骨の翼状突起の外側板の外側面 | 下顎頸にある翼突窩 | |
| | 内側翼突筋 | 蝶形骨翼状突起の後面の翼突窩 | 下顎角内面の翼突筋粗面 | |

### ●頸部の筋

| | 筋名 | 起始 | 停止 | |
|---|---|---|---|---|
| 頸部浅層の筋 | 広頸筋 | 下顎底・耳下腺筋膜 | 鎖骨下方の皮膚 | |
| | 胸鎖乳突筋 | 胸骨頭（胸骨柄の上縁）・鎖骨頭（鎖骨内方の1/3） | 側頭骨乳様突起・後頭骨上項線 | |
| 舌骨上筋 | 顎二腹筋 | 前腹：下顎骨前部後面の二腹筋窩 | 中間腱 | |
| | | 後腹：側頭骨乳突切痕 | | |
| | 茎突舌骨筋 | 茎状突起 | 舌骨体 | |
| | 顎舌骨筋 | 下顎骨内面の顎舌骨筋線 | 舌骨体 | |
| | オトガイ舌骨筋 | 下顎骨正中部後面のオトガイ舌骨筋棘 | 舌骨体の前面 | |

| 支配神経 | 作用 | 特徴 |
|---|---|---|
| 内側足底神経(L5〜S1) | 第2〜5趾の屈曲(MP・PIP) | 足底隆起の深部には数個の小筋がある。短趾屈筋は足底腱膜の近位部と癒着している。それより深層では、足底方形筋が長趾屈筋の腱と結合している。長趾屈筋の四本の腱から第1〜第4虫様筋が起こる。第1〜第3底側骨間筋と第1〜第4背側骨間筋は中足骨の間にある。 |
| 外側足底神経S1〜S2(S3) | 長趾屈筋の補助 | |
| 内側足底神経(L5・S1)外側足底神経(S1・2) | 第2〜5趾の屈曲(MP)<br>PIP、DIP関節の伸展 | |
| 外側足底神経(S1〜2) | 第3〜5趾の内転・基節骨の屈曲(MP) | |
| 外側足底神経(S1〜2) | 第2〜4趾の外転・基節骨の屈曲 | |
| 外側足底神経(S1〜2) | 小趾の外転と屈曲(MP関節) | 小趾外転筋は足の外側縁に沿って走る。その深層に短小趾屈筋と小趾対立筋がある。 |
| 外側足底神経(S1〜2) | 小趾の屈曲(MP関節) | |
| 外側足底神経(S1〜2) | 小趾の底屈、内転 | |

| 支配神経 | 作用 | 特徴 |
|---|---|---|
| 顔面神経 | 額にしわをつくる | 顔面の骨から起こり、顔面の皮膚に停止する皮筋で、収縮により顔面の表情をつくる。20数個に及ぶ筋群で、顔面神経に支配される。 |
| 顔面神経 | 眼瞼を閉じる | |
| 顔面神経 | 眉間に横じわをつくる | |
| 顔面神経 | 鼻翼を動かす | |
| 顔面神経 | 上唇を引き上げる | |
| 顔面神経 | 上唇を引き上げる | |
| 顔面神経 | 口角を外方に引き、えくぼをつくる | |
| 顔面神経 | 口を閉じる。口を尖らせる | |
| 三叉神経の第三枝(下顎神経) | 下顎骨の挙上(口を閉じる。歯を噛み合わせる) | 咀嚼筋は頭蓋骨から下顎骨に張って、咀嚼運動を行う。咬筋と側頭筋は皮膚の上から触診できる。 |
| 三叉神経の第三枝(下顎神経) | 下顎骨の挙上、後方移動 | |
| 三叉神経(下顎枝の外側翼突筋神経) | 下顎骨の前方移動。両側が働くと両側の下顎頭が前方に動いて口を開く。片側は顎を左右に動かす(すりつぶし動作) | |
| 三叉神経(下顎枝の内側翼突筋神経) | 下顎骨の挙上(口を閉じる。)片側は顎を左右に(すりつぶし動作)動かす | |

| 支配神経 | 作用 | 特徴 |
|---|---|---|
| 顔面神経 | 頸部及び鎖骨下方の皮膚を上に引き、筋膜を緊張させる | 広頸筋は皮筋である。胸鎖乳突筋は、前下方に向かって、斜めに走行しており、頸筋膜の浅葉に包まれる。 |
| 副神経・頸神経叢(C2〜3) | 頭部を反対側に斜めに回旋、頭を後屈・前下方に引く。胸骨と鎖骨を挙上 | |
| 前腹:三叉神経第三枝の下顎神経 | 下顎骨を固定時は舌骨を引き上げる、舌骨を固定時は下顎骨を引き下げる | 舌骨上筋は、口腔底を形成する。舌骨下筋の拮抗筋である。 |
| 後腹:顔面神経 | | |
| 顔面神経の茎突舌骨筋枝 | 舌骨を後上方に引く | |
| 三叉神経第三枝(下顎神経) | 舌骨を挙上する。舌骨が固定すれば下顎骨を引き下げる | |
| 頸神経(C1,2) | 舌骨を上方に引く、舌骨が固定している時は下顎骨を引き下げる | |

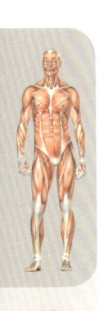

筋の起始・停止・支配神経一覧表(体幹)

| | 筋名 | 起始 | 停止 | |
|---|---|---|---|---|
| 舌骨下筋 | 胸骨舌骨筋 | 胸骨柄・第一肋骨の軟骨部の後面 | 舌骨体 | |
| | 甲状舌骨筋 | 甲状軟骨 | 舌骨体 | |
| | 胸骨甲状筋 | 胸骨柄および第一肋軟骨の後面 | 甲状軟骨 | |
| | 肩甲舌骨筋 | 肩甲骨の上縁 | 舌骨体 | |
| 斜角筋 | 前斜角筋 | C3〜7の椎体の横突起前結節 | 第一肋骨の前斜角筋結節(リスフラン結節) | |
| | 中斜角筋 | C2〜7の椎体の横突起後結節 | 第一肋骨鎖骨下動脈溝の後方の隆起 | |
| | 後斜角筋 | C5〜6の椎体の横突起の後結節 | 第二肋骨の外側面 | |
| 椎前筋 | 頚長筋 | 上斜部:C3〜5の脊椎横突起の前結節、下斜部:T1〜3の椎体前部、垂直部:C5〜7及びT1〜3の椎体前外側部 | 上斜部:C1(環椎)の前結節<br>下斜部:C5〜6横突起の前結節<br>垂直部:C2〜4の椎体前に付着 | |
| | 頭長筋 | C3〜6の椎体横突起の前結節 | 後頭骨底部の下面 | |
| | 前頭直筋 | C1環椎外側塊 | 後頭骨の底部 | |
| | 外側頭直筋 | C1(環椎)の横突起 | 後頭骨の頚静脈突起 | |

## ●胸部の筋

| | 筋名 | 起始 | 停止 | |
|---|---|---|---|---|
| 浅胸筋 | 大胸筋 | 1鎖骨の内側半 | 上腕骨の大結節稜 | |
| | | 2胸骨前面・1〜6肋軟骨 | | |
| | | 3腹直筋鞘の前葉 | | |
| | 小胸筋 | 第2(3)〜5肋骨 | 肩甲骨の烏口突起 | |
| | 鎖骨下筋 | 第1肋骨の胸骨端 | 鎖骨下面の外側 | |
| | 前鋸筋 | 第1〜8or9肋骨(外側面中央部) | 肩甲骨の内側縁(上角・下角を含む) | |
| 深胸筋 | 外肋間筋 | 上位肋骨の下縁 | 下位肋骨の上縁 | |
| | 内肋間筋 | 下位肋骨の上縁・肋軟骨 | 上位肋骨の下縁・肋軟骨 | |
| 横隔膜 | 横隔膜 | 胸骨部:剣状突起の後面 | 腱中心 | |
| | | 肋骨部:第7〜12肋軟骨(肋骨弓)の内面 | | |
| | | 腰椎部:外側脚とL1〜L4に掛けての内側脚 | | |

## ●腹部の筋

| | 筋名 | 起始 | 停止 | |
|---|---|---|---|---|
| 腹部の筋 | 腹直筋 | 恥骨の恥骨稜、恥骨結合前面 | 第5〜7肋軟骨、剣状突起、肋剣靱帯 | |
| | 外腹斜筋 | 第5〜12肋骨の外面 | 腸骨稜の外唇前半、鼠径靱帯、腹直筋鞘前葉 | |
| | 内腹斜筋 | 鼠径靱帯、腸骨稜中間線、胸腰筋膜深葉 | 第10〜12肋骨の下縁、腹直筋鞘 | |
| | 腹横筋 | 第7〜12肋軟骨、胸腰筋膜深葉、鼠径靱帯、腸骨稜 | 剣状突起、白線、恥骨 | |
| | 腰方形筋 | 腸骨稜、腸腰靱帯 | 第12肋骨、L1〜4の肋骨突起 | |

| 支配神経 | 作用 | 特徴 |
|---|---|---|
| 頚神経叢（C1、C2） | 舌骨を下方に引く | 舌骨下筋は起始・停止により命名される。舌骨を介して開口や嚥下にかかわる。頚筋膜の気管前葉に包まれている。 |
| 頚神経叢（C1） | 舌骨の引き下げる。舌骨を固定すれば、甲状軟骨を引き上げる | |
| 頚神経叢（C1、C2） | 甲状軟骨を下方に引く | |
| 頚神経叢（C1〜3） | 舌骨を下後方に引く。頚筋膜を張る | |
| 頚神経叢および腕神経叢（C4〜7） | 第一肋骨の挙上。肋骨を固定する時には頚椎の前屈、側屈 | 頚椎の横突起から起こり、前・中斜角筋は第一肋骨、後斜角筋は第二肋骨に停止する。側頚部で三角の筋板をつくる。 |
| 頚神経叢及び腕神経叢（C2〜C8） | 第一肋骨の挙上。肋骨を固定する時には頚椎の前屈、側屈 | |
| 腕神経叢（C5〜C8） | 第二肋骨の挙上。肋骨を固定する時には頚椎の前屈、側屈 | |
| 頚神経叢（C2〜6） | 頚椎の前屈、側屈 | 椎前筋は頚椎と上位胸椎の椎体の外側にある。椎前筋の前面は頚筋膜の椎前葉に被われる。 |
| 頚神経叢（C1〜4） | 頭部の前屈、側屈、回旋 | |
| 第一第二頚神経（C1・2） | 頭部の屈曲、側屈、回旋 | |
| 第一第二頚神経（C1・2） | 頭部の側屈 | |

| 支配神経 | 作用 | 特徴 |
|---|---|---|
| 内側及び外側胸筋神経（C6〜T1） | 肩関節の内転、内旋、屈曲・水平屈、曲吸気を助ける | 浅胸筋は、上肢を体幹に結合する筋で、上肢の運動に関与する。 |
| 内側及び外側胸筋神経（C7〜8） | 肩甲骨の引き下げ・下方回旋、肩甲骨を固定する際に肋骨の挙上 | |
| 鎖骨下筋神経（C5(6)） | 鎖骨が外方に引っ張られるのを防ぎ、胸鎖関節の安定・保護 | |
| 長胸神経（C5〜7(8)） | 肩甲骨の前進（外転）、上部は下方回旋、下部は上方回旋、肩甲骨が固定する時に肋骨の挙上 | |
| 肋間神経（T1〜11） | 吸気時に肋骨を挙上、胸郭の拡大（胸式呼吸） | 深胸筋は肋骨の運動に関与して、横隔膜とともに呼吸運動を行う。 |
| 肋間神経（T1〜11） | 呼気時に肋骨間を収縮し、胸郭を狭める | |
| 横隔神経と副横隔神（C3〜C5もしくはC6） | 吸息の主要筋（腹式呼吸） | 横隔膜は胸膜腔と腹膜腔とを隔てている。胸郭下口から起こって、中央部の腱膜（腱中心）に停止する。腹式呼吸にかかわる。 |

| 支配神経 | 作用 | 特徴 |
|---|---|---|
| 肋間神経（T5〜T12）<br>腸骨下腹神経（T12〜L1） | 胸郭前壁の引き下げ、体幹の屈曲・腹腔内圧拡大 | 腹部の筋は筋腹の部位により、前腹筋、側腹筋、後腹筋に分けられる。腹圧を高めるために、これらの筋が共同して働く。また、脊柱の運動にも関与する。 |
| 肋間神経（T5〜12）<br>腸骨下腹神経（T12〜L1） | 体幹（脊柱）の前屈、側屈（同側）、体幹反対側回旋、胸郭引き下げ | |
| 肋間神経（T5〜12）、腸骨下腹神経（T12〜L1）、腸骨鼠径神経（L1〜2） | 体幹の屈曲、側屈、同側回旋 | |
| 肋間神経（T7〜T12）、腸骨下腹神経（T12〜L1）、腸骨鼠径神経（L1） | 下位肋骨を下に引き、腹腔内圧拡大 | |
| 腰神経叢（L12〜L3） | 腰椎の伸展・側屈、第12肋骨の下制 | |

## ●背部の筋

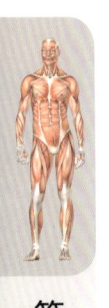

### 筋の起始・停止・支配神経一覧表（体幹）

| 筋名 | | | 起始 | 停止 | |
|---|---|---|---|---|---|
| 背部浅層の筋 | 浅背筋第1層 | 僧帽筋 | 上部線維：後頭骨上項線、外後頭隆起、項靭帯を介して頚椎の棘突起 | 鎖骨外側1/3 | |
| | | | 中部線維：T1〜6の棘突起、棘上靭帯 | 肩甲骨の肩峰 | |
| | | | 下部線維：T7〜12の棘突起、棘上靭帯 | 肩甲棘 | |
| | | 広背筋 | ①T6(7)〜L5の棘突起（胸腰筋膜を介して） | 上腕骨の小結節稜 | |
| | | | ②正中仙骨稜 | | |
| | | | ③腸骨稜の後方、第9〜12肋骨、肩甲骨下角 | | |
| | 浅背筋第2層 | 肩甲挙筋 | C1〜4の横突起 | 肩甲骨の上角・内側縁上部 | |
| | | 小菱形筋 | C6・C7の横突起もしくはC7・T1 | 肩甲骨の内側縁上部 | |
| | | 大菱形筋 | T1〜4の横突起もしくはT2〜5 | 肩甲骨の内側縁下部 | |
| 深背筋第1層（後鋸筋） | | 上後鋸筋 | C6〜T2の椎骨の棘突起及び項靭帯 | 第2〜5肋骨の肋骨角外側 | |
| | | 下後鋸筋 | T11〜L2の棘突起 | 第9〜(11)12肋骨の外側部下縁 | |
| 固有背筋 | 板状筋 | 頭板状筋 | C3〜T3椎骨の棘突起・項靭帯 | 側頭骨の乳様突起、後頭骨の上項線の外側部 | |
| | | 頚板状筋 | T3〜6(5)椎骨の棘突起 | C1〜3椎骨の横突起後結節 | |
| | 腸肋筋 | 腰腸肋筋 | 腸骨稜、仙骨、下位腰椎の棘突起、胸腰筋膜 | 第7〜12肋骨の肋骨角の下縁 | |
| | | 胸腸肋筋 | 第12〜7肋骨（肋骨角の内側） | 第6〜1肋骨の肋骨角 | |
| | | 頚腸肋筋 | 第7〜3肋骨（肋骨角より内側） | C6〜4椎骨の横突起 | |
| | 最長筋 | 胸最長筋 | 腰腸肋筋と共に起こる。仙骨の後面、腰椎の棘突起、第2第1腰椎の乳頭突起、第12〜6胸椎の横突起 | （内側尖）第5腰椎の乳頭突起、第4〜1腰椎の副突起、胸椎の横突起、（外側尖）第4〜1腰椎の横突起、第12〜1肋骨（肋骨角より内側） | |
| | | 頚最長筋 | T5〜1椎骨の横突起 | C6〜2椎骨の横突起 | |
| | | 頭最長筋 | C3〜T3椎骨の横突起 | 側頭骨の乳様突起 | |
| | 棘筋 | 頚棘筋 | T3(4)〜C6椎骨の棘突起 | C5〜2椎骨の棘突起 | |
| | | 胸棘筋 | L2(3)〜T10椎骨の棘突起 | T9(10)〜T2椎骨の棘突起 | |
| | 半棘筋 | 頭半棘筋 | T7(8)〜C3椎骨の横突起 | 後頭骨の上項線と下項線の間 | |
| | | 頚半棘筋 | T6(7)〜C7椎骨の横突起 | C6〜2椎骨の棘突起 | |
| | | 胸半棘筋 | T11(12)〜T(6)7椎骨の横突起 | T3(4)〜C6椎骨の棘突起 | |
| | | 肋骨挙筋 | C7頚椎とT1〜T11の胸椎の横突起 | 下位の肋骨の肋骨結節肋骨角の間 | |
| 後頭下筋 | | 大後頭直筋 | C2(軸椎)の棘突起 | 後頭骨の下項線の外側部 | |
| | | 小後頭直筋 | C1(環椎)の後結節 | 後頭骨の下項線の内側部 | |
| | | 上頭斜筋 | C1(環椎)の横突起 | 後頭骨の下項線の外方 | |
| | | 下頭斜筋 | C2(軸椎)の棘突起 | C1(環椎)の横突起 | |

| | 支配神経 | 作用 | 特徴 |
|---|---|---|---|
| | 副神経（外枝）頸神経叢の筋枝（C2〜4） | 肩甲骨の後退（内転）・挙上、上方回旋頭頸部の伸展 | 第1層に2筋、第2層に3筋がある。いずれも、体幹の脊椎や肋骨から上肢帯や上腕に張っている。脊柱の運動と上肢の運動にかかわる。 |
| | | 肩甲骨の後退（内転） | |
| | | 肩甲骨の後退（内転）・下制・上方回旋 | |
| | 胸背神経（C6〜8） | 肩関節の伸展（後方挙上）・内転・内旋 | |
| | 肩甲背神経（C2〜5） | 肩甲骨の挙上・下方回旋 | |
| | 肩甲背神経（C4〜6） | 肩甲骨の後退（内転）・挙上・下方回旋 | |
| | 肩甲背神経（C4〜6） | 肩甲骨の後退（内転）・挙上・下方回旋 | |
| | 肋間神経（T1〜4） | 吸気時に第2〜5肋骨を挙上 | 深背筋第1層は上後鋸筋と下後鋸筋で、菱形筋と広背筋に被われて、椎骨の棘突起と肋骨をつなぐ。 |
| | 肋間神経（T9〜12） | 呼気時に第9〜12肋骨を内側下方へ引く | |
| | 脊髄神経の後枝（C1〜5） | 頭部の伸展、側屈、回旋 | 深背筋の第2層は脊髄神経後枝の支配する固有背筋で、頭頸部の板状筋と脊柱起立筋、横突棘筋などに分けられる。脊柱起立筋は胸腰筋膜に包まれて、腸骨から後頭部にまで伸びる筋の総称で、外側から腸肋筋、最長筋、棘筋の3筋に分けられる。横突棘筋は脊柱起立筋のさらに内側、深層にある筋群で、半棘筋などがある。 |
| | 脊髄神経の後枝（C1〜5） | 頭部の伸展、側屈、回旋 | |
| | 脊髄神経の後枝（C8〜L1） | 腰椎の伸展、側屈 | |
| | 脊髄神経の後枝（C8〜L1） | 胸椎の伸展、側屈 | |
| | 脊髄神経の後枝（C8〜L1） | 頸椎の伸展、側屈 | |
| | 脊髄神経の後枝（C1〜L5） | 脊椎の伸展、側屈 | |
| | 脊髄神経の後枝（C1〜L5） | 頭部の伸展、側屈 | |
| | 脊髄神経の後枝（C1〜L5） | 頭部の伸展、側屈、回旋 | |
| | 脊髄神経の後枝（C2〜T10） | 脊椎の伸展、側屈 | |
| | 脊髄神経の後枝（C2〜T10） | 脊椎の伸展、側屈 | |
| | 脊髄神経の後枝（C1〜T7） | 頭部の伸展、回旋（対側）、側屈（同側） | |
| | 脊髄神経の後枝（C1〜T7） | 頸椎の伸展、回旋（対側）、側屈（同側） | |
| | 脊髄神経の後枝（C1〜T7） | 脊椎の伸展、回旋（対側）、側屈（同側） | |
| | 肋間神経（T1〜11） | 吸気時に第2〜5肋骨を挙上 | |
| | 第一頸神経（C1後枝） | 頭部の伸展、側屈、回旋 | 後頭部には、後頭骨、第1頸椎、第2頸椎の間に後頭下筋群があって、頭の後屈と回転に働く。 |
| | 第一頸神経（C1後枝） | 頭部の伸展、側屈 | |
| | 第一頸神経 | 頭部の伸展、側屈、回旋 | |
| | 第一頸神経（C1, 2後枝） | 頭部の伸展、側屈、回旋、軸椎を固定した時、環椎を回旋 | |

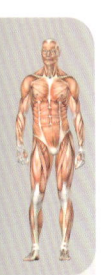

# カルテを書く・読むための略語集

| | 略語 | 原語 | 和訳 |
|---|---|---|---|
| **A** | A | artery | 動脈 |
| | AAA | abdominal aortic aneurysm | 腹部大動脈瘤 |
| | AC bypass | aorto-coronary bypass | 大動脈冠動脈バイパス |
| | ACA | anterior cerebral artery | 前大脳動脈 |
| | AD | Alzheimer's disease | アルツハイマー病 |
| | AF(Af) | atrial fibrillation | 心房細動 |
| | AF | atrial flutter | 心房粗動 |
| | AHF | acute heart failure | 急性心不全 |
| | AI | aortic insufficiency | 大動脈弁閉鎖不全 |
| | AJ | ankle jerk | アキレス腱反射 |
| | AMI | acute myocardial infarction | 急性心筋梗塞 |
| | AP | angina pectoris | 狭心症 |
| | AS | aortic stenosis | 大動脈弁狭窄症 |
| | AS | arteriosclerosis | 動脈硬化症 |
| | ATR | Achilles tendon reflex | アキレス腱反射 |
| | AV | aortic valve | 大動脈弁 |
| | AV block | atrio-ventricular block | 房室ブロック |
| **B** | BADL | basic activities of daily living | 基本的日常生活動作 |
| | BMR | basal metabolic rate | 基礎代謝率 |
| | BP | blood pressure | 血圧 |
| | BS | blood sugar | 血糖 |
| | BT | body temperature | 体温 |
| | BT | brain tumor | 脳腫瘍 |
| | BW | body weight | 体重 |
| **C** | Ca | calcium | カルシウム |
| | CBF | cerebral blood flow | 脳血流量 |
| | CBV | cerebral blood volume | 脳血流量 |
| | CC | chief complaint | 主訴 |
| | CHB | complete heart block | 完全房室ブロック |
| | CHF | congestive heart failure | うっ血性心不全 |
| | CNS | central nervous system | 中枢神経系 |
| | CSDH(CSH) | chronic subdural hematoma | 慢性硬膜下血腫 |
| | CSF | cerebrospinal fluid | 髄液 |
| | CT | computerized tomography | コンピュータ断層撮影 |
| | CVH | cerebral ventricular hemorrhage | 脳室出血 |
| **D** | DA | degenerative arthritis | 変性性関節炎 |
| | DF | defibrillation | 除細動 |
| | DM | diabetes mellitus | 糖尿病 |
| **E** | ECG | electrocardiogram | 心電図 |
| | EEG | electroencephalogram | 脳波 |
| | EH | essential hypertension | 本態性高血圧症 |
| | EN | enteral nutrition | 経腸栄養法 |
| | ETT | endotracheal tube | 気管内チューブ |
| | EV | esophageal varix | 食道静脈瘤 |
| **F** | FDP | flexor digitorum profundus | 深指屈筋 |
| | FDS | flexor digitorum superficialis | 浅指屈筋 |
| | FEV | forced expiratory volume | 努力性肺活量 |
| | FHL | flexor hallucis longus | 長母趾屈筋 |
| | FIM | functional independence measure | 機能的自立尺度 |

| | 略語 | 原語 | 和訳 |
|---|---|---|---|
| **F** | FPG | fasting plasma glucose | 空腹時血糖値 |
| | FRC | functional residual capacity | 機能的残気量 |
| | FVC | forced vital capacity | 努力性肺活量 |
| | FWB | full weight bearing | 全過重 |
| | FX(Fx) | fracture | 骨折 |
| **G〜K** | GC | grastric cancer | 胃癌 |
| | GU | gastric ulcer | 胃潰瘍 |
| | HD | hemodialysis | 血液透析 |
| | HDS | Hasegawa's dementia scale | 長谷川式簡易知能検査 |
| | HG | hypoglycemia | 低血糖(症) |
| | HI | head injury | 頭部外傷 |
| | HR | heart rate | 心拍数 |
| | HT | hypertension | 高血圧症 |
| | IADL | instrumental activities of daily living | 手段的日常生活動作 |
| | IC | informed consent | インフォームド・コンセント |
| | IC | inspiratory capacity | 最大吸気量 |
| | ICA | internal carotid artery | 内頚動脈 |
| | ICH | intracerebral hematoma | 脳内血腫 |
| | IHD | ischemic heart disease | 虚血性心疾患 |
| | IVD | ischemic vascular dementia | 虚血性(脳)血管性痴呆 |
| **L** | LBM | lean body mass | 除脂肪体重 |
| | LBP | low back pain | 腰痛 |
| | LCA | lefe coronary artery | 左冠動脈 |
| | LSCS | lumbar spinal canal stenosis | 腰部脊柱管狭窄症 |
| | LV | left ventricle | 左心室 |
| | LVH | left ventricular hypertrophy | 左室肥大 |
| **M** | MBW | multiple-breath washout | 多呼吸 |
| | MCA | middle cerebral artery | 中大脳動脈 |
| | MD | myocardial disease | 心筋疾患 |
| | MI | myocardial infarction | 心筋梗塞 |
| | MID | multi-infarct dementia | 多発(脳)梗塞性痴呆 |
| | MMS(E) | Mini-Mental State (Examination) | 認知機能(検査) |
| | MS | mitral stenosis | 僧帽弁狭窄症 |
| | MS | multiple sclerosis | 多発性硬化症 |
| | MVV | maximal voluntary ventilation | 最大換気量 |
| **N** | N | nitrogen | 窒素 |
| | Na | natrium、sodium | ナトリウム |
| | NWB | non-weight braring | 免荷 |
| **O** | OA | osteoarthritis | 骨関節炎 |
| | OR | open reduction | 観血的整復 |
| **P・Q** | P | pulse | 脈拍 |
| | PA | pulmonary artery | 肺動脈 |
| | PAC | premature atrial contraction | 心房性期外収縮 |
| | PCA | posterior cerebral artery | 後大脳動脈 |
| | PCL | posterior cruciate ligament | 後十字靭帯 |
| | PH | past history | 既往歴 |
| | PI | present illness | 現症 |
| | PLT | platelet | 血小板 |
| | PM | polymyositis | 多発性筋炎 |
| | PR | pulse rate | 脈拍数 |
| | PTR | patellar tendon reflex | 膝蓋腱反射 |
| | PVB | premature ventricular beat | 心室性期外収縮 |

カルテを書く・読むための略語集

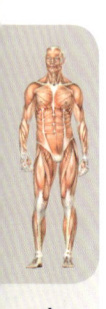

| | 略語 | 原語 | 和訳 |
|---|---|---|---|
| **P** | PVC | premature ventricular contraction | 心室性期外収縮 |
| | PVD | pulmonary vascular disease | 肺血管疾患 |
| | PWB | partial weight bearing | 部分荷重 |
| **R** | RBC | red blood cell | 赤血球 |
| | RCA | right coronary artery | 右冠動脈 |
| | RF | renal failure | 腎不全 |
| | RHF | right heart failure | 右心不全 |
| | RR | respiratory rate | 呼吸数 |
| | RV | right ventricle | 右心室 |
| | RVH | right ventricular hypertrophy | 右室肥大 |
| **S** | SAH | subarachnoid hemorrhage | くも膜下出血 |
| | SB | sinus bradycardia | 洞徐脈 |
| | SBP | systolic blood pressure | 収縮期血圧 |
| | SCI | spinal cord injury | 脊髄損傷 |
| | SD | senile dementia | 老人性痴呆 |
| | SDH | subdural hematoma | 硬膜下血腫 |
| | SOAP | subjective、objective data、assessment and plan | 主観データ、客観データ、評価、プラン |
| | SOB | shortness of breath | 呼吸困難、息切れ |
| **T** | T | temperature | 体温 |
| | THA | total hip arthroplasty | 人工股関節全形成術 |
| | THR | total hip replacement | 人工股関節置換術 |
| | TIA | transient (cerebral) ischemic attack | 一過性脳虚血発作 |
| | TKA | total knee arthroplasty | 人工膝関節全形成術 |
| | TKR | total knee replacement | 人工膝関節置換術 |
| | TV | tidal volume | 1回換気量 |
| **V** | VF(Vf) | ventricular fibrillation | 心室細動 |
| | VF | ventricular flutter | 心室粗動 |
| | VPB | ventricular premature beat | 心室性期外収縮 |
| | VPC | ventricular premature contraction | 心室性期外収縮 |
| | VPS | ventricular premature systole | 心室性期外収縮 |
| | VT | ventricular tachycardia | 心室頻拍 |
| **W** | WBC | white blood cell | 白血球 |
| **X** | X-P | X-ray photograph | レントゲン写真 |

| | 略語 | 原語 | 和訳 |
|---|---|---|---|
| 筋収縮の種類 | CoC | co-contraction | 同時収縮 |
| | Con | concentric contraction | 求心性収縮 |
| | Ecc | eccentric contraction | 遠心性収縮 |
| | Rel | relaxation、no contraction | 弛緩 |
| | Stat | static contraction | 静止性収縮 |
| 筋収縮の程度 | 0 | none、no contraction | なし |
| | Max | great or maximum force | 最大 |
| | Mod − | moderate force or less | 中程度(−) |
| | Mod | moderate force | 中程度 |
| | Mod ＋ | moderate force or greater | 中程度(＋) |
| | SI | slight force | 軽度 |
| 関節運動の名称 | Abd | abduction | 外転 |
| | Add | adduction | 内転 |
| | DFlex | dorsiflexion | 背屈 |
| | Depr | depression | 下制(引き下げ) |
| | DownRot | downward rotation | 下方回旋 |
| | Elev | elevation | 挙上 |
| | HorFlex | horizontal flexion | 水平屈曲 |

| | 略語 | 原語 | 和訳 |
|---|---|---|---|
| 関節運動の名称 | HorExt | horizontal extension | 水平伸展 |
| | HypExt | hyper-extension | 過伸展 |
| | InRot | inward rotation | 内旋 |
| | LatExt | lateral extension | 側伸 |
| | LatFlex | lateral flexion | 側屈 |
| | LtRot | left rotation | 左回旋 |
| | Opp | opposition | 対立 |
| | OutRot | outward rotation | 外旋 |
| | PFlex | plantar flexion | 底屈 |
| | Pron | pronation | 回内 |
| | Rep | reposition | 整復 |
| | RFlex | radial flexion | 橈屈 |
| | RtRot | right rotation | 右回旋 |
| | Sup | supination | 回外 |
| | UFlex | ulnar flexion | 尺屈 |
| 身体運動の種類 | BAL | ballistic movement | バリスティック運動 |
| | DB | dynamic balance movement | 動的平衡運動 |
| | GRAV | gravitational falling movement | 重力による落下運動 |
| | INER | intertial coasting movement | 慣性運動 |
| | OSC | oscillating movement | 振動運動 |
| | PAS | passive movement | 他動運動 |
| | SF | sustained force movement | 持続的自動運動 |
| | SF 0 | SF with static contraction | 静止性収縮を伴うSF |
| | SF + | SF with concentric contraction | 求心性収縮を伴うSF |
| | SF − | SF with eccentric contraction | 遠心性収縮を伴うSF |
| 関節の名称 | A&F | ankle and foot joints | 足関節と足の関節 |
| | ANK | ankle joint | 足関節 |
| | CERV | cervical intervertebral joints | 頚椎関節 |
| | C-M | carpo-metacarpal joint | 手根中手関節 |
| | DIP(joint) | distal interphalangeal joint | 遠位指骨間関節 |
| | E-RU | elbow & radio-ulnar joints | 肘と橈尺関節 |
| | HIP | hip joint | 股関節 |
| | I-C | intercarpal joint | 手根間関節 |
| | KNEE | knee joint | 膝関節 |
| | LUMB | lumbar intervertebral joint | 腰椎関節 |
| | MCP | metacarpophalangeal joint | 中手指節関節 |
| | M-P | metacarpo-phalangeal joint | 中手指節関節 |
| | T&M | tarso-metatarsal joint | 足根中足関節 |
| | THOR | thoracic intervertebral joints | 胸椎関節 |
| | SH.G | shoulder joint | 肩関節 |
| | SH.J | shoulder girdle joint | 上肢帯関節 |
| | SPINE | intervertebral joints | 脊椎関節 |
| | WRIST | wrist joint | 手関節 |
| その他の用語 | AM | assistant mover | 補助筋 |
| | HSyn | helping synergy or synergist | 支援共同筋 |
| | Neu | neutralization or neutralizer | 中和筋 |
| | PM | prime mover | 主動筋 |
| | Syn | synergic, synergy, synergist | 共同筋 |
| | TSyn | true synergy or synergist | 真性共同筋 |
| | (?) | questionable, in doubt | 疑い |

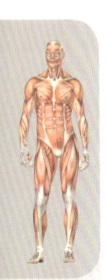

# 筋名の和英・英和INDEX

| 日本語 | 英語 | ページ |
|---|---|---|
| **あ** | | |
| 烏口腕筋（うこうわんきん） | coracobrachialis | 40 |
| 円回内筋（えんかいないきん） | pronator teres | 50 |
| 横隔膜（おうかくまく） | diaphragm | 148 |
| **か** | | |
| 回外筋（かいがいきん） | supinator | 49 |
| 回旋筋（かいせんきん） | roratores | 136 |
| 外側広筋（がいそくこうきん） | vastus lateralis | 93 |
| 外側翼突筋（がいそくよくとつきん） | lateral pterygoid | 154 |
| 外腹斜筋（がいふくしゃきん） | external oblique | 143 |
| 外閉鎖筋（がいへいさきん） | obturator externus | 88 |
| 外肋間筋（がいろっかんきん） | external intercostal | 137 |
| 下後鋸筋（かこうきょきん） | serratus posterior inferior | 140 |
| 下双子筋（かそうしきん） | inferior gemellus | 80 |
| 胸棘筋（きょうきょくきん） | spinalis thoracis | 127 |
| 胸最長筋（きょうさいちょうきん） | longissimus thoracis | 129 |
| 胸腸肋筋（きょうちょうろくきん） | iliocostalis thoracis | 130 |
| 胸半棘筋（きょうはんきょくきん） | semispinalis thoracis | 134 |
| 棘下筋（きょくかきん） | infraspinatus | 38 |
| 棘上筋（きょくじょうきん） | supraspinatus | 37 |
| 頸棘筋（けいきょくきん） | spinalis cervicis | 126 |
| 頸最長筋（けいさいちょうきん） | longissimus cervicis | 128 |
| 頸半棘筋（けいはんきょくきん） | semispinalis cervicis | 133 |
| 頸板状筋（けいばんじょうきん） | splenius cervicis | 142 |
| 肩甲下筋（けんこうかきん） | subscapularis | 39 |
| 肩甲挙筋（けんこうきょきん） | levator scapulae | 28 |
| 咬筋（こうきん） | masseter | 152 |
| 後脛骨筋（こうけいこつきん） | tibialis posterior | 108 |
| 後斜角筋（こうしゃかくきん） | scalenus posterior | 158 |
| 広背筋（こうはいきん） | latissimus dorsi | 34 |
| **さ** | | |
| 鎖骨下筋（さこつかきん） | subclavius | 24 |
| 三角筋（さんかくきん） | deltoid | 32 |
| 示指伸筋（じししんきん） | extensor indicis | 62 |
| 膝窩筋（しつかきん） | popliteus | 99 |
| 尺側手根屈筋（しゃくそくしゅこんくっきん） | flexor carpi ulnaris | 58 |
| 尺側手根伸筋（しゃくそくしゅこんしんきん） | extensor carpi ulnaris | 61 |
| 小円筋（しょうえんきん） | teres minor | 36 |
| 小胸筋（しょうきょうきん） | pectoralis minor | 25 |
| 上後鋸筋（じょうこうきょきん） | serratus posterior superior | 139 |
| 小指外転筋（しょうしがいてんきん） | abductor digiti minimi (of hand) | 66 |
| 小趾外転筋（しょうしがいてんきん） | abductor digiti minimi | 121 |
| 小指伸筋（しょうししんきん） | extensor digiti minimi | 63 |
| 小指対立筋（しょうたいりつきん） | opponens digiti minimi (of hand) | 66 |
| 小趾対立筋（しょうたいりつきん） | opponens digiti minimi | 122 |
| 上双子筋（じょうそうしきん） | superior gemellus | 78 |
| 掌側骨間筋（しょうそくこっかんきん） | palmar interossei | 65 |
| 小殿筋（しょうでんきん） | gluteus minimus | 75 |
| 小腰筋（しょうようきん） | psoas minor | 71 |
| 小菱形筋（しょうりょうけいきん） | rhomboid minor | 30 |
| 上腕筋（じょうわんきん） | brachialis | 44 |
| 上腕三頭筋（じょうわんさんとうきん） | triceps brachii | 46 |

| | | |
|---|---|---|
| 上腕二頭筋（じょうわんにとうきん） | biceps brachii | 45 |
| 深指屈筋（しんしくっきん） | flexor digitorum profundus | 62 |
| 前鋸筋（ぜんきょきん） | serratus anterior | 26 |
| 前脛骨筋（ぜんけいこつきん） | tibialis anterior | 107 |
| 浅指屈筋（せんしくっきん） | flexor digitorum superficialis | 62 |
| 前斜角筋（ぜんしゃかくきん） | scalenus anterior | 156 |
| 総指伸筋（そうししんきん） | extensor digitorum（communis） | 62 |
| 僧帽筋（そうぼうきん） | trapezius | 27 |
| 足底筋（そくていきん） | plantaris | 106 |
| 足底方形筋（そくていほうけいきん） | quadratus plantae | 119 |
| 側頭筋（そくとうきん） | temporalis | 153 |

### た

| | | |
|---|---|---|
| 大円筋（だいえんきん） | teres major | 35 |
| 大胸筋（だいきょうきん） | pectoralis major | 33 |
| 第三腓骨筋（だいさんひこつきん） | fibularis tertius | 109 |
| 大腿筋膜張筋（だいたいきんまくちょうきん） | tensor fasciae latae | 76 |
| 大腿直筋（だいたいちょくきん） | rectus femoris | 92 |
| 大腿二頭筋（だいたいにとうきん） | biceps femoris | 96 |
| 大腿方形筋（だいたいほうけいきん） | quadratus femoris | 81 |
| 大殿筋（だいでんきん） | gluteus maximus | 73 |
| 大内転筋（だいないてんきん） | adductor magnus | 86 |
| 大腰筋（だいようきん） | psoas major | 70 |
| 大菱形筋（だいりょうけいきん） | rhomboid major | 29 |
| 多裂筋（たれつきん） | multifidis | 135 |
| 短趾屈筋（たんしくっきん） | flexor digitorum brevis | 118 |
| 短趾伸筋（たんししんきん） | extensor digitorum brevis | 118 |
| 短小指屈筋（たんしょうしくっきん） | flexor digiti minimi brevis (of hand) | 66 |
| 短小趾屈筋（たんしょうしくっきん） | flexor digiti minimi brevis | 121 |
| 短橈側手根伸筋（たんとうそくしゅこんしんきん） | extensor carpi radialis brevis | 60 |
| 短内転筋（たんないてんきん） | adductor breivis | 85 |
| 短腓骨筋（たんひこつきん） | fibularis brevis | 111 |
| 短母指外転筋（たんぼしがいてんきん） | abductor pollicis brevis | 64 |
| 短母指屈筋（たんぼしくっきん） | flexor pollicis brevis | 64 |
| 短母趾屈筋（たんぼしくっきん） | flexor hallucis brevis | 117 |
| 短母指伸筋（たんぼししんきん） | extensor pollicis brevis | 63 |
| 短母趾伸筋（たんぼししんきん） | extensor hallucis brevis | 116 |
| 恥骨筋（ちこつきん） | pectineus | 83 |
| 中間広筋（ちゅうかんこうきん） | vastus intermedius | 94 |
| 肘筋（ちゅうきん） | anconeus | 48 |
| 中斜角筋（ちゅうしゃかくきん） | scalenus medius | 157 |
| 中殿筋（ちゅうでんきん） | gluteus medius | 74 |
| 虫様筋（ちゅうようきん） | lumbricals (of hand) | 65 |
| 虫様筋（ちゅうようきん） | lumbricals | 119 |
| 腸骨筋（ちょうこつきん） | iliacus | 72 |
| 長趾屈筋（ちょうしくっきん） | flexor digitorum longus | 112 |
| 長趾伸筋（ちょうししんきん） | extensor digitorum longus | 113 |
| 長掌筋（ちょうしょうきん） | palmaris longus | 57 |
| 長橈側手根伸筋（ちょうとうそくしゅこんしんきん） | extensor carpi radialis longus | 59 |
| 長内転筋（ちょうないてんきん） | adductor longus | 84 |
| 長腓骨筋（ちょうひこつきん） | fibularis longus | 110 |
| 長母指外転筋（ちょうぼしがいてんきん） | abductor pollicis longus | 64 |
| 長母指屈筋（ちょうぼしくっきん） | flexor pollicis longus | 63 |
| 長母趾屈筋（ちょうぼしくっきん） | flexor hallucis longus | 114 |
| 長母指伸筋（ちょうぼししんきん） | extensor pollicis longus | 63 |
| 長母趾伸筋（ちょうぼししんきん） | extensor hallucis longus | 115 |
| 底側骨間筋（ていそくこっかんきん） | plantar interossei | 120 |
| 橈側手根屈筋（とうそくしゅこんくっきん） | flexor carpi radialis | 56 |
| 頭半棘筋（とうはんきょくきん） | semispinalis capitis | 132 |

筋名の和英・英和INDEX

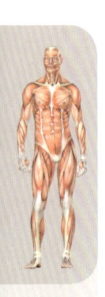

| | | |
|---|---|---|
| 頭板状筋（とうばんじょうきん） | splenius capitis | 141 |
| **な** | | |
| 内側広筋（ないそくこうきん） | vastus medialis | 95 |
| 内側翼突筋（ないそくよくとつきん） | medial pterygoid | 155 |
| 内腹斜筋（ないふくしゃきん） | internal oblique | 144 |
| 内閉鎖筋（ないへいさきん） | obturator internus | 79 |
| 内肋間筋（ないろっかんきん） | internal intercostal | 138 |
| **は** | | |
| 背側骨間筋（はいそくこっかんきん） | dorsal interossei | 120 |
| （手の）背側骨間筋（はいそくこっかんきん） | dorsal interossei (of hand) | 65 |
| 薄筋（はくきん） | gracilis | 87 |
| 半膜様筋（はんまくようきん） | semimembranosus | 98 |
| 半腱様筋（はんけんようきん） | semitendinosus | 97 |
| 腓腹筋（ひふくきん） | gastrocnemius | 104 |
| ヒラメ筋（ひらめきん） | soleus | 105 |
| 腹横筋（ふくおうきん） | transversus abdominis | 145 |
| 腹直筋（ふくちょくきん） | rectus abdominis | 147 |
| 方形回内筋（ほうけいかいないきん） | pronator quadratus | 51 |
| 縫工筋（ほうこうきん） | sartorius | 82 |
| 母趾外転筋（ぼしがいてんきん） | abductor hallucis | 116 |
| 母指対立筋（ぼしたいりつきん） | opponens pollicis | 64 |
| 母指内転筋（ぼしないてんきん） | adductor pollicis | 65 |
| 母趾内転筋（ぼしないてんきん） | adductor hallucis | 117 |
| **ま・や・ら・わ** | | |
| 腰腸肋筋（ようちょうろくきん） | iliocostalis lumborum | 131 |
| 腰方形筋（ようほうけいきん） | quadratus lumborum | 146 |
| 梨状筋（りじょうきん） | piriformis | 77 |
| 腕橈骨筋（わんとうこつきん） | brachioradialis | 47 |

| 英語 | 日本語 | ページ |
|---|---|---|
| **A** | | |
| abductor digiti minimi | 小趾外転筋（しょうしがいてんきん） | 121 |
| abductor digiti minimi (of hand) | 小指外転筋（しょうしがいてんきん） | 66 |
| abductor hallucis | 母趾外転筋（ぼしがいてんきん） | 116 |
| abductor pollicis brevis | 短母指外転筋（たんぼしがいてんきん） | 64 |
| abductor pollicis longus | 長母指外転筋（ちょうぼしがいてんきん） | 64 |
| adductor breivis | 短内転筋（たんないてんきん） | 85 |
| adductor hallucis | 母趾内転筋（ぼしないてんきん） | 117 |
| adductor longus | 長内転筋（ちょうないてんきん） | 84 |
| adductor magnus | 大内転筋（だいないてんきん） | 86 |
| adductor pollicis | 母指内転筋（ぼしないてんきん） | 65 |
| anconeus | 肘筋（ちゅうきん） | 48 |
| **B/C/D** | | |
| biceps brachii | 上腕二頭筋（じょうわんにとうきん） | 45 |
| biceps femoris | 大腿二頭筋（だいたいにとうきん） | 96 |
| brachialis | 上腕筋（じょうわんきん） | 44 |
| brachioradialis | 腕橈骨筋（わんとうこつきん） | 47 |
| coracobrachialis | 烏口腕筋（うこうわんきん） | 40 |
| deltoid | 三角筋（さんかくきん） | 32 |
| diaphragm | 横隔膜（おうかくまく） | 148 |
| dorsal interossei | 背側骨間筋（はいそくこっかんきん） | 120 |
| dorsal interossei (of hand) | 背側骨間筋（はいそくこっかんきん） | 65 |
| **E** | | |
| extensor digitorum longus | 長趾伸筋（ちょうししんきん） | 113 |
| extensor carpi radialis brevis | 短橈側手根伸筋（たんとうそくしゅこんしんきん） | 60 |
| extensor carpi radialis longus | 長橈側手根伸筋（ちょうとうそくしゅこんしんきん） | 59 |
| extensor carpi ulnaris | 尺側手根伸筋（しゃくそくしゅこんしんきん） | 61 |
| extensor digiti minimi | 小指伸筋（しょうししんきん） | 63 |

| English | 日本語 | ページ |
|---|---|---|
| extensor digitorum（communis） | 総指伸筋（そうししんきん） | 62 |
| extensor digitorum brevis | 短趾伸筋（たんししんきん） | 118 |
| extensor hallucis brevis | 短母趾伸筋（たんぼししんきん） | 116 |
| extensor hallucis longus | 長母趾伸筋（ちょうぼししんきん） | 115 |
| extensor indicis | 示指伸筋（じししんきん） | 62 |
| extensor pollicis brevis | 短母指伸筋（たんぼししんきん） | 63 |
| extensor pollicis longus | 長母指伸筋（ちょうぼししんきん） | 63 |
| external intercostal | 外肋間筋（がいろっかんきん） | 137 |
| external oblique | 外腹斜筋（がいふくしゃきん） | 143 |

## F

| English | 日本語 | ページ |
|---|---|---|
| fibularis brevis | 短腓骨筋（たんひこつきん） | 111 |
| fibularis longus | 長腓骨筋（ちょうひこつきん） | 110 |
| fibularis tertius | 第三腓骨筋（だいさんひこつきん） | 109 |
| flexor carpi radialis | 橈側手根屈筋（とうそくしゅこんくっきん） | 56 |
| flexor carpi ulnaris | 尺側手根屈筋（しゃくそくしゅこんくっきん） | 58 |
| flexor digiti minimi brevis（of hand） | 短小指屈筋（たんしょうしくっきん） | 66 |
| flexor digiti minimi brevis | 短小趾屈筋（たんしょうしくっきん） | 121 |
| flexor digitorum brevis | 短趾屈筋（たんしくっきん） | 118 |
| flexor digitorum longus | 長趾屈筋（ちょうしくっきん） | 112 |
| flexor digitorum profundus | 深指屈筋（しんしくっきん） | 62 |
| flexor digitorum superficialis | 浅指屈筋（せんしくっきん） | 62 |
| flexor hallucis brevis | 短母趾屈筋（たんぼしくっきん） | 117 |
| flexor hallucis longus | 長母趾屈筋（ちょうぼしくっきん） | 114 |
| flexor pollicis brevis | 短母指屈筋（たんぼしくっきん） | 64 |
| flexor pollicis longus | 長母指屈筋（ちょうぼしくっきん） | 63 |

## G/H/I/J/K

| English | 日本語 | ページ |
|---|---|---|
| gastrocnemius | 腓腹筋（ひふくきん） | 104 |
| gluteus maximus | 大殿筋（だいでんきん） | 73 |
| gluteus medius | 中殿筋（ちゅうでんきん） | 74 |
| gluteus minimus | 小殿筋（しょうでんきん） | 75 |
| gracilis | 薄筋（はくきん） | 87 |
| iliacus | 腸骨筋（ちょうこつきん） | 72 |
| iliocostalis lumborum | 腰腸肋筋（ようちょうろくきん） | 131 |
| iliocostalis thoracis | 胸腸肋筋（きょうちょうろくきん） | 130 |
| inferior gemellus | 下双子筋（かそうしきん） | 80 |
| infraspinatus | 棘下筋（きょくかきん） | 38 |
| internal intercostal | 内肋間筋（ないろっかんきん） | 138 |
| internal oblique | 内腹斜筋（ないふくしゃきん） | 144 |

## L

| English | 日本語 | ページ |
|---|---|---|
| lateral pterygoid | 外側翼突筋（がいそくよくとつきん） | 154 |
| latissimus dorsi | 広背筋（こうはいきん） | 34 |
| levator scapulae | 肩甲挙筋（けんこうきょきん） | 28 |
| longissimus cervicis | 頸最長筋（けいさいちょうきん） | 128 |
| longissimus thoracis | 胸最長筋（きょうさいちょうきん） | 129 |
| lumbricals | 虫様筋（ちゅうようきん） | 119 |
| lumbricals（of hand） | 虫様筋（ちゅうようきん） | 65 |

## M/N/O

| English | 日本語 | ページ |
|---|---|---|
| masseter | 咬筋（こうきん） | 152 |
| medial pterygoid | 内側翼突筋（ないそくよくとつきん） | 155 |
| multifidis | 多裂筋（たれつきん） | 135 |
| obturator externus | 外閉鎖筋（がいへいさきん） | 88 |
| obturator internus | 内閉鎖筋（ないへいさきん） | 79 |
| opponens digiti minimi | 小趾対立筋（しょうしたいりつきん） | 122 |
| opponens digiti minimi（of hand） | 小指対立筋（しょうしたいりつきん） | 66 |
| opponens pollicis | 母指対立筋（ぼしたいりつきん） | 64 |

## P

| English | 日本語 | ページ |
|---|---|---|
| palmar interossei | 掌側骨間筋（しょうそくこっかんきん） | 65 |
| palmaris longus | 長掌筋（ちょうしょうきん） | 57 |

## 筋名の和英・英和INDEX

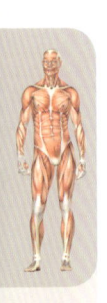

| English | 日本語 | Page |
|---|---|---|
| pectineus | 恥骨筋（ちこつきん） | 83 |
| pectoralis major | 大胸筋（だいきょうきん） | 33 |
| pectoralis minor | 小胸筋（しょうきょうきん） | 25 |
| piriformis | 梨状筋（りじょうきん） | 77 |
| plantar interossei | 底側骨間筋（ていそくこっかんきん） | 120 |
| plantaris | 足底筋（そくていきん） | 106 |
| popliteus | 膝窩筋（しっかきん） | 99 |
| pronator quadratus | 方形回内筋（ほうけいかいないきん） | 51 |
| pronator teres | 円回内筋（えんかいないきん） | 50 |
| psoas major | 大腰筋（だいようきん） | 70 |
| psoas minor | 小腰筋（しょうようきん） | 71 |
| **Q/R** | | |
| quadratus femoris | 大腿方形筋（だいたいほうけいきん） | 81 |
| quadratus lumborum | 腰方形筋（ようほうけいきん） | 146 |
| quadratus plantae | 足底方形筋（そくていほうけいきん） | 119 |
| rectus abdominis | 腹直筋（ふくちょくきん） | 147 |
| rectus femoris | 大腿直筋（だいたいちょくきん） | 92 |
| rhomboid major | 大菱形筋（だいりょうけいきん） | 29 |
| rhomboid minor | 小菱形筋（しょうりょうけいきん） | 30 |
| roratores | 回旋筋（かいせんきん） | 136 |
| **S** | | |
| sartorius | 縫工筋（ほうこうきん） | 82 |
| scalenus anterior | 前斜角筋（ぜんしゃかくきん） | 156 |
| scalenus medius | 中斜角筋（ちゅうしゃかくきん） | 157 |
| scalenus posterior | 後斜角筋（こうしゃかくきん） | 158 |
| semimembranosus | 半膜様筋（はんまくようきん） | 98 |
| semispinalis thoracis | 胸半棘筋（きょうはんきょくきん） | 134 |
| semispinalis capitis | 頭半棘筋（とうはんきょくきん） | 132 |
| semispinalis cervicis | 頸半棘筋（けいはんきょくきん） | 133 |
| semitendinosus | 半腱様筋（はんけんようきん） | 97 |
| serratus anterior | 前鋸筋（ぜんきょきん） | 26 |
| serratus posterior inferior | 下後鋸筋（かこうきょきん） | 140 |
| serratus posterior superior | 上後鋸筋（じょうこうきょきん） | 139 |
| soleus | ヒラメ筋（ひらめきん） | 105 |
| spinalis cervicis | 頸棘筋（けいきょくきん） | 126 |
| spinalis thoracis | 胸棘筋（きょうきょくきん） | 127 |
| splenius capitis | 頭板状筋（とうばんじょうきん） | 141 |
| splenius cervicis | 頸板状筋（けいばんじょうきん） | 142 |
| subclavius | 鎖骨下筋（さこつかきん） | 24 |
| subscapularis | 肩甲下筋（けんこうかきん） | 39 |
| superior gemellus | 上双子筋（じょうそうしきん） | 78 |
| supinator | 回外筋（かいがいきん） | 49 |
| supraspinatus | 棘上筋（きょくじょうきん） | 37 |
| **T** | | |
| temporalis | 側頭筋（そくとうきん） | 153 |
| tensor fasciae latae | 大腿筋膜張筋（だいたいきんまくちょうきん） | 76 |
| teres major | 大円筋（だいえんきん） | 35 |
| teres minor | 小円筋（しょうえんきん） | 36 |
| tibialis anterior | 前脛骨筋（ぜんけいこつきん） | 107 |
| tibialis posterior | 後脛骨筋（こうけいこつきん） | 108 |
| transversus abdominis | 腹横筋（ふくおうきん） | 145 |
| trapezius | 僧帽筋（そうぼうきん） | 27 |
| triceps brachii | 上腕三頭筋（じょうわんさんとうきん） | 46 |
| **U/V/W/X/Y/Z** | | |
| vastus intermedius | 中間広筋（ちゅうかんこうきん） | 94 |
| vastus lateralis | 外側広筋（がいそくこうきん） | 93 |
| vastus medialis | 内側広筋（ないそくこうきん） | 95 |

# 主な参考文献

|  |  |
|---|---|
| (社)東京都栄養士会 編 | 『ハンディ医学用語辞典』第一出版株式会社(1987) |
| 竹内修二 著 | 『解剖トレーニングノート』医学教育出版社(2003) |
| 野村嶬 編 | 『標準理学療法学・作業療法学第2版』医学書院(2004) |
| 渡辺正仁 監修 | 『理学療法士・作業療法士・言語聴覚士のための解剖学第3版』廣川書店(2002) |
| 浜家一雄 編 | 『医学用語・略語ミニ辞典第2版』医学書店(2003) |
| 小出清一 著 | 『新・図解 機能解剖学』(社)日本エアロビックフィットネス協会編集(2006) |
| 佐藤達夫 監修 | 『体表解剖カラーアトラス』南江堂(1989) |
| 野島元雄 監修 | 『図解 四肢と脊椎の診かた』医歯薬出版(2000) |
| 寺田春水、藤田恒夫 著 | 『解剖実習の手びき』南山堂(1999) |
| 越智淳三 訳 | 『分冊 解剖学アトラスI 運動器』文光堂(1995) |
| 伊藤隆 著 | 『解剖学講義』南山堂(2001) |
| 藤原知 著 | 『体表解剖学』医歯薬出版(1998) |
| 金子丑之助 原著 | 『日本人体解剖学 上巻』南山堂(2000) |
| 森於菟 原著 | 『分担解剖学1 総説・骨学・靭帯学・筋学 改訂第11版』金原出版株式会社(1982) |
| 川原群大 著 | 『チャートブック 骨格筋の解剖』エンタプライズ(2003) |
| 矢谷令子、小川恵子 訳 | 『図解 筋の機能解剖』医学書院(1993) |
| 河上敬介、磯貝香 著 | 『骨格筋の形と触察法』大峰閣(1994) |
| H.J.Hislop & J.Momtgomery 著 | 『新・徒手筋力検査法』協同医書出版社(2003) |
| Cynthia C.Norkin&D.Joyce White 著 | 『関節可動域測定法』協同医書出版社(2004) |
| 河合良訓 著 | 『肉単(ニクタン)』(株)エヌ・ティー・エス(2007) |
| 寺澤芳雄 著 | 『英語語源辞典』研究社(1997) |
| 梅田修 著 | 『英語の語源辞典』大修館書店(1990) |
| 小川芳男 著 | 『ハンディ語源英和辞典』有精堂(1988) |
| 吉沢典男、石綿敏雄 著 | 『外来語の語源』角川書店(1982) |
| 日本解剖学会 編 | 『解剖学用語』丸善(1987) |
| 岩月賢一 著 | 『医語語源便覧』医学図書出版(2000) |
| 大槻真一郎 著 | 『科学用語語源辞典 ラテン語篇6版-独-日-英』同学社(1989) |
| 山形健三 著 | 『国際解剖学用語語源辞典』アテネ出版(1998) |
| 小川鼎三 著 | 『医学用語の起り』東京書籍(1990) |
| 大槻真一郎 著 | 『医学・薬学ラテン語【改訂版】』三修社(1997) |
| 野村嶬、藤川孝満 訳 | 『骨格筋ハンドブック』南江堂(2007) |
| 石井直方 著 | 『みんなのレジスタンストレーニング』山海堂(2000) |
| 石井直方 著 | 『筋と筋力の科学1 重力と闘う筋』山海堂(2001) |
| 石井直方 著 | 『筋と筋力の科学2 筋を鍛える』山海堂(2001) |
| 石井直方 著 | 『究極のトレーニング』講談社(2007) |
| 飯田恭子 著 | 『運動・動作の英語表現』医学書院(2007) |
| 岡本道雄 他著 | 『生理解剖学』廣川書店(1981) |
| 岡本道雄 監訳 | 『図説人体解剖学第1巻 頭部・頚部・上肢 第5版』医学書院(2006) |
| 岡本道雄 監訳 | 『図説人体解剖学第2巻 胸部・腹部・骨盤部・下肢 第5版』医学書院(2006) |
| 伊藤正男・井村裕夫・高久史麿 総編集 | 『医学大辞典 第1版』医学書院(2003) |
| 中村隆一、齋藤宏 著 | 『基礎運動学 第5版』医歯薬出版株式会社(2000) |

● 監修者紹介

## 石井 直方
[いしい なおかた]

1955年生まれ。77年東京大学理学部卒業、82年同大学院理学系研究科修了、理学博士。82～90年同理学部動物学教室助手。87～88年日本学術振興会特定国派遣研究者としてオックスフォード大学生理学教室に留学。91～99年東京大学教養学部（95年より大学院総合文化研究科・生命環境科学系）助教授。99年から東京大学大学院総合文化研究科・生命環境科学系教授。2005年から東京大学大学院新領域創成科学研究科教授（兼任）。専門は筋生理学。著書に『筋肉学入門』（講談社）、『スロートレーニングパーフェクトプログラム』（講談社）、『一生太らない体のつくりかた』（エクスナレッジ）、『究極のトレーニング』（講談社）、『筋肉の大研究』（PHP研究所）、『スロトレ』（高橋書店）などがある。競技歴：ボディビルディング。81、83年日本選手権優勝、82年アジア選手権優勝、81年世界選手権（NABBA）3位など。

● 著者紹介

## 左 明
[さ めい]

1964年中国出身。1986年中国国立包頭医学院（医科大学）医学部卒業。医学の教育現場にたって9年。1995年留学のため来日。2000年神戸大学医学研究科博士課程修了、医学博士。2003～2006年大阪大学大学院歯学研究科受託研究員として在籍、コメディカルの解剖教育に役立つ教育方法を研究。日本解剖学会に所属。現在、大阪滋慶学園講師。看護師の解剖生理学、理学療法士・作業療法士・鍼灸師・柔道整復師・スポーツトレーナーの解剖学の講義と実習を担当。

## 山口 典孝
[やまぐち のりたか]

1965年兵庫県生まれ。大阪医療福祉専門学校 作業療法士学科 副学科長。日本体育学会、日本教育医学会等所属。関西学院大学卒業、放送大学大学院文化科学研究科修了、修士（学術）。現在は教員の傍ら、関西学院大学大学院人間福祉研究科受諾研究員として在籍、日本陸上競技連盟医事委員会所属。著書に『スポーツ社会学』（嵯峨野書院）や『DVD日本人に適した最速の走り方』（西東社）など多数。

| | | | | |
|---|---|---|---|---|
| ●CG制作 | シェイク（奥山正次） | ●執筆協力 | 平山美幸　永吉啓吾 |
| ●資料提供 | 中川章子　内井亮 | ●編集協力 | 帆風社 |
| ●デザイン・DTP | 志岐デザイン事務所（新野富有樹） | | |

## カラー図解　筋肉のしくみ・はたらき事典

- ●監修者 ── 石井 直方［いしい なおかた］
- ●著　者 ── 左 明・山口 典孝［さ めい・やまぐち のりたか］
- ●発行者 ── 若松 範彦
- ●発行所 ── 株式会社 西東社

〒113-0034 東京都文京区湯島2-3-13
営業部：TEL (03) 5800-3120　FAX (03) 5800-3128
編集部：TEL (03) 5800-3121　FAX (03) 5800-3125
URL：http://www.seitosha.co.jp/

本書の内容の一部あるいは全部を無断でコピー、データファイル化することは、法律で認められた場合をのぞき、著作者および出版社の権利を侵害することになります。
落丁・乱丁本は、小社「営業部」宛にご送付下さい。送料小社負担にて、お取り替えいたします。

ISBN978-4-7916-1604-6